零基礎學 漢方芳療

一次學會中醫理論、調香原理，
融會貫通 35 種精油的中西效能

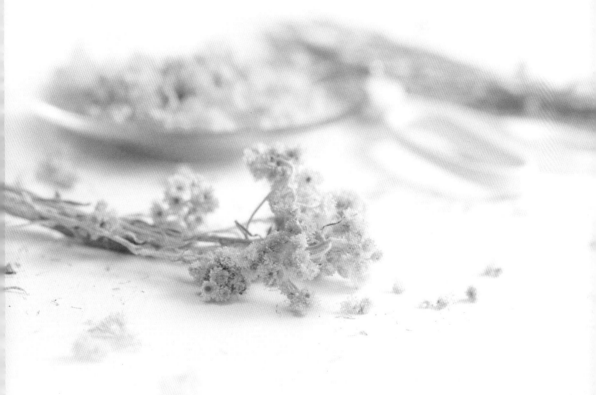

日本中醫芳療師 **唐金梅**—著

本書聲明

　　本書內容為作者個人多年所學與經驗累積的成果，本書出版目的在於分享與推廣自身經驗，而不在於治療疾病或特殊病症。若你有身體不適，仍應先向醫師諮詢並遵從醫囑。此外，書中所介紹的各種按摩、食療等方式，可能因個人體質、年齡、身體狀況的不同，而有不同的功效與成果，使用前建議先詢問專業醫師，如過程中產生任何不適症狀，請立即停止，並應立刻諮詢專業醫師。

　　⊙本書實行之芳香療法不涉及醫療行為。書中許多針對健康和美容提供的建議和配方，是以「預防」和「改善」為主要目標，而非取代「正規治療」。芳香療法乃是一種輔助療法。

　　⊙精油，並不是「醫藥品」。本書也並非醫學用藥參考書，不具芳療專業訓練之讀者，請勿在未了解精油使用安全前，單憑此書自行使用精油。若有誤用之問題，作者和出版社不負擔法律責任。

　　⊙切勿將未經稀釋的精油原液直接塗抹於皮膚或口服使用。

　　⊙以下這些族群，請務必與您的醫師進行討論，並遵從專業芳療師的建議，再實行本書的任何建議：
　　1. 高齡人士、孕婦、哺乳者、嬰幼兒、孩童
　　2. 正在服用藥物控制血糖或血壓者
　　3. 患有重大疾病者，例如：癲癇、心血管疾病、腎臟病、癌症、糖尿病、肝病。
　　4. 半年內有接受手術者

　　⊙本書作者及出版社，對於使用精油、按摩、食療所產生的健康問題或任何損失，無需承擔任何法律責任。

推薦序一

　　中醫學起源於數千年前的中國，在世世代代醫者先賢們的精心鑽研下得到了永續傳承與發展。除中國之外，更傳入其它國家，繁衍出日本的漢方醫學，韓國的東洋醫學等。近年來，中醫更是推廣到全世界，每次參加中醫的國際會議，都聚集了來自世界各國、不同人種的專家們一起鑽研這項學問，令人欣喜不已。

　　中醫美容是中醫學的一個分支，歷史非常悠久。最早可追溯到馬王堆的《五十二病方》，書中就已經有了中醫美容護膚的用藥記載。特別是這幾十年來，在推崇容貌形體美麗的價值觀影響下，安全有效的中醫美容廣受歡迎，這領域出現了前所未有的榮景。

　　由於我長期以來一直從事中醫學，特別是外科工作，深刻了解到皮膚是內臟的鏡子，中醫從整體觀念，辨證論治的基本原則出發，從全身的狀態與局部對於維護皮膚的健康，對於保養皮膚方面有著獨到之處。對於陰陽的調整，五臟六腑氣血津液的調節，都有著完整的理論。

　　在臨床上，中醫美容更是將中醫理論用諸多手段，像藥物內服、外敷，洗浴、按摩、針灸、食療、芳療、水療，還包括生活指導、心理調節等付諸臨床。對於中醫美容的從業人員來說，若想做到安全高效，需要全面、正確的中醫專業知識做施行基礎。

　　唐金梅老師長期以來一直從事芳療行業，有著豐富的經驗，又憑著對中醫學的深切興趣，研究中醫學理論和用法，並取得日本漢方（中醫）芳療師的證照。這幾年來，她花費大量的精力將自身的知識、經驗付諸文字，整理成書，內容廣泛詳實。還得到資深中醫專家周軍先生的指點審閱，從理論到實際都有一定的水準。想透過中醫芳療來保健養生的人，這本書可以讓你調整體質、對證下精油帖；對於想從事中醫美容的專業人員也很有參考價值。

　　　　醫學是從理論到實踐都需要反覆鑽研和揣摩才能融會貫通，希望諸位有志者努力不懈，也希望有更多的像唐金梅老師一樣的有志者筆耕不綴，使中醫美容愈加發展完善，奉獻給世界健康和美麗。

宋靖鋼

日本漢方研究中心所長

世界中醫藥聯合會治未病分會常務理事

日本比較統合醫療學會理事兼中醫分會會長

推薦序二

　　中醫醫理博大精深，一般人想要一窺老祖宗的智慧殊非易事，得花上一些時日和功夫。

　　具備國內外數十年的漢方芳療實務經驗的作者唐金梅芳療師，深刻了解到廣大群眾對於中醫及芳香療法的需求，以其專業撰寫了《零基礎學漢方芳療》這本書，書中內容包含解說人體五臟六腑、八綱辨證（表裏、寒熱、虛實、陰陽）、陰陽五行學說與相生相剋的關係，並將中醫理論和芳香療法融合成「漢方芳療」。

　　《零基礎學漢方芳療》的內容淺顯易懂且貼近你我，絕對可應用於日常生活中，讓讀者輕鬆一學就上手。尤其，本書最末章節提到常用的各種精油效能，可選擇作為居家的自我保健，將能達到疾病預防、自我治癒和邊學邊作三大功效。凡是對中醫有興趣及喜歡養生的廣大讀者可自行應用文中所介紹的方式，選用合適的精油以解除日常病痛。

　　近幾年，來看診的病患中，我發現有越來越多人感到身體這裡疼痛、那裡不適，但仔細和患者詢問後，就不難發現其中有許多是因為工作壓力、課業壓力，及其他生活上大大小小的各種壓力與不良的生活形態所引起，如果能夠透過 SPA 的方式來進行放鬆和保養也將會是很不錯的調節方式。

　　尤其女人步入中年後更要保養，否則會很快老化，也許年紀未到，但生活上的細節一操煩，就很容易顯老，這時如果運用漢方芳療的方式來調整自己的體質，將能讓自己由內而外變美麗，還能對體質的調養達到很好的加分效果。

　　我與唐金梅芳療師認識多年，也曾一起共事，對於她這樣的努力跟堅持，在 SPA 的服務中整合出漢方療法的保養項目實在是一大創舉，相信這也將使讀者受惠，更是已到過她的 SPA 處接受服務顧客們的幸福。尤其對於美容從業人員、芳療業者及大眾消費者，更可將此書奉為寶典及教材。

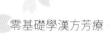

　　這確實是一本不可多得的書籍，在此我鄭重推薦它。

李道明

現任 同慶中醫醫院院長

國家中醫師考試及格，曾任：臺北市立中醫醫院中醫師、華夏中醫醫院執業醫師、華陽及樺陽聯合中醫院院長、日安堂及合安堂中醫院院長。

推薦序三：落葉歸根

當我還是小男孩，某天膝蓋流血時，我媽將祖母自製的乳液塗在傷口上。這是一個家族傳統藥方，是她從森林收集的松香及豬油所製成。當我咳嗽時，我必須嗅吸尤加利精油，而肚子痛時有洋甘菊茶可以喝，至於皮膚過敏時，則在過敏部位滴上薰衣草精油。

我的父母摒棄這項傳統而信任西方醫學，因其較現代化，似乎更有效且容易使用，並且沒有人討論副作用為何。

許多年後我開始研究草藥，我的祖母去世後也帶走了她的知識，因此我必須費力重建她過去三十五年以來的知識。但我所知甚少，而網路仍不甚發達，少部分書籍與自然療法的說法總是點到為止。

然而從一開始，基礎精油一直伴隨著我，從我早年到亞洲旅行認識傳統中藥，藉由對氣血、陰陽、經絡、五行的學習，我從自身體認到，在使用草藥及按摩過後，幾週以來的不舒服完全消失，並且再也沒出現。但是，當我在家用最新西方醫學治療這幾週的不適，疾病卻從未消失。

起初在東方世界，每個人了解並遵循這些傳統療法。很快地，我了解到西方世界，在對現代醫學的信念下，已經捨棄老一輩最常使用的傳統方法。這種情況也同樣發生在歐洲。

在過去 150 年以來，我已經見識到基礎精油的效用，在結合傳統中藥的理論下，我們已能成功處理身體及心理問題。無數的科學研究已經證實許多疾病，自然療法與現代醫學有同等效果。我很高興看到亞洲已經進入到落葉歸根的世代，並將傳統知識轉化為現今的知識。時間飛快，成功必須快速達成，而其應用方法必須簡單。

整體而言，最重要的是，如同本書所撰寫的，當一本書可讓社會大眾取得傳統知識，利用現代中醫理論來結合芳香療法。藉由遵循書中的原則運用，則能夠得到快速且長久性的成功。

這不能在罹患重病時與醫師、醫院的功能相比，但許多日常生活的問題可以依據傳統中醫原則，藉由基礎精油快速有效解決，本書可幫助辨識您疾病的原因，並採取有效對策。

請閱讀個別章節，使用症狀表單來收集你身體狀況的資訊，分辨導致不舒

服的不同原因，並教你選擇正確精油及相對應的指壓穴位。另外，也針對 13 種不同的健康問題提供不同證型的有效對策。本書提供你許多疾病的照護協助，讓此書成為你生活的一部分，讓你能成功對抗後續疾病。遵循千年傳統，守護你和你的家人吧！

Dr. Robert Eberhardt 羅伯・愛伯荷特 博士
維也納自然資源及應用生命科學大學
土木工程暨水資源管理碩博學位／理工博士
歐洲芳療專家

作者序

　　提到「漢方（Traditional Chinese Medicine）」，多數人腦海中先想到的不外乎是中醫或中藥，但是在這本著作中，我想先分享的是：「漢方」包含的範圍很廣，除了普遍認知的中醫與中藥外，舉凡按摩、指壓、太極拳、藥膳、耳穴，以及運用各種中醫概念於保養的方式都可以列入漢方的範疇，也可以稱為「漢方療法（Traditional Chinese Medicine Therapy）」。

　　那麼「漢方芳療（Traditional Chinese Medicine Aromatherapy）」是什麼呢？

　　漢方芳療，主要以「享受保養、使人變美，以得到幸福」為主要目的。芳療師透過「漢方芳療」裡「見、聆、詢、及」的方式進行簡易辨證，找出目前所呈現的體質狀態後就可以依其所判斷的體質選擇合適的精油，以適當比例調配，再透過手技的保養，使用於身體與臉部，以改善身體的不適，這也就是「漢方芳療」的主要精髓。這就如同我們找中醫師看診，中醫師會透過「望、聞、問、切」的辨證方式來了解病情，再開出處方。

　　「漢方芳療」認為精油如同食材，也具有四氣、五味、歸經，並能依其特質發揮對身體具有幫助的各種效能，芳療師可透過這樣的分類，找出最適合目前體質的漢方芳療精油配方，就好比醫師會將藥品處方運用在醫療上；而精油、基底油與各種芳療保養品，都是芳療師運用在手技上的好材料。將這樣的好材料藉由專業的手技作用於經絡、穴位、經筋，而這樣的手技運用則是承襲自華人最熟悉的身心療癒方式。因此，當芳療師依體質調配適合的漢方芳療精油配方後，精油的能量就能夠藉由專業手技將療癒帶入身心。

　　每天在廚房為孩子準備晚餐時，當季、新鮮的食材就是我烹飪的材料，我從不特意追尋珍饈或取之不易的食材；同樣地，選擇精油也如同選擇當季食材般，安全、易取得的精油就是用於漢方芳療最好的材料。例如：我常使用於「漢方芳療」的精油有：薰衣草、迷迭香、玫瑰精油等。初次聽到漢方芳療的朋友，可能會誤以為漢方芳療所使用的都是中草藥精油，然而，事實上並非如

此呢！本書所分析的 35 款精油，每款都是使用率高且十分常見的種類。

最後，我想說明為什麼我會開發設計「漢方芳療保養（Traditional Chinese Medicine Aromatherapy Treatment）」？

有鑑於世界各國的SPA產業都很積極開發具有當地特色的 SPA 療法（SPA Treatment With Local Characteristics）；然而，我在台灣的 SPA 業界這麼多年來，發現台灣總是不斷地在引進與運用各國所開發的各種 SPA 療法，卻缺乏屬於台灣自己的特色療法。因而我開始思考，台灣有屬於自己特色的 SPA 療法嗎？於是，從 2009 年，我開始投入漢方療法的學習與研究領域，而且我發現顧客更喜愛漢方療法的機能型 SPA 保養（Functional SPA Treatment），這樣為身心帶來的療癒的保養方式深受國內外顧客喜愛。

為了經營 SPA，自然也接觸了較多的生活型態的修習，除了在顧客面前呈現的專業技能與精油知識外，也自然而然將漢方概念融入我的日常生活，讓漢方的精神逐漸能夠力行至生活當中；這也是我在四十歲過後，才得到的體悟；這與年輕時，僅關心瘦身和美膚的效果是完全截然不同的生活態度。

如今，因為漢方的生活態度，讓我開始特別關照自己的健康及體質，這是我在接觸漢方之前始料未及的收穫！既然有了這些經驗和體驗，我心想，如果能夠將這些美妙的體驗分享給更多人知道，那麼，讀者們就能夠運用「漢方芳療」變得更健康、更美麗，於是，我將這些體驗整理分享讓更多人認識，這也是我當初出版這本書的動機，希望讀者們能從我的漢方芳療心得中讀出況味來，這更是我內心最深的期盼。不過，對於漢方芳療我仍在研究與學習階段，本書的內容一定仍有許多不足，也許有些地方少了縱線、有些地方可能少了橫線，也請海涵。若有讀者能將不足之處補上，使之更完整，我也將會感到無比榮幸啊！

唐金梅

作者簡介

日本中醫芳香療法協會認證中醫芳療師

日本中醫芳香療法家庭治療師

日本中醫芳香療法學校沙龍芳療師

日本耳掃除／耳穴療法專業認證

　　認為「漢方療法（Traditional Chinese Medicine Therapy）」能為「芳香療法（Aromatherapy）」開創出新的領域，因此將其對漢方的熱愛運用於SPA的領域中，將「漢方芳療（Traditional Chinese Medicine Aromatherapy）」融合多年來面對客戶所累積的經驗，設計成為一門專業的保養課程，並深入研究與推廣，深受年輕顧客喜愛。且主張台灣要有屬於台灣特色的SPA療法，因而致力於將在地傳統療法的獨特專業手技，結合歐美SPA所重視的氛圍享受，發展成具有在地特色的服務體驗，更積極將SPA產業推升為機能型SPA保養，被業界稱為「SPA的軟體設計師」。著有《最快速、最有效！捏耳排毒法》等書。

　　dmb. Kampo Lifestyle Shop：www.dmb.com.tw

　　her spa：www.herspa.com.tw

　　JEB EAR SPA：www.earspa.com.tw

CONTENTS 目錄

全身穴道圖＆十二經絡圖（拉頁）

1 漢方芳療是機能型 SPA 保養

2 一學就會的漢方芳療基本概念

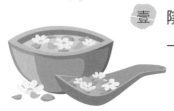

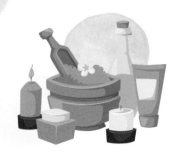

3 精油的基本常識

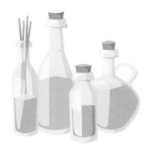

4 從漢方的角度認識常見的三十五種精油

5　依體質訂做常見問題的保養處方帖

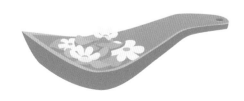

1

漢方芳療是
機能型 SPA 保養

壹 認識中醫學與芳香療法

在談「漢方芳療」之前，我們應該先簡單認識「什麼是漢方芳療？」

就醫學的角度來看，除了發源於歐洲的西醫以外，位於亞洲的東方各國也都有自己的傳統醫學，例如：印度的 ayurveda 醫學、印尼的jamu醫學、中國傳統的中醫、韓國的韓國醫學，以及日本的漢方醫學等，這些東方各國的醫學多半都是運用植物，包含各種草藥做為改善的方式。

一・中醫學 ▶▶

中醫學(Traditional Chinese Medicine）起源於中國，是中國古代的自然哲學思想，透過當中的陰陽、五行、氣血水等思維來分析疾病及改善方式，至今已有數千年的歷史。中醫學傳到日本後，在日本稱為「漢方醫學」。

傳統中醫學的主要思維有以下三個重要概念，包含：整體觀、辨證論治、未病先防。

（一）整體觀

又稱「平衡醫學」。人是自然界的一部分，由於人的身體會受到氣候、季節等自然變化的影響，因此可以說人就是一種自然體。「平衡醫學」就是基於

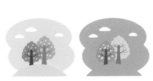
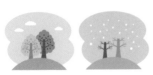

人體內部的各個部位也會相互影響而形成的理論；平衡醫學可以說是重視身體的內部本身，以及身體內部與外部之間的平衡的一種醫學理論。

舉例來說，在自然界裡，水是由上往下流，當然人體的水分也同樣由上半身往下半身流，所以下半身比上半身容易水腫，以這樣的角度再去思考產生水腫是因為季節因素、身體問題，還是生活習慣所造成。

（二）辨證論治

「辨」是指配合「望、聞、問、切」四診搜集而來的資訊，再依據陰陽、八綱、五行與氣血水等分析出「證」，然後找出改善方針的「論」，並選擇改善方法及處方的「治」。

例如：現代醫學將「感冒」症狀都以「感冒」藥方來改善，但中醫學則會判斷，如果是在感冒初期，患者沒有冒汗的症狀就可以開立葛根湯，但如果有冒汗的症狀，則會開立桂枝湯。又如：經痛，現代醫學會給予止痛或找出器官的問題，但中醫學可能會判斷是氣滯血瘀、受寒，或是因氣血虛弱而引起，再開立中藥，或者按摩、針灸等處方。

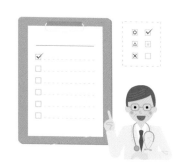

（三）未病先防

我們的身體常常會有一種「好像有點不舒服，但又還沒到生病」的情形，我們把這種身體的狀態稱為「未病」。中醫有個很深入人心的特徵就是「未病先防」，意即在身體還沒到生病的狀態，但已有不舒服的反應時，就先使用中醫的方式來調理身體。

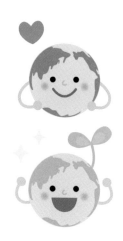

「中醫」所使用的處方並不僅限於中藥，還集結各種身體的資訊，透過身體狀況的變化來判斷體質，且身體的狀況可能隨時都會有變化。中醫的改善方式除了中藥材煎飲，還包含針灸、按摩、穴位指壓、耳穴按摩、藥膳、氣功等都是屬於中醫的範疇，可藉此激發自然的治癒力。

二・芳香療法 ▶▶

芳香療法（Aromatherapy），起源於古埃及，近代盛行於歐洲。是指藉由芳香植物所萃取出的精油（Essential Oil）做為媒介，並以按摩、泡澡、薰香等方式，經由呼吸或皮膚吸收進入體內，來達到舒緩精神壓力與增進身體健康的一種自然療法。

芳香療法由於受到多數人喜愛，近年發展逐漸成熟，使得各地政府及學校陸續將芳香療法視為是一門正式學科，不只美容 SPA，包含許多私人的診所、醫院、療養院等也紛紛使用此方法來輔助恢復健康，未來勢必也將發展成為一門熱門的預防醫學。

貳 中醫學 X 芳香療法=漢方芳療

當東方的「中醫」，遇到西方的「芳療」，成就出「漢方芳療」！

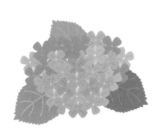 古老的東方是用草藥來調整並改善身體，古老的西方則是用香草來治療疾病，雖然利用的方法不見得相同，但仍可從中發現運用植物的特性來調理疾病是老祖先共同的智慧，無論是東方的「中醫」，還是西方的「芳療」，都是透過植物的運用來達到保養的療效。

中醫與芳療對照表（表 1-1）

	中醫	芳香療法
諮詢時收集資訊的方法	四診	問診
保養的方針	辨證論治	針對顧客症狀選擇具有相對保養功效的精油
使用的物品	中藥	芳香精油
保養的方法	服用中藥、針灸	肌肉按摩、淋巴按摩

「漢方芳療（（Traditional Chinese Medicine Aromatherapy）」，簡單講就是將東方的中醫學（（Traditional Chinese Medicine）結合西方的芳香療法（Aromatherapy），將兩種都是透過植物為主的療法合併後就成為「中醫芳香療法」，但由於我們不涉及醫療行為，因此稱為「漢方芳香療法」，簡稱「漢方芳療」。

從服務顧客的過程中，我發現多數的顧客很少深入了解自己身體有哪些變化，只能簡單表達出身體外顯的狀態，如月經前長痘痘、肩頸痠痛等，因而使我有了寫這本書的動機，希望能藉由這本書，帶領更多朋友們能了解自己身體的狀況、了解自己身體的需求，也希望所有的好朋友們也能因為了解自己而越來越有自信，越來越美麗。

漢方芳療的特色（表 1-2）

1	諮詢時收集資料的方法	見、聆、詢、及
2	保養的方針	辨證論治
3	使用的物品	芳香精油
4	保養的方法	經絡按摩、穴位指壓、耳穴按摩、藥膳……等

參 漢方芳療的進行方式

在認識中醫學、芳香療法，以及中醫學結合芳香療法的漢方芳療後，接下來讓我們來看看漢方芳療在 SPA 的實際進行方式。

一・見聆詢及 ▶▶

「見、聆、詢、及」主要是運用於獲得顧客身體狀況的方法。

（一）見

是指用眼睛仔細地觀察顧客的氣色、姿勢、體型等外在的樣貌、容貌。

☐ 氣色、眼神、表情
☐ 姿勢、步伐
☐ 體型
☐ 舌頭的形狀、顏色、溼度、有無舌苔、舌苔的顏色

（二）聆

是指芳療師以耳朵專心聆聽顧客所有主動或被動的反饋，除了顧客所主動提到的需求外，還會觀察顧客說話聲音音量的大小、鼻息聲等。

☐ 說話的聲音、樣子、方式
☐ 咳嗽的聲音　　☐ 呼吸的聲音
☐ 體味、口味　　☐ 分泌物氣味
☐ 大小便的氣味

（三）詢

是指芳療師透過溫和的口語對話，來詢問並了解顧客為了什麼煩惱而來，其生活形態為何、經期時間的正常與否，以及小便顏色、大便軟硬等。

□為了什麼煩惱而來
□壓力、工作、作息、飲食等生活形態
□月經是否正常
□小便顏色、大便軟硬、是否正常排便
□身體的冷熱狀態
□藥物服用及過敏源，對精油有無過敏

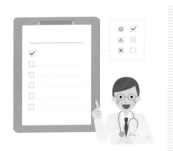

（四）及

是指芳療師以手觸及顧客皮膚時的觸感，包含溫度、彈性，以及肌肉的軟硬、脂肪的堆積狀態等。

□皮膚表面溫度
□皮膚彈性
□肌肉的軟硬
□脂肪的堆積狀態
□水腫的程度
□肚子有無脹氣

二·辨證論治 ▶▶

判斷體質的方法有好幾種依據，透過「見、聆、詢、及」的運用，將這些依據綜合整理後，做出顧客目前的體質判斷，稱為「辨證」，根據找出的「證」，並擬定目前精油調配處方及 SPA 保養課程類別，與藥膳和居家保養稱為「治則」。專業上，辨證論治大多數即是在搜集調查「引發症狀的位置（定位）」及「症狀的性質（定性）」。

三‧君臣佐使 ▶▶

（一）君

用來調理主要症狀，讓香氣在對應的經絡穴位裡流動。

（二）臣

用來調理次要症狀。

（三）佐

有「輔佐、輔助」的意思，是指輔佐「君」和「臣」的精油。SPA 除了保養之外，減壓和休憩也是進行 SPA 的主要功能。大多數的保養問題都是由生活和精神壓力所形成，而壓力直接影響身體的三個主要系統：肝、心、脾，所以會針對這三個系統中，最主要造成影響原因系統來選擇「佐」的壓力使用精油，在選擇上會以香氣優美為優先考量。

（四）使

功能主要在調合整體香氣，讓「君」、「臣」、「佐」這三部分所選用的精油，在加入「使」之後，可以使整體味道聞起來舒緩且宜人。

四‧養性生息 ▶▶

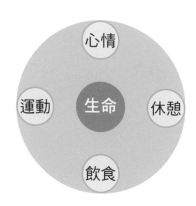

（一）心情

指內心的情緒、精神狀態。當壓力過大、思慮過多時，我們身體的「氣」容易停留不動或阻塞，長期下來便會讓身體累積出一些身心症狀，日常生活中，壓力和情緒調解也是需要學習的，這也是磨鍊心志的過程！「正面思考」就是安定心靈最重要的方法，雖然「一樣米養百種人」，但只要能讓情緒保持正向，腦波的頻率也都往正面流動，並使用正向的語言，那麼人格也就不易偏差，心情也不易有負面波動，所以時時都要提醒自己「正面思考」，這樣對事情的想法與看法也就會產生改變，所有的事物就會往自己所期待的方向前進，情緒自然能保持平穩與安定。

（二）飲食

「飲食」是身體最基本的生活需求之一，也是身體能量的來源，但吃進了哪些食物？卻深深影響著身體的運作。身體的運作需要透過飲食來滋養，例如：米飯可以補氣，黑色和紅色食物則多半有補血功能，所以攝取天然食物的營養素是無法被取代的，當然也不是依賴營養品就能補足；所以也可以說從「你所吃進的食物」進而了解「你的身體狀態」，因為飲食和身體健康絕對是息息相關的，良好的飲食習慣可以為我們打造健康的身體。接下來，提供八個優質飲食的方法：

優質飲食八法

❶ 選擇並食用當地、當季食材。

❷ 食用全食物，盡量避免加工食品或食品添加物。

❸ 多攝取糙米等穀物、自然發酵食物、豆類、蔬菜等。

❹ 飲食攝取量為七分滿。

❺ 每一口都必須充分咀嚼。

❻ 不攝取過多的水分。

❼ 在愉快的氣氛下進食。

❽ 對食物抱持著感謝的心情。

（三）運動

　　指適度的運動，適度運動可以促進身體內的氣、血、水流暢的運作，使身體機能表現更佳。

（四）休憩

　　指日常的作息，我們可以培養一些生活的好習慣，讓這些生活好習慣有利於身體氣、血、水的流動。

　　非常鼓勵培養以上良好的個人生活形態，以維持美麗與健康喔！

❀ 漢方芳療的步驟

・以「見、聆、詢、及」的方式來蒐集關於顧客身體狀態的情報，就如同中醫的「望、聞、問、切」。

・在這個步驟可以從顧客一進門所觀察到的氣色就能約略了解顧客的狀態。例如：常見的「愛睏臉」，大約就能判斷出顧客可能最近沒有睡好、睡飽，看起來沒有精神；此時，顧客的元氣恢復就會是當天保養的重點需求。

・有些顧客常來保養，已經會表達自己的身體狀況如：最近水腫、變胖、臉上痘子變多。

・在「辨證」的步驟，目的是為了找出符合今天的保養方式及保養品，或挑選適合的精油搭配。

・一般而言，有症狀的需要先解決，因而需要將在「見、聆、詢、及」中所蒐集來的情報做簡易的分類，並對此判斷出今天體質狀況的「證」。

・然而辨證是可以運用八綱辨證、氣血津液辨證、五行辨證等方式來做判斷。例如：寒熱、虛實、津液的過剩或不足，症狀的位置都是藉由中醫的各種學說來互相應用。

・「論治」是根據 step 2 的「辨證」判斷出來的「證」，用來選擇今天適合的保養方式。

・例如：一位顧客今天所呈現出來的「證」是「風熱犯肺」，那麼可以選擇運用「辛涼解表」的保養方式，如此一來，就可以找出有哪些課程和哪些精油是符合這樣的功能，再安排相關的課程與精油來進行今天的保養。

4

君臣佐使

▼

- 漢方芳療的精油調配方式，和中藥配藥的方劑學是雷同的，調配精油的方式也是「君、臣、佐、使」的概念喔！這個步驟會依據step3 的「論治」，選擇合適的精油或基底油。
- 在精油的運用上，除了講究對症狀的療效外，也需講求組合起來的香氣平衡，尤其香氣必須是顧客所喜愛的，所以大多會提供兩種的組合來供顧客選擇，就是將輔助性的精油以不同的香氣來作替代，這樣在進行漢方芳療的過程時，就會覺得不時飄來的香氣聞起來總是舒服、愉悅且幸福的。
- 例如：顧客喜愛花香，就會試著找出符合「論治」的「君、臣」精油是偏向花香調的，若沒有也可以在「佐、使」的使用油中，選擇花香來調和整體香氣。能用自己喜愛的香氣來做保養，對女人而言就是享受保養的一種過程，因而希望調和過的精油香味也能是顧客當日喜愛的，所以在調和精油的這個階段與顧客的互動總是充滿趣味。

5

調理

▼

- 這個步驟也是依據 step3 的「論治」，由芳療師根據專業判斷，開立顧客今天適合的保養課程，除了臉部或身體保養之外，也可以透過相應的經絡、穴位、耳穴做調理。
- 顧客保養需求為：1. 曲線、2. 水腫、3. 痠痛問題、4. 臉部，以上四個是一直都很熱門的問題，以水腫為例，當精油調配好後，我們會開始考量要從淋巴按摩，或是肌肉按摩？要從正面或是從背部進行，這些都是非常專業的考量與安排。

6

心食動休

▼

- 在完成 SPA 的保養程序後，可以到休憩區享用美味的藥膳，或透過芳療師給予居家保養的建議。
- 這個階段是很好的心靈空間的轉換，可以讓我們的內心獲得休息，也讓這次的 SPA 有完美的 Happy Ending。

2
CHAPTER

一學就會的
漢方芳療基本概念

壹 陰陽學說與芳香療法

🌸 月經週期與陰陽學說有關，學會陰陽學說就可以輕鬆運用漢方芳療在經期調整身體及皮膚不適

在第一章我們已經先簡單認識中醫學、芳香療法與漢方芳療；在接下來的這一章，我們則要針對中醫學裡的一些基本概念做些了解，包含陰陽學、八綱辨證、氣血水辨證與五行學說，那麼，就讓我們趕緊來好好認識這些基本概念吧！

一·什麼是陰陽學？ ▶▶

「陰陽」是古代的人民從生活中的觀察而發現大自然有各種相對立的自然觀，例如：男女、上下、左右、天地、動靜、春秋、寒暑、晝夜、明暗、表裡等，從中歸納出在這個世界上所發生的事情都有「陰」與「陽」。

在中醫，「陰」與「陽」不僅影響自然界，與人體的健康也有關係。在表

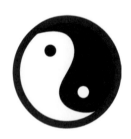

2-1 中，我們先簡單針對「陰」與「陽」做些比較，比如在陰陽的關係上，「陰」代表的是女性、夜晚、月亮、寒涼等，相對於陰，「陽」所代表的就是男性、白天、太陽、熱溫，雖然看似相對的關係，卻也並非是完全對立的，因為黑夜過後就是白天，寒冬之後就是酷暑，所以兩者之間可說是息息相關不斷變化，且有著「互補」的微妙關係。

「陰」與「陽」對照表（表 2-1）

	陰	陽	陰	陽
陰陽的關係	·女性 ·夜晚 ·黑暗 ·內 ·聚集	·男性 ·白天 ·明亮 ·外 ·擴散	·月亮 ·寒、涼 ·靜 ·秋冬	·太陽 ·熱、溫 ·動 ·春夏

身體的陰陽	・裡面 ・下半身 ・血、水	・表面 ・上半身 ・氣	・身體前面 ・筋骨、五臟 ・平靜、緩和	・背部 ・皮毛、五腑 ・興奮、亢進
心理的陰陽	・感覺 ・印象 ・感官 ・情緒	・意識思想 ・邏輯分析 ・探索能力 ・清楚明確表 　達自我	・感受性 ・觀察性	・概念 ・組織
漢方芳療中 的陰陽	・使寒涼 ・停滯 ・促進冷靜 ・促進放鬆 ・促使好眠	・使溫暖 ・具有活性 ・給予刺激 ・促使清醒 ・恢復精神	・增加津液 ・使滋潤	・使乾燥

關於陰陽的辨證，可以用人的體質類型（陽虛和陰虛）來說明，見表 2-2：

陽虛與陰虛的對照表（表 2-2）

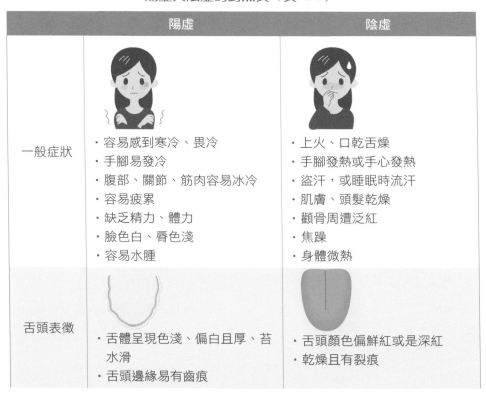

	陽虛	陰虛
一般症狀	・容易感到寒冷、畏冷 ・手腳易發冷 ・腹部、關節、筋肉容易冰冷 ・容易疲累 ・缺乏精力、體力 ・臉色白、唇色淺 ・容易水腫	・上火、口乾舌燥 ・手腳發熱或手心發熱 ・盜汗，或睡眠時流汗 ・肌膚、頭髮乾燥 ・顴骨周遭泛紅 ・焦躁 ・身體微熱
舌頭表徵	・舌體呈現色淺、偏白且厚、苔 　水滑 ・舌頭邊緣易有齒痕	・舌頭顏色偏鮮紅或是深紅 ・乾燥且有裂痕

排尿、排便	・頻尿或是容易漏尿且尿液顏色透明（若有水腫的狀況則尿少） ・泥狀便，甚至水便、常腹瀉	・尿量偏少、色濃 ・糞便較乾燥且硬，容易有便祕困擾

 陽虛

此類型因陽氣不足，無法溫暖身體，可能會有嚴重畏冷的症狀。通常氣虛加上冷則會呈現此狀態。因此，此類型需要補足體內缺乏的陽氣，讓身體溫暖。可以使用補陽的精油，以驅除寒氣。

推薦的精油 可選擇熱性、溫性的精油
・馬鬱蘭精油
・肉桂精油
・尤加利精油

推薦的食材
・牛肉、羊肉
・蝦
・蔥、薑、蒜、八角、肉桂等

2 **陰虛**

此類型因陰氣不足，身體的水分變少，無法讓身體降溫、產生滋潤，而產生乾燥及燥熱的症狀。補足體內缺乏的陰氣，以及冷卻發熱的現象，並給予身體滋潤。藉由補足體內缺乏的陰氣、制約因為陰氣缺失而相對旺盛之陽氣，進而冷卻身體發熱及潮熱的症狀，給予身體及五臟六腑足夠的滋養，且應於按摩前多攝取水分。

推薦的精油 可選擇平性、涼性、陰性的精油
・玫瑰精油
・天竺葵精油
・伊蘭精油

推薦的食材

- 西瓜、梨、葡萄、番茄
- 蓮藕
- 豆腐
- 糙米
- 蛤蠣
- 百合
- 鴨肉

二‧陰陽學說與月經週期對皮膚影響 ▶▶

❀ 女性荷爾蒙直接影響肌膚的狀態

由於網路發達，資訊流通快速，近幾年，受到媒體資訊傳播的影響，大部分的女性都能夠簡單分辨自己的肌膚狀態是「乾燥肌」、「油性肌」、「混合肌」或「敏感肌」並從中挑選適合自己肌膚的化妝品。

但常常會有顧客來跟我反應，**她的膚質屬於乾性肌膚，可是卻總是在生理期前就開始長粉刺？又或是濾泡期一過，肌膚為何就變得容易出油而且黏膩？相反地，又有些顧客明明屬於油性肌膚，但很容易在生理期時肌膚就變得乾燥？**

類似像這樣的肌膚狀況層出不窮，不過，我想告訴你的是，你應該了解這些肌膚狀態變化的背後原因，其實都是因為女性荷爾蒙作祟所引起的。

一般來說，生理期前，由於黃體素增加，使得肌膚容易出油，臉部看起來油膩，也容易長粉刺；而生理期間，黃體素與雌激素（動情激素）的分泌同時減少了，肌膚就容易變得乾燥。也就是說，女性荷爾蒙的增減會直接影響肌膚的狀態；因此，我們很難單純用二分法來區分肌膚的狀態是屬於「乾性肌膚」或「油性肌膚」。

❀ 了解自己的生理週期，才能擁有好氣色！

女性荷爾蒙掌管著女性特有的體質及體內循環，並讓女性的身體有著能夠孕育新生命的特質。女性荷爾蒙最主要的是雌激素及黃體素，由這兩種荷爾蒙

的分泌增減調節，以做好懷孕前的準備。當中，雌激素關係著膠原蛋白的生成，因此也與肌膚狀態息息相關。此外，雌激素還有抗氧化作用，因此也被稱為防止老化的荷爾蒙；而黃體素則是負責皮脂的分泌及活化黑色素的運作。

除了管理女性的生理週期之外，女性荷爾蒙與生理週期、肌膚還呈現一種三角的相互影響關係。女性的生理週期通常為二十八天，我們將這二十八天分成四個階段，分別為「生理期」、「濾泡期」、「黃體前期」與「黃體後期」。

第一階段是「生理期」也就是月經來潮期間；第二階段為「濾泡期」，也就是經期結束後，雌激素開始成長的時間；第三階段則是「黃體前期」也就是黃體素與雌激素最旺盛的時期；接著第四階段的「黃體後期」就是指在生理期前，雌激素的分泌逐漸減少的這段時間。在這四個不同的階段，肌膚的狀態也會因為雌激素與黃體素這兩種女性荷爾蒙的增減而產生變化。

肌膚與生理週期、女性荷爾蒙呈現三角關係（表 2-3）

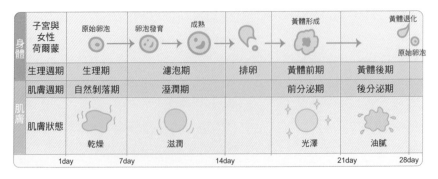

（一）生理週期四階段與肌膚狀態

接下來，我們就來看看女性荷爾蒙對於肌膚狀態所產生的影響吧！

 生理期

✿ 月經來潮期間約一週→肌膚容易變得乾燥且敏感

這段時間是女性荷爾蒙分泌最少的一段時期，肌膚容易變得缺乏水分和養分，所以肌膚的防護功能會下降，原有的老化角質層會在這個階段形成汙垢且

脫落，之後則再形成全新的角質層。

你可以試著檢視自己在這段時期是否有以下的肌膚問題：

☐ 肌膚缺水急需保溼
☐ 容易乾燥而粗糙
☐ 毛孔變得粗大
☐ 肌膚變得敏感
☐ 容易有斑或長溼疹

 2　濾泡期

🌸 經期過後一週→肌膚狀態明亮、有光澤

這段時間卵巢開始分泌雌激素，此時子宮內膜開始增生，血流也會變得旺盛。雌激素的反應會促使肌膚膠原蛋白增生，提高肌膚彈性，這段時期肌膚的水分含量最高，也最容易培養出水嫩光澤的肌膚，因此肌膚看起來會格外柔嫩、Q彈，是肌膚狀態最為穩定的時期。

你可以試著檢視自己在這段時期的肌膚狀態：

☐ 肌膚光滑、有彈性
☐ 看起來明亮、具光澤
☐ 毛孔變小，膚質變好
☐ 摸起來 Q 彈、水嫩
☐ 使用任何保養品都很容易吸收

 3　黃體前期

🌸 排卵日後一週→肌膚容易泛油光

這個階段的黃體素分泌逐漸增加，並與雌激素同時達到顛峰，子宮內的黏液也是分泌最多的時期。這時也是皮脂大量分泌的時期，使得皮脂膜變厚，肌膚變得有良好光澤度。雖然相較之下，這段時期的皮膚問題少，但也容易因為

壓力或刺激性物質，以及腸胃的狀況而影響肌膚狀態。

你可以試著檢視自己在這段時期的肌膚狀態：

☐肌膚看起來明亮有光澤
☐肌膚的油脂分泌多，但到晚上就顯得油亮
☐肌膚呈現水分及油脂最飽和狀態
☐皮膚很穩定

 4 黃體後期

❀ 月經來潮前一週→斑點明顯及長出經前痘

這段時期雌激素的分泌開始下降，此時皮膚保溼狀況不佳，水油平衡狀況失調，皮膚油脂分泌大，大量的油脂容易造成毛孔阻塞而形成粉刺，而且此時體內也容易因氧化而促進黑色素的分泌。在這個階段，如果自律神經不穩定也會容易使情緒變得焦躁，造成身體狀況不穩定，而容易出現過敏反應。

你可以試著檢視自己在這段時期的肌膚狀態：

☐臉上長泛油光，容易油膩膩
☐膚色黯沉
☐毛孔變大
☐粉刺增多
☐易出現斑點
☐有黑眼圈

（二）配合生理週期來進行肌膚保養

大多數的人都以同一套保養品進行每天的肌膚保養，但在前面所說明的生理週期四階段中就不難發現，其實生理週期與女性的肌膚狀態有非常密切的關係，女性肌膚的新陳代謝與子宮內膜新陳代謝的變化相同，想要擁有好膚色，就應該要配合生理週期來進行保養，錯誤的保養方式反而會造成肌膚的新陳代謝不佳，而產生肌膚問題。

例如，在角質層代謝旺盛的生理期，使用油脂含量較多的乳霜塗抹在肌膚表面，可能會妨礙角質層脫落，反而造成新陳代謝遲緩的反效果。又如：若是長期使用抑制皮脂分泌的乳液，將無法增加濾泡期角質細胞的養分，造成黃體時期肌膚惡化。

沒有考量生理週期的保養方式，可能在初期看到肌膚保養的成效，但長期下來，這樣的保養反而會成為肌膚的負擔，而使新陳代謝混亂，引發各種肌膚問題，如痘痘、粉刺、皺紋等。所以在保養肌膚時，除了慎選保養品外，也要妥善利用保養品的功效並且選用在適當的時間，這樣保養品才能將它的功能發揮到極大值！

生理週期四階段的肌膚狀態表（表 2-4）

生理週期四階段	時間	子宮狀態	肌膚狀態
生理期	月經來潮期間約一週	子宮內膜剝落，形成新子宮內膜的基臺	容易變得乾燥且敏感
濾泡期	經期過後一週	雌激素逐漸增加，子宮內膜增生、變厚	明亮、滋潤
黃體前期	排卵日後一週	雌激素的分泌加上黃體素的分泌，子宮內膜形成最適合懷孕的狀態	有光澤，但肌膚的油脂分泌增多
黃體後期	月經來潮前一週	女性荷爾蒙的分泌速度開始減緩，沒有懷孕或未著床的子宮內膜會開始準備排出	斑點變得明顯及長痘痘

（三）「陰」與「陽」和生理週期的關係變化

我們先前已先簡單的介紹過「陰陽學說」，在女性的生理週期中，即可以「陰陽學」來做對照，因為女性的生理機能正是以約每二十八天一個循環的方式而不斷地進行著。

用「陰陽」來對照溫度，則「冷」是陰，「熱」是陽；而女性荷爾蒙中的雌激素是「陰」；黃體素是「陽」。那麼，女性的生理週期在排卵日前，生理

期與濾泡期的基礎體溫較低，在排卵日後的黃體前期與黃體後期基礎體溫則明顯較高；兩相對照後，歸納出生理期與濾泡期為「陰」；黃體前期與黃體後期則是「陽」。

生理週期的陰陽關係圖

月經

黃體後期　　陽　　　陰　　生理期

中　　　　　中

陽　　陽　陰　　陽

陰　　陰

中　　　　　中

陽　　　　陰

黃體前期　　　　　　　　濾泡期

排卵

（四）配合生理週期四階段學習中醫美容的保養祕訣

在中醫學當中，「陰」與「陽」被認為是相對存在的性質且會經常性地發生變化。因此，在「陰」當中還殘存著少許「陽」影響的生理期為「陰中陽」；「陰」在最顛峰的濾泡期為「陰中陰」；「陽」也一樣，還殘存著少許「陰」的黃體前期為「陽中陰」；「陽」到最顛峰的黃體後期為「陽中陽」。

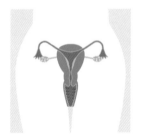

由上圖「生理週期的陰陽關係圖」我們可以更深入認識到在濾泡期時，如果「陰」太強的話，則「陽」就可以發揮作用來加以抑制；黃體前期時，則是「陰」與「陽」相互抗衡的時期；接著在「陽」增強的黃體後期「陰」就會漸漸消失無蹤；再接下來則是「陰」開始作用，來迎接生理期；然後「陰」再慢慢變得更強，以再度迎接濾泡期。

所以生理週期的肌膚保養重點就在於讓肌膚也能有陰陽上的平衡。就如同表 2-5 即是說明「陰」與「陽」對於生理週期四階段的影響。

生理週期四階段的肌膚保養建議表（表 2-5）

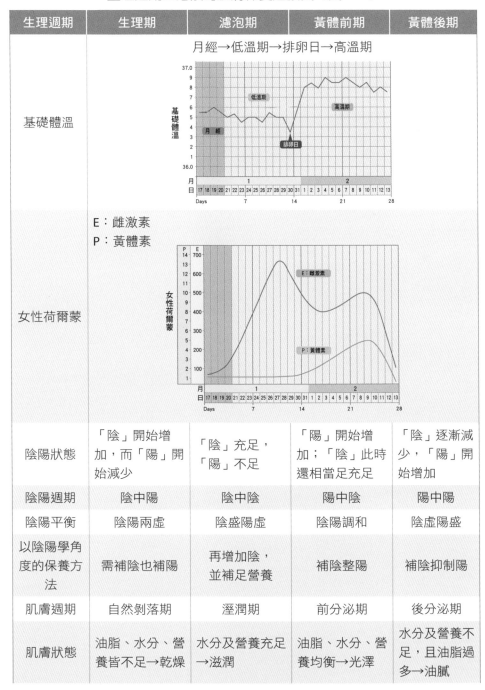

生理週期	生理期	濾泡期	黃體前期	黃體後期
陰陽狀態	「陰」開始增加，而「陽」開始減少	「陰」充足，「陽」不足	「陽」開始增加；「陰」此時還相當足充足	「陰」逐漸減少，「陽」開始增加
陰陽週期	陰中陽	陰中陰	陽中陰	陽中陽
陰陽平衡	陰陽兩虛	陰盛陽虛	陰陽調和	陰虛陽盛
以陰陽學角度的保養方法	需補陰也補陽	再增加陰，並補足營養	補陰整陽	補陰抑制陽
肌膚週期	自然剝落期	溼潤期	前分泌期	後分泌期
肌膚狀態	油脂、水分、營養皆不足→乾燥	水分及營養充足→滋潤	油脂、水分、營養均衡→光澤	水分及營養不足，且油脂過多→油膩

肌膚需求			身體正在努力增加「陰」，需要為肌膚補充大量的水分與養分。	需要不斷地吸收水分與養分。可以提供給肌膚大量的水分與養分，為肌膚準備好迎接傾向「陽」的黃體後期。	肌膚還於容易吸收水分與養分的狀態，可趁勢為肌膚補充大量的養分與水分，但需要抑制「陽」的保養，以避免皮脂增加過度。	肌膚吸收水分及養分的能力下滑。若要避免泛油光的情況惡化，必須實施抑制「陽」的保養方式。
漢方芳療適合的精油			馬鬱蘭 薰衣草	玫瑰 茉莉	天竺葵 花梨木	德國洋甘菊 鼠尾草精油
陽	白天	卸妝	—	—	—	—
		潔顏	√	√	√	√
		精華液	√	√	—	—
		化妝水	保溼化妝水	保溼化妝水	清爽化妝水	清爽化妝水溼敷或多量
		乳霜	保溼乳霜	保溼乳霜	清爽乳霜	清爽乳霜
陰	晚上	卸妝	√	√	√	√
		潔顏	√	√	√	√
		精華液	√	精華液溼敷可多量	√	—
		化妝水	保溼化妝水溼敷或多量	保溼化妝水	保溼化妝水	保溼化妝水溼敷或多量
		乳霜	保溼乳霜	保溼乳霜	保溼乳霜	保溼乳霜

貳　八綱辨證與芳香療法

❀ **熱感冒？冷感冒？學會八綱辨證就可以輕鬆運用漢方芳療來舒解感冒不適**

一・什麼是八綱辨證？ ▶▶

　　人體的健康如同一個大宇宙，需要確保陰陽的平衡，若陰陽的平衡遭到破壞時，便是引起身體不適及造成疾病的原因。我們可以從四診中所得到的資訊，將諮詢者不舒服的症狀細分為「陰、陽、表、裡、寒、熱、虛、實」等八個指標稱為「八綱」，再以此「八綱」按照該諮詢者的狀況，擬定適合的保養方式。

什麼是「四診」？

　　在中醫裡，中醫師要了解病情的方法莫過於是「望、聞、問、切」四診，所謂「望以目察，聞以耳占，問以言審，切以指參。」也就是以眼睛看、以耳朵聽、用嘴巴問，並以手指觸摸來了解病情。

・陰陽：八綱中的總綱，統整其他六綱。
・表裡：判別病氣部位的深淺。
・寒熱：判別病氣性質的寒熱。
・虛實：判別人體抵抗力的強弱與病氣盛衰的關係。

八綱與身體症狀的關係（表 2-6）

總綱	陰	陽
病位（病氣的位置）	裡	表
病性（病氣的性質）	寒	熱
病勢（病氣的盛衰）	虛	實

使用八綱辨證的調理

　　八綱辨證是要了解症狀的性質，即八種症狀，再由症狀對應臟腑，即五行辨證，例如氣虛在肝，即肝氣虛。所以對於慢性疲勞或是慢性症狀所反應的位置，還須查出病氣的臟器，這時就需使用「五行辨證」以進行判別，再接著選擇精油與經絡，決定保養的部位、按摩的方式、時間等。

　　另外，八綱之間互相牽引，無法分開判斷，因此在判別表裡時，要一起判斷寒熱虛實的狀況；判別寒熱時，也要一起判斷表裡虛實；判別虛實時，同樣要一起判斷表裡寒熱。

（一）表證與裡證

　　「表證」是指病邪位於身體的表面，由身體的表層如皮膚、口鼻、肌肉等，入侵到體內而滋生疾病，通常都是比較初期的症狀，病狀較不嚴重，常見的像是一般感冒，通常表證的病況，起病急，病程短。而「裡證」則是病邪已經影響到身體內部，如內臟、氣血、骨髓等，使得病症情形嚴重。

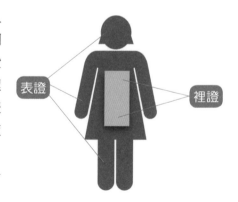

　　大多數病邪都是先由「表」進入身體，最後演變成侵入到身體的「裡」。常見的慢性病會影響到人體的五臟六腑，就是因為病邪已進入身體「裡」之後就不移動的關係。所以我們都希望病邪在「表」時就能盡快處理，如果等到病邪已侵入體內的「裡」，就需要花費更多的時間與心力來處理了。

表證與裡證的對照表（表 2-7）

	表證	裡證
一般症狀	・發冷 ・發熱、發汗或無汗 ・頭痛 ・咳嗽、喉嚨痛 ・流鼻水、鼻塞 ・神經痛、關節痛 ・肌肉痠痛 ・浮腫	・慢性疾病 ・長期情緒累積 ・腹脹、腹痛 ・便祕、腹瀉 ・嘔吐 ・排尿困難
舌頭表徵	・由於病邪尚未侵害到身體深處，因此舌苔不太有變化	・因症狀不同產生不同變化

1 表證

　　表症主要是因為六淫（風、寒、暑、溼、燥、火）之外邪從人體的皮膚細毛、口腔鼻膜等肌膚體表侵入到體內而產生的不適感。表症通常顯現在外感病症的初期階段，特徵大部分都為急性，是一種急速症狀的反映，因症狀較輕而較容易醫治，且症狀變化快速。治療表症可透過讓身體流汗的方式來進行散熱，是一種藉由發汗、溫散的方式，來將位於身體或肌膚表面的病邪排出體外，且同時補足體內不足之氣。

推薦的精油 **請選擇熱性、溫性的精油。**

・薑精油

・肉桂精油

・尤加利精油

推薦的食材

・生薑、蒜苗、紫蘇、蒜頭、韭菜、香菜等有助於身體發汗發熱的辛香料。

・鮭魚、鯖魚、牛肉、羊肉

2 裡證

裡證是指病邪長期侵入到人體五臟六腑深處，包含氣、血、津液或是骨髓中。「裡」所包含的症狀範圍非常廣泛，通常發病緩慢、病情比「表」證嚴重，這種情形通常也會反映在病程較長的慢性疾病上。此外，日常生活中的精神壓力、疲勞或是飲食不均衡等也都可能是造成裡證的原因。治則用清熱法、瀉下法以刺激體內病邪，經由冷卻體內燥熱或利溼，並透過排泄的方式，將病邪排出體外。

推薦的精油 因應症狀的不同，請選擇能冷卻體內燥熱的精油，或具利尿效果的精油讓熱下降。

如要冷卻體內燥熱的精油，可選擇：

・薄荷精油

・檸檬精油

具利溼（利尿效果）的精油，可選擇：

・檜木精油

・松針精油

推薦的食材

・食用可以排掉體內多餘廢物的食材，如：米、山藥、綠豆、薏仁

（二）寒證與熱證

我們一般人的體溫平均約在 36 度 C，如果我們的體溫低於 36 度 C 甚多時，身體可能就會感到冷，這就是「寒證」；相對地，如果我們的體溫高於 36 度 C 甚多，甚至發高燒到 40 度時，身體就是出現「熱證」，也就是體內的熱過多的狀況。

寒證與熱證對照表（表 2-8）

	寒證	熱證
一般症狀	·畏寒 ·手腳冰冷 ·臉色蒼白 ·不渴或想喝熱飲 ·咳嗽 ·有痰（顏色透明或白色、較稀的水狀、量多） ·鼻水（顏色透明或白色、較稀的水狀、量多） ·關節僵硬、疼痛 ·頻尿或是常腹瀉	·燥熱、發熱、怕熱 ·口乾、口渴或想喝冷飲 ·臉色泛紅 ·眼睛充血 ·痰（黃色至黃綠色，具黏性） ·鼻水（黃色至黃綠色，具黏性） ·四肢痠痛 ·急性喉嚨痛或頭痛
舌頭表徵	寒 ·舌苔較多且呈淡白色	熱 ·舌頭顏色偏紅 ·舌苔偏黃且量少
排尿、排便	·頻尿（透明） ·軟便、泥狀便	·尿少（顏色濃） ·便祕或大便乾燥

 寒證

　　寒是因身體受到寒邪侵襲導致新陳代謝衰退，或因體內陽氣減弱、不足所引起的寒冷症狀。因為陽虛而無法溫化體內水液，使得身體的活動能量不足，造成氣血運行緩慢、溫煦作用也隨之失調。治則用「溫法」，是指去除寒氣且溫潤身體的方法，可緩和身體發冷、發寒的症狀，使身體能暖和，改善寒證症狀。

推薦的精油　**請選擇熱性、溫性的精油加以按摩使用。**

- 肉桂精油
- 馬鬱蘭精油
- 百里香精油

推薦的食材

- 蒜苗、生薑、韭菜、芹菜、蒜頭等辛香料
- 南瓜、酪梨、栗子
- 鯛魚、雞肉、羊肉、
- 舞茸菇

2 熱證

　　熱是因為受到熱邪（溫、暑、火）侵入，體內陽氣也相對地變得旺盛，進而引起的溫熱不適症狀。因為臟腑陽氣亢盛、熱氣滯留於體內，人體的代謝機能以及精神狀況也隨之過於亢進。熱症容易好發於氣溫較高的春、夏季，或是因長期受精神壓力影響而導致氣血循環不佳的人身上。治則用清熱法，主要是使用較為寒涼的精油來紓解症狀，以冷卻身體燥熱的情形，滋潤身體。清熱法對於實熱症狀有消炎抗菌、解熱解毒的功效；對於虛熱症狀也有鎮靜、滋潤及解熱等效果。

推薦的精油　**請選擇能冷卻體內燥熱的精油**

- 玫瑰精油
- 香蜂草精油
- 檀香精油

推薦的食材

- 西瓜、冬瓜、草莓、梨子
- 薄荷葉、檸檬
- 豬肉、鴨

（三）虛證和實證

　　「虛」是指抵抗力弱，「實」則是指身體的抵抗力強。虛的症狀通常是身體機能與抵抗力等都呈現不足的狀態，由於抵抗病邪的能力差，因此即使病邪並不活躍，身體也會產生不適的症狀。

　　相反地，若一個人平常很少生病，但可能趕上一波流行性感冒，那麼身體原本就處於高度機能的狀態，即使抵抗力強，但仍導致病邪，可見病邪也呈現相當旺盛的狀態。

虛證與實證對照表（表 2-9）

	虛證	實證
體型	・身材瘦弱 ・肌肉無力 ・臉型瘦長 ・聲音小而不明亮	・身材結實 ・肌肉發達 ・臉型肥胖或體型圓潤 ・聲音大而明亮
一般症狀	・腸胃虛弱 ・腹部鬆軟 ・食欲不振 ・容易感到疲憊 ・喜歡溫暖的東西 ・注意力無法集中	・腸胃強壯，食量大 ・腹部有彈性 ・胃口旺盛 ・喜歡冰冷的東西 ・心煩氣躁
舌頭表徵	・因症狀不同而產生不同的變化	・因症狀不同而產生不同的變化

虛證：對於病邪的抵抗力差

虛症是因為氣、血、津液的不協調，或是缺少有溫煦作用的陽氣及陰液，造成能量不足，無法轉換為動能，進而導致體力衰弱、抵抗力低下，以及相關生理機能減退。飲食攝取不足、煩惱過度等不良的生活習慣都會消減體內的氣血量引發虛症，因此面對病邪的抵抗力差。

治則因症狀不同而異，有補氣、補血、補陽、補陰等方法。由於氣、血、津液不足且無力，因此需補充身體所缺乏的部分，補法代表著補益、補養，可以藉由補充所缺失的氣、血及陰、陽來治療各個種類的虛症，同時提升各個臟腑機能與身體功能，讓身體狀況好轉。

推薦的精油
- 氣不足：雪松、快樂鼠尾草
- 血不足：歐白芷精油、伊蘭精油
- 陽不足：迷迭香精油、尤加利精油
- 陰不足：玫瑰精油、天竺葵精油

推薦的食材
- 補氣：人參、米
- 補血：菠菜、雞肝、紅棗
- 補陽：羊肉、韭菜
- 補陰：水梨、鴨肉

 實證：對於病邪的抵抗力強

「實症」係指因為外邪侵犯身體，讓體內產生瘀血、溼痰等產物的狀態。雖然對於病邪的抵抗力強，但因為邪氣旺盛且有過多的老廢物質停滯其中，例如血液流動不暢而有瘀血、津液過剩則有水溼等，進而擾亂體內氣血的循環及平衡。

治則因症狀不同而有不同名稱，有理氣、解表、解毒、瀉火、活血化瘀、化溼等方法。又稱為消導法，可以將因氣、血、痰、溼等，因各種原因而生成的有形之邪消除的方式。

　　實症體質的人多為陽氣旺盛，具有這種體質的人，體內多半都有多餘的產物堆積，由於體內累積較多不需要的物質，讓身體機能過於活化，因此使用消導法可以排除上述的老廢物質，促進體內津液及血液循環。建議可選用具排毒效果的精油，並可依氣、血、水過盛的位置選擇具有去化功能的精油。

推薦的精油
- 過盛在脾：廣藿香精油、檀香精油
- 過盛在肺：松針精油、檜木精油
- 過盛在腎：雪松精油、杜松精油
- 過盛在肝：永久花精油、德國洋甘菊精油
- 過盛在心：薰衣草精油、橙花精油

推薦的食材
- 冬瓜、蓮藕、絲瓜
- 葡萄柚、檸檬
- 薏仁、烏龍茶、綠茶

二・學會八綱辨證分辨感冒的性質 ▶▶

　　「感冒」看似最常見不過的疾病，很容易一不小心就被輕忽，尤其一到換季的時間，總是有很多人一不小心就感染感冒，然而感冒可有「萬病之源」的稱號，雖然病況通常不至於嚴重到需要住院，但卻會影響我們的學習力與工作效力。若遇到抵抗力較差的族群，如幼兒、老年人與有慢性肺病患者，甚至可能併發肺炎，影響人體健康，所以對於「感冒」我們更應該要加以預防才行。

　　感冒時，最重要的就是即早修護身體。我們現在就趕緊來認識各種感冒症狀所適合的改善方法，只要有絲毫懷疑自己「是不是感冒了？」就用漢方芳療保養方式，在感冒初期趁早將感冒病毒徹底擊退吧！

　　在我們了解八綱辨證後，認識了身體的各種症狀需分辨是寒或熱，尤其日常生活中常碰到一些即將感冒，或是初期感冒的症狀，這時我們不妨試著練習幫自己辨證，檢視自己的感冒是屬於哪種類型。日常的感冒除了寒型與熱型外，常見的還有燥型及溼型感冒（註 1）。每一種感冒症狀都有各自的特徵，了解各種症狀的處理方法是很重要的。在這裡，我將分別介紹各個症狀的中醫學知識，使用食療及日常的養生法，希望大家都能夠學起來且加以活用，讓感冒能在初期就盡早退散！

●●●●●●●●●●●●●●●●●●●●●●● **註 1** ●●●●●●●●●●●●●●●●●●

　　中醫學將生病的原因分為兩種；一種是外在因素（從體外入侵至身體的邪氣）；一種是內在因素（著重於體質與精神狀況）。形成疾病的外在因素有六種：風、寒、暑、溼、燥、火（熱），風邪就是其中一種。風邪的活動性佳、善於流動，宛如四處亂竄的微風一般。容易入侵人體，且從病症初期到復原的過程中，症狀會不斷的變化。風邪是由人體的上半身入侵至體內，如從鼻、口等呼吸器官，或者透過皮膚侵襲身體，引起身體發冷、發熱、喉嚨痛、流鼻水、咳嗽、頭痛等症狀。此外，風邪也很容易與其他邪氣結合，演變成風寒、風熱、風溼、風燥等邪氣侵襲人體；每一種邪氣都有不同的特性，雖然概括都稱為感冒，但以症狀來看，實則分為多種不同類型。

（一）寒性感冒

主要症狀

　　「寒性感冒」在初期時會感到輕微發熱且不太流汗，常有畏寒、頭痛、關節疼痛、肩膀僵硬及透明鼻水等徵狀。遇到寒性感冒時，最好設法盡快讓身體變得溫暖、加速出汗，都會有助於感冒的快速退散。

建議精油

在居家漢方芳療的運用上，建議使用溫、熱的解表類精油，這將有助於普通感冒的恢復。

方式：全身泡澡

精油：

・羅文莎葉精油 1 滴

・薑精油 2 滴

・紅桔精油 3 滴

・牛奶或蜂蜜一匙

＊感冒期間不宜泡澡時間太長，建議約進行十分鐘，發汗一次即可，泡澡後需補充水分及多休息。

指壓或按摩

‧按摩肺經

什麼是「肺經」？

　　「肺經」起於鎖骨下方，經過肩膀沿手臂內側直下，終點於大姆指內側，肺經共十一個穴位，因左右兩邊對稱的關係，合計共二十二個穴位。

建議飲食

　　感染寒性感冒最重要的就是要能溫暖身體，去除寒氣。常見的「黑糖薑母茶」就是驅逐寒氣很棒的茶飲；臺灣人喜歡吃的「蒜頭雞」，將辛辣的蒜頭切成細碎和雞一起熬煮，濃濃的蒜頭味會使人發汗，同樣也有祛寒的作用；另外，也可以用大白菜、白蘿蔔、蔥白燉煮「三白湯」做火鍋湯底，加入自己喜歡的食材，不僅美味，也同樣有暖和身體的作用；當然，在日常的飲食中，也可多食用促進流汗的生薑及山芹菜等食材，這些食材都能達到驅寒的效果。

（二）熱性感冒

主要症狀

　　「熱性感冒」的出汗量多，身體容易發熱，併發喉嚨乾痛，需要補充水分。熱性感冒常會在生病時產生發高燒的現象，且有黃色黏稠的鼻水及痰，喉嚨紅腫、疼痛，且容易口渴等症狀。感染「熱性感冒」最重要的是冷卻身體的熱，所以可以多用鹽水或溫茶漱口，屋內的空氣要保持流通，並且常洗手以避免病毒感染。

建議精油　風寒與風熱感冒的精油選擇屬性相反，建議選擇涼、寒的解表類精油。

方式：足浴

精油：

- 薄荷精油 1 滴
- 絲柏精油 1 滴
- 葡萄柚精油 1 滴
- 牛奶或蜂蜜一匙

＊當身體發熱或有發燒現象時，足浴是一種可以讓身體散熱的有效方法。

指壓或按摩

- 按摩肺經

建議飲食

可以食用「解熱」的食物，如菊花茶、薄荷茶、板藍茶等熱茶飲，也可以在味噌湯內加入牛蒡，都對身體非常有益。如果身體非常「熱」，可以少量喝些冷飲，或適量的吃些天然無色素的冰淇淋，也都有助於身體恢復。

（三）溼性感冒

主要症狀

「溼性感冒」即是我們常說的「腸胃型感冒」。「溼性感冒」時常伴隨著嘔吐、腹瀉等症狀。因為溼性感冒容易產生反胃、嘔吐、胃痛、拉肚子及食欲不振等消化系統的症狀，所以當感染溼性感冒時，應避免食用生食與油膩的食物，用餐改以清淡料理的方式為主。

建議精油

方式：穴位按摩

精油：

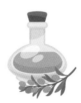

- 茴香精油 1 滴
- 馬鬱蘭精油 1 滴
- 紅桔精油 2 滴
- 基底油 10ml

指壓或按摩

- 中脘穴：中脘穴位於人體上腹部，前正中線上，胸骨下端和肚臍連接線中點即為此穴。可輕輕螺旋按摩中脘穴，再接著單點按壓。

‧耳朵：可在耳穴胃的位置及耳朵上的神門穴，先輕輕螺旋按摩，然後單
　　　　點按壓。耳朵的神門穴位於耳朵上方三角窩處。

（建議飲食）

　　當胃感到不舒服時，首要避免的就是食用生食及過於油膩的食物。由於可
能會有拉肚子或嘔吐的症狀，所以最需要的就是加強水分補充，也可以喝些電
解水或淡鹽水來補充電解質，且在腸胃尚未完全恢復前，應避免奶類及高醣類
的飲料。「米飯」是能提供胃部營養的食物，因此在感染腸胃型感冒時可以喝
些米湯，胃不舒服時推薦食用不會對胃造成負擔的清粥。吃些蘋果和香蕉也都
能舒緩腸胃的不適。另外也能善用具有溫暖腸胃、緩和胃痛功效的八角及山椒
果實，或是用蒜頭、薑母、紫蘇、茴香等辛香料來做料理，就可搭配出不同的
顧胃料理。

（四）燥性感冒

（主要症狀）

　　「燥性感冒」形成的原因是「燥」氣入侵身體，讓身體變得乾燥、皮膚及
頭髮滋潤性不足，免疫力變差。感染燥性感冒的人可能會出現乾咳少痰，而且
胸口常因隱隱的痛而感覺不舒服，尤其呼吸系統機能薄弱者更容易感染。想要
避免「燥性感冒」，平時就應保持空氣流通，並且配戴口罩，使用加溼器，保
持肺部溼潤，以免空氣過於乾燥而引發不適。

（建議精油）

方式：製作噴霧

精油：

‧花梨木精油 4 滴

‧天竺葵精油 6 滴

‧檀香精油 2 滴

‧酒精 10ml

‧純水 20ml

＊噴霧可為屋內增加溼氣，使空氣不再乾燥而引發肺部不適，且透過精油
　帶來的香氣，除了可帶來好心情，也可除菌並且有淨化的效用。

指壓或按摩

無

建議飲食

　　想要預防燥性感冒絕對要避免辛、熱、煎、炸的「燥」性食物，如油炸花生、餅乾等，建議可多食白色的溫補食物如百合、蓮子、銀耳、冰糖等燉湯，可以滋潤肺臟，以養陰潤燥，彌補損失的陰津，如帶皮蒸煮的梨子、蜂蜜銀耳湯、百合蓮子湯、杏仁豆腐、燉蘿蔔等。

四種感冒類型預防與按摩對照表（表 2-10）

感冒類型	風寒感冒	風熱感冒	溼性（腸胃型）感冒	燥性感冒
引起的原因	從脖子或背部開始發冷而引起的感冒。	體內的「熱」過多，且無法排出所引起的感冒。	因為身體的水分太多，而引起腸胃不適的感冒。	因為太乾燥，水分又補充不足而引起的感冒。
症狀	□畏寒 □身體因冷而發抖 □手腳冰冷 □頸部冰冷 □背部冰冷 □常打噴嚏 □常流鼻水 □肩頸痠痛	□喉嚨紅腫、疼痛 □喉嚨乾渴、不適 □發燒 □全身發熱 □尿液色黃	□腹痛 □腸胃不適 □全身疲憊無力 □食欲不佳 □嘔吐 □拉肚子	□喉嚨乾燥 □鼻腔乾燥 □喉嚨疼痛 □咳嗽劇烈 □乾咳少痰 □呼吸不通暢
主要按摩部位	肺經	肺經	中脘穴、耳穴胃的位置及耳朵上的神門穴	無
居家中醫芳療	使用溫、熱的解表類精油，進行全身泡澡。	選擇涼、寒的解表類精油進行足浴。	使用溫性利溼、健胃的精油。	使用補陰類的精油。
飲食提醒	多吃可溫暖身體、驅逐寒氣的食物，如黑糖薑母茶、蒜頭雞等。	食用「解熱」的食物，如菊花、薄荷等茶飲來解熱。	避免生食及過油的食物，以清淡為主，須多補充水分。	食用白色的溫補類食物如百合、蓮子、銀耳、冰糖等以滋潤肺臟。

（五）避免感冒的日常照顧三撇步

 增強抵抗力

　　及早改善感冒固然重要，但是更重要的是鍛鍊出不會輸給感冒病毒的體魄。感冒是透過風邪入侵人體，只要培養出好體力，打造感冒無法入侵的強健體魄，就能摒除外在的風邪，自然就不易感冒。所以擁有好體力、提高身體的防禦機制，讓自身的抵抗力增強，當然就能有效的預防感冒。反之，如果體力衰弱、抵抗力不足，也就容易感冒，所以一定要讓自己保持良好的體力，特別是當身體疲倦、壓力大、女性生理期、剛生產完等體力較虛弱的時間點，更需要注意身體狀況。其他如老年人、嬰幼兒都是身體抵抗力較差的族群，絕對不能忽略鍛鍊體力以增強抵抗力的重要性。

 日常生活的養生

　　在日常生活中，時時刻刻都要提醒自己莫忘「養生」。飲酒過量、睡眠不足、過度疲勞等都是會提高感染感冒的因子，這些我們都一定要注意哦！所以千萬不要過度累積壓力、不休息，要讓自己保持身體活力，神采奕奕地度過每一天，這才是生活中最重要的事。其他像是如果在空氣較乾燥的季節，則要多注意喉嚨、肺部等呼吸道的滋潤保養，平時可以多補充溫開水；此外，在平時生活習慣上也要多下點功夫，例如使用加溼器、配戴口罩，或是補充潤肺的食物，像是梨子、銀杏等都是對肺部很好的食材，當然絕對別忘了要勤洗手、漱口等這些基本習慣，好的生活習慣與養生觀念的培養都是可以避免感冒上身的好方法！

 注意保暖

　　如果要在冬天預防感冒的話，保持身體溫暖絕對是首要之事。外出時佩戴手套、圍巾、帽子，並且穿著保暖的衣物，讓身體保持暖和。洗澡時，不妨泡個熱水澡並加長泡澡的時間，也是一個可以溫暖身體的妙方。在飲食方面，可以吃個熱呼呼的火鍋，或是補充能溫暖身子、促進發汗的食物，像是蒜頭、生薑、青蔥等辛香料，巧妙地善加運用這些簡單的日常照顧法，就能在冬天有效預防感冒。

參 氣血水辨證與芳香療法

透過每天早上觀察舌頭也能了解身體氣血水的狀態喔！

一·什麼是氣、血、水？ ▶▶

中醫學認為構成生命的主要元素為氣、血、水（津液）、精氣等四個要素。

氣：指的是元氣、氣力。氣為人類的能量來源，負責推動體內各個機能的運行，讓血液及水分能順暢地流動、促進我們身體的新陳代謝，同時也供給身體各器官所需的養分。

血：係指血液。血負責將營養運送至全身，並有將老廢物質回收的機能，在中醫用來表示身體和器官的性質狀態。

水：亦即中醫的「津液」，與一般的水分概念不同。水代表著血液以外的液體，不僅可以滋潤身體，還能促進體內循環、體溫調節、潤滑關節等。

精氣：生命能量的泉源，指繁殖力。

中醫學認為氣、血、水之間既互相控制又互相合作，有非常緊密的連結關係，以此讓生理機能能夠正常運作。所以，氣、血、水、精氣這四個要素需相輔相成，才能使身體正常運轉，並能順暢的在身體各部位、角落流動，唯有當氣、血、水、精氣都保持在平衡的狀態，身體才會健康。

（一）「氣」對人體的影響

氣是人體最重要的生命元素，即便我們肉眼看不見，它卻隨時隨地都在我們的身體裡自然流動。一個「氣虛」的人，身體自然虛弱，講話聲音小聲，做任何事都抬不起勁，也可能時常會有健康狀況不佳的問題，如腸胃不好、常感冒等；相反地，一個「氣盛」的人，總是精力充沛，不僅說話宏亮有力，且做事情時常常表現出活動力十足，非常有精神。

人體的「氣」主要有兩個來源，其一是父母傳給我們的，是我們與生俱來的，稱為「先天之精氣」，另一個是後天來的「氣」，取自於大自然的空氣、水、食物，其中，經由呼吸所吸進來的空氣又稱為「清氣」，水與食物則稱為「水穀之精氣」，無論是先天或後天的「氣」都透過身體的運轉，轉化成我們所需的能量。

氣的五大主要功能（表 2-11）

功能	說明
推動	促進人體的組織與器官的生理活動，以及血液循環及新陳代謝的生理作用，促進身體的成長與發育。
溫暖	氣是維持人體體溫的主要來源，氣可以溫暖身體。
防護	保護身體不受外來病毒、細菌等病邪（病因）侵擾，「氣」可作為身體屏障，當氣的防護功能減弱，身體就隨之衰弱。
固攝	氣具有防止人體的血、水無故排出體外的作用。可控制血、水的分泌排泄量，防止血液、汗、唾液、尿液等無故的大量流失。血、水無故大量流失，對生命會造成威脅。
氣化	主要是指透過氣的流動使身體產生代謝的各種變化，如體內的水，經過代謝產生汗水及尿液等，所以氣化會促進體內新陳代謝，吸收好的物質，並將不好的物質排出。

　　「氣」為「元氣」，有健康又快樂的元氣，才能保持身體和精神的健康，這也是我們的身體所需要的能量。然而，氣如果不足，氣的功能衰弱時，則會「氣虛」；氣過於旺盛時，則會造成氣無法有規律的暢流，就像高速公路的車流量太多而塞車，所以氣便會產生停滯，稱「氣滯」。以下我們將針對「氣虛」和「氣滯」來做更深入的認識，並了解若遇到「氣虛」或「氣滯」時我們該如何處理。

氣虛與氣滯對照表（表 2-12）

	氣虛	氣滯
一般症狀	・臉色蒼白、無血色 ・容易疲累、身體懶倦、四肢無力 ・頭暈目眩、雙眼昏花 ・早上常爬不起來 ・吃飽後容易想睡覺 ・容易感冒、過敏症 ・容易發汗、生理期量多不止 ・容易不經意的出血或出現瘀青 ・易喘 ・發冷、畏寒	・焦躁、情緒不穩定 ・憂鬱 ・容易因壓力而失眠 ・自律神經失調 ・胸悶，喜歡喘息或大口呼吸 ・肩頸痠痛、頭痛 ・肌膚粗糙 ・腸胃狀況不佳 ・容易打嗝、脹氣 ・生理期前胸脹、經前症候群

舌頭表徵	 · 色淡（顏色淺），舌頭較胖有齒痕。	 · 兩側呈現紅色，中央則是白色，並且帶著黃色的舌苔。
排尿、排便	· 容易腹瀉	· 便祕 · 便祕與腹瀉反覆循環

1 氣虛

　　氣虛就是氣不足的意思，氣虛是由於氣的主要五大功能包含推動、溫暖、防護、固攝、氣化等無法正常作用，而造成身體的新陳代謝狀況不佳。

　　氣虛的形成原因，主要是與精力以及氣力不足有關，尤其是多日的疲勞、睡眠不足、營養不均、作息不正常等狀況持續存在的情形下，就容易產生「氣」不足。當身體有「氣」不足的情況時，免疫力就會下降，最常見的就是感冒或病菌等外邪入侵身體，造成身體不適，甚至生病，而這種「氣」不足的情形，就稱為「氣虛」。

　　氣虛時會造成身體何種不適和問題呢？氣在不足的情況下會沒有氣力，即便是假日在家也都會呈現一種有氣無力、倦怠的狀態，看起來無精打采、沒有精神，稍微做點事情就很容易就感到疲累，面對工作不僅會厭煩，更甚者是連朋友、家人都不想有任何的交集，因為「氣虛」所以對所有的人、事、物都沒有熱情也無心，不管做什麼事都會感到一股倦怠及厭煩的感覺，而且會造成免疫力的低下，症狀自然無法痊癒。在中醫的解釋是身體的「氣」逐漸消耗了。

　　治則「補氣」，壓力以及不良的生活習慣，會造成體內氣力耗損，身體就會缺少足夠的氣。建議宜調整為正常且規律的生活作息，並補足營養與睡眠，且需有適度的運動。就如第一章的養性生息所提，若想要改善氣虛體質，我們可選擇能夠補氣的精油來使用。最特別的是，一般而言，幾乎所有精油都有補氣的效果，所以只要稍微勤快一點，想要補氣就一點也不難呢！

推薦的精油

　　每種精油均可補氣，請挑選喜歡的香氣。

推薦的食材

・牛肉、雞肉
・蝦子、鰻魚、鮭魚、鯖魚、鮪魚
・糙米、白米等
・豆類、胡蘿蔔、花生、山藥
・雞蛋

2 氣滯

「氣滯」是指氣運行不暢而停滯，氣的循環差，如因壓力的累積，使體內的氣循環不良，因氣的循環不良所引起的就是「氣滯」。氣的理想狀態是能舒展的悠然自得且不停滯，在身體裡的循環良好則為正常的狀態；然而，相反的，在擔心的事情繁多時，持續性的壓力累積就會使得氣的循環機能無法調治，而使得各種症狀出現，造成氣滯的情形。

氣滯體質是因為臟腑或是經絡的氣機堆滯，氣的運行也因而跟著滯留不動，進而使得臟腑及經絡產生各種機能障礙。所以我們應藉由理氣、行氣的治法來整頓停滯之氣，讓氣能夠順暢循環至各個器官，同時促進疏泄機能、改善精神機能及各個臟器的運作。建議可選用理氣類的精油來加以按摩，透過放鬆與紓緩，可使氣在體內循環不息。

推薦的精油

・甜橙精油
・羅馬洋甘菊精油
・德國洋甘菊精油
・快樂鼠尾草精油

推薦的食材

・柑橘、葡萄柚、檸檬、代代花、玫瑰花、佛手柑
・茼蒿、香菜、芹菜、紫蘇、九層塔、月桂
・蔬菜的醃漬品

（二）「血」對人體的影響

　　無論是在中醫或西醫，「血」都是指血管中運行的紅色液體，但是中醫對「血」不單單是指紅血球、白血球、血小板或其他組成物質，而是指整體循環於全身上下的血液。人體所需的氧氣與各種營養素又透過血傳送到各個組織或器官，所以血扮演很重要的營養輸送角色。此外，血與神經活動也有密切的關係，因血也具備安定精神及使精神充沛等功能。

血虛與血瘀對照表（表 2-13）

	血虛	血瘀
一般症狀	・健忘、記憶力差 ・貧血、頭暈目眩 ・失眠、睡眠不足、多夢、易醒 ・發冷 ・肌膚與頭髮沒有光澤、肌膚乾燥 ・生理期有延遲的傾向、經血量少 ・臉色蒼白或偏黃，沒有血色 ・手腳麻	・臉部斑點多 ・臉部肌膚、嘴脣的顏色呈現暗沉 ・眼睛下方有黑眼圈 ・頭痛 ・肩頸痠痛 ・高血壓、高血脂症、糖尿病 ・生理痛
舌頭表徵	・淺白	・紫色或顏色暗沉，舌頭二側有紫色斑點 ・舌下的靜脈呈現紫色怒張狀態

1　血虛

　　「血虛」以字義來看就是血很少，血量不足，代表血的營養輸送功能衰弱，導致身體器官與組織失去養分。血虛引起的原因很多，除了產後失血或外

傷失血這些因素不是我們所能掌握之外，其他如飲食上所造成的，包含長期營養不良、偏食、暴飲暴食等，也是引發血虛的原因；另外，睡眠不足、過度勞累、精神壓力過大也都會消耗精氣，形成血虛。

血虛會導致全身的新陳代謝變差，而血液和女性的身體又有著密不可分的關係，所以血液循環差或是貧血都很容易在皮膚上出現問題，愛美的女性可要隨時提醒自己，膚質的好壞與體質的變化息息相關，這點千萬別忘記了！

治則以「補血」為主。「氣」為「血」之帥，血虛主要是因為血量的不足，想要以氣推動血，就應選擇能補氣亦能補血的精油，建議在精油選擇上可選擇能補血、養血的精油為主，提升造血功能，讓身體充滿營養。此外也要留意脾胃機能，畢竟要有好的脾胃才能將養分輸送到五臟六腑，當各個器官機能正常活動後，失眠及肌膚問題等也都將獲得改善。

推薦的精油
・歐白芷精油
・伊蘭精油
・薰衣草精油

推薦的食材
・紅肉、烏骨雞、動物的肝臟類
・烏賊
・菠菜、綠黃色蔬菜、紅蘿蔔、金針菜
・黑木耳、黑芝麻、黑豆等黑色食物
・枸杞、紅棗
・藍莓、草莓類等色紅且微酸的水果
・乾燥的果物類

 血瘀

血瘀，就是形容「血不流動」的意思。前面提過，氣塞住了，就稱為「氣滯」，而血不順暢、堵住了，就稱為「血瘀」。

「血瘀」是指血液循環受阻，導致整個循環變差，血液的質量及血管的狀態不良時，便會出現血液循環不良的狀態，造成血液不暢流，黏度也增高而停

滯，更無法使身體所需的營養，能夠順暢地帶至各個臟器以提供正常所需，因而使得身體呈現微弱現象。血瘀也常被視為是百病叢生的根源，有血瘀體質的人更是需要注意，及預防心血管相關的疾病。

治則以「活血化瘀」為主，體內氣之鬱滯使得血液循環不流暢，進而有瘀滯的症狀，因此必須藉由活血的方式來改善血瘀問題。選擇有益於血液循環、活血類的精油，促使血液能夠不受阻礙地流通，自然也能順利地去除瘀滯。

推薦的精油
- 迷迷迭香精油
- 茶樹精油
- 乳香精油
- 永久花精油

推薦的食材
- 茄子、青梗菜
- 歐芹（巴西里）、肉桂、玫瑰花
- 納豆
- 韭菜、洋蔥
- 沙丁魚、鯖魚等青魚

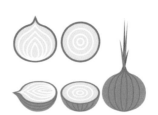

（三）「水」對人體的影響

剛出生的小嬰兒的肌膚看起來吹彈可破，摸起來水嫩細緻，是最令人羨慕的肌膚狀態，不過隨著年齡的增長，原本水嫩細緻的肌膚會因為水分的逐漸減少，肌膚日漸乾燥。越是乾燥的肌膚就越容易生成皺紋，所以讓身體能獲得充足的水分滋潤是相當重要的，而體內水分的總稱就是中醫學所指的「水」，也就是「津液」。

前面兩小節所描述到的「氣」和「血」都是構成我們身體的重要部分，然而維持生命另一個不可欠缺的關鍵就是「津液」。津液是泛指體內除了血液以外的所有水分，無論是汗液、唾液、淚水、尿液、淋巴液等都是流動性的，不斷地滋潤身體的皮膚、筋肉、臟器的細胞、關節以及毛髮等。「津」與「液」雖然都是「水」，但嚴格來說，我們仍將它們做些區別，如「津」的質地較稀，流動性較大，分布在皮膚、肌肉、血脈之中，主要有滋潤的功能，雖然容

易耗損，但也容易補充；而「液」則質地較濃稠，流動性小，多藏於骨髓、腦髓、各器官、臟腑之中，有濡養的功能，雖不容易耗損，卻也不易補充，所以耗損後很難治癒。

　　津液是化生血液的物質基礎之一，與血液的生成和運行也有密切關係。在中醫學裡，津液屬陰性性質，與肌膚、肌肉、黏膜滋潤、排便順暢、體溫調節有關。體液的不足是疾患釀成的原因之一，津液的代謝跟體內的多處臟器都有著深厚的關係，主要為肺、脾（消化器官）、腎這些臟器，簡單來說，當這些臟器的功能低下，便會有身體水腫、拉肚子，以及口乾、手腳發熱等情形產生。

津液不足與水液停滯對照表（表 2-14）

	津液不足	水液停滯
一般症狀	· 老化、皺紋、皮膚乾燥 · 過勞、熬夜 · 身體微微發熱 · 體內燥熱、上火、發熱 · 睡眠時流汗 · 口乾舌燥、口渴脣燥、嘴脣龜裂 · 喉嚨乾 · 眼睛乾澀 · 皮膚乾燥 · 汗量少或不流汗 · 手心發熱 · 腸燥便祕	· 浮腫 · 體重過重 · 身體有沉重感 · 身體十分疲倦、懶懶的 · 容易生痰 · 溼氣重、雨天時身體容易不適 · 感到噁心或想嘔吐 · 白帶分泌多
舌頭表徵	 · 有裂紋 · 發紅、少苔或沒有舌苔	 · 舌頭肥大 · 舌苔厚
排尿、排便	· 尿量減少 · 糞便硬、便祕	· 軟便、泥狀便 · 拉肚子

津液不足

津液不足，就是「體內缺乏水分」。「津」有濡潤皮膚、調理的作用；而「液」則有順滑關節、滋潤孔竅、滋養臟腑的作用。所以當體內乾燥、沒有水分津液時，就會引起身體上的一些症狀。

乾燥的症狀最主要是因「津液不足」所引起的，這個狀態持續進行時便會有熱症狀的出現，在中醫學裡的專門用語則是稱之為「陰虛」。「陰」是水分的代表，陰虛則是冷卻水的不足下所引起的熱（稱之為虛熱）所產生的狀態，譬如在夜晚（陰的時間帶）會手腳發熱而踢棉被，就是此種狀態。

治則以「補陰」為主，遇到津液不足的情形時，應設法補足熬夜、過勞或老化所消耗的體液，請選擇能滋潤身體的精油，可用來改善因體內的熱氣把體內水分都消耗掉的內燥，藉此改善津液不足的情形。

推薦的精油
・伊蘭精油
・玫瑰精油
・檀香精油
・天竺葵精油

推薦的食材
・白木耳
・梨子、胡瓜、番茄
・豆腐
・烏骨雞
・海參、鮑魚
・蜂蜜

 水液停滯

水液停滯，就是「體內的水分排不出去」的意思。身體內的水分代謝狀況差，使得體內滯留多餘的水分，這些多餘的水分排不出去而停滯在體內，會導致身體的「溼」氣太重，而溼會奪取身體的熱，所以身體的體溫會下降，當

「溼」累積過多時，則會形成「痰」，痰又會對身體的氣血循環產生不良的影響，尤其在溼氣重的時候，如雨季會更覺得身體不適。

　　因而遇到水液停滯的情形時，應設法盡快將體內多餘的水排出，平常則應避免食用冰冷的食物與水分，以避免產生水液停滯。

　　治則以「利溼」為主。需注意避免攝取過多的冰飲及水分，一定要少喝冰涼的飲料。另外要特別提醒的是，要盡量讓身體保持溫暖，因為冷卻的身體會使水分的代謝變差，需要格外注意喔！建議可以使用具有排水、排毒功效的精油來達到除溼、化溼的效果，再將累積過量的水分以及痰溼排出，以去除溼邪。

推薦的精油

・檜木精油
・松針精油
・杜松精油
・雪松精油

推薦的食材

・薏仁、蓮子
・玉米
・碗豆、芹菜、豆芽菜、白菜
・昆布、海苔
・香瓜、黃瓜、冬瓜、西瓜
・奇異果
・紅豆、綠豆
・涼粉
・鱸魚

二・學會氣、血、水辨證看舌質進行日常保養 ▸▸

在上一節中，我們已經學會氣、血、水的辨證與芳香療法，而在服務顧客的過程中，我就常常聽到顧客抱怨：「一到中午就頭好痛，每到下午腳就好脹。」也常聽到：「辦公桌坐太久，肩頸酸痛到受不了，貼膏藥好像也沒什麼效果！」

既然我們每天待在辦公室的時間這麼長，這樣長時間的工作又對我們的身體造成一些不適的症狀，那麼是不是有可以透過漢方芳療就能自己解決這些症狀的好方法呢？

❀ 早上起床就先觀察舌頭，來為一天的體質保養做出安排吧！

舌頭狀態的意義（表 2-15）

身體狀態	氣虛	氣滯	血虛
舌頭表徵			

身體狀態	血瘀	津液不足	水液停滯
舌頭表徵	表 裡		

在漢方芳療中，特別強調「見、聆、詢、及」作為了解體質的四種方法。而舌診則是指從舌頭的顏色、大小、厚度、舌內靜脈、舌苔的顏色及各種角度觀察舌頭狀態來診斷身體狀況的方法，是在中醫學中非常重要的診斷法之一。

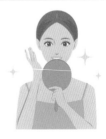

建議可以在早上起床空腹時先觀察舌頭的形狀及舌苔，試著分辨自己身體的寒、熱、氣血循環狀況與病症狀況等，都可由舌頭反應出體質及內臟狀態。此外，還依照舌頭的各個區位對應內臟的狀況，例如：舌尖代表心、肺；舌頭中部代表脾、胃；舌根部代表腎臟；舌頭橫側（舌邊部）代表肝、膽；而舌下則表現出體內的血瘀問題。

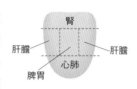

（一）一日工作中「補氣」

・氣虛的舌狀態

氣血不足或是身體容易冰冷的人，舌頭大致會呈現淡白色，形狀較厚，且有腫脹感。舌頭偏大、偏厚表示水分代謝作用較差，體內有多餘的水分堆積。

其他還有舌頭兩側邊緣有如同波浪狀齒形環繞即為齒痕舌，這是代表體內「氣不足」導致水的代謝差，在代謝上出現障礙。

KEY POINT

如同「病是從氣開始」的說法一樣，若「氣不足」又把它放著不管，就成了萬病叢生的源頭，因而我們千萬不要輕忽「氣不足」這件事。那麼，應該要如何把「氣」養足呢？這就必須先從日常生活開始改善，一定要徹底養成一些習慣，這才是最重要的，包含不可以讓自己過於勞累疲憊，要適時放鬆心情讓身體獲得休息；不可以睡眠不足，要養成早睡早起的習慣；要時常活動筋骨，做些有益身體健康的運動，比如散步等，這樣才能讓「氣不足」獲得真正的改善。

在香氣中通勤

坐公車？搭捷運？騎機車或自行開車？無論你是以哪種方式通勤，都可以在出門前，先選擇一瓶氣味喜歡的精油，在口罩外側滴入一滴，就能在通勤過程中率先享受芳療所帶來的快樂，帶領自己準備好迎接工作的挑戰，即便面對無趣沉悶的工作，也能因芳香的氣味而使自己仍舊神采奕奕。

・雪松精油

・尤加利精油

・茶樹精油

辦公室的好茶飲 可單喝，也可加入牛奶。

· 紅茶
· 咖啡
· 可可
· 溫焙麥茶

在辦公室就可以做的指壓與按摩

◎同事爭相詢問的經典「補氣」精油配方：

· 甜橙精油 2 滴
· 茶樹精油 1 滴
· 紅桔精油 1 滴
· 基底油 10ml

◎按摩穴位：

· 氣海穴：位於肚臍以下約二根指頭處，即為「氣海穴」。這個穴位可以通氣，使氣容易循環的穴位，對於呼吸及消化系統有明顯的效果。在按摩此穴位時，請先暖此穴位，並輕輕地、溫柔地按摩此穴位。

· 足三里穴：膝蓋下、小腿外側有個凹陷處，從凹陷處往下約四個指頭的穴位，即為「足三里穴」。按摩此穴位可以調節免疫力、增強抵抗力，並能使胃腸蠕動較為平順。

便利商店的中餐選擇 請盡量選擇食用粥等溫熱又容易消化的食物。

· 各式的清淡粥品
· 溏心蛋洋芋沙拉
· 紅燒牛肉燴飯

工作中的情緒壓力調適

在休息時間裡利用 10 分鐘的時間片刻小歇，又或者養成午睡的習慣，都是非常理想的休息方式。

（二）一日工作中「理氣」

・氣滯的舌狀態

舌頭邊緣又紅又厚（這裡的紅色代表肝臟偏熱）、有齒痕，中央有黃色舌苔是氣滯的表徵。

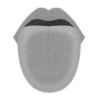

KEY POINT

請不要被自己的規則束縛了，學習放鬆，要使自己能每天都輕鬆愉快的生活。不要把每天的行程表都塞得滿滿的，行程表上應有「屬於自己的時間」，這樣可以讓自己有獨處、放空的時候，無論做任何事都將能更有效率。週末或假期更是要讓自己能完全放輕鬆，一定要有可以讓自己休息的時候。平時可以培養一些興趣，無論是動動身體、唱唱歌，或是與三五好友聚會聊天，都是釋放壓力的好方法。

在香氣中通勤

・佛手柑精油
・薄荷精油
・薰衣草精油

辦公室的好茶飲

・桔子茶
・洋甘菊花茶
・烏龍茶
・黑咖啡

在辦公室就可以做的指壓與按摩

◎同事爭相詢問的經典「理氣」精油配方：

・羅馬洋甘菊精油 1 滴
・佛手柑精油 2 滴
・葡萄柚精油 1 滴
・基底油 10ml

◎按摩穴位：

・膻中穴：兩個乳頭之間的中點，位在胸骨的中央，按了有微痛的感覺便

是此穴位。按此穴位能達到情緒安定的作用。

・勞宮穴：手握拳時，中指自然觸碰到的地方即為「勞宮穴」。按摩勞宮穴可以安定心神，使心臟有力。

・內關穴：手腕的關節的中央開始，從橫紋正中往手肘方向約三根指頭的位置即為內關穴。當感到無精打采或失落時，請慢慢地輕揉、按摩此經穴。

便利商店的中餐選擇　建議選擇香料蔬菜，不僅能釋放壓力，還能使氣的循環良好順暢，讓身體達到放輕鬆的效果。

・佛蒙特咖哩飯
・義式烤時蔬

工作中的情緒壓力調適

不要過於努力，也不要事事求完美，更不要隨意就亂生氣，或是容易遇到一點小事就感到不耐煩，隨時深呼吸來讓自己調整心情、放輕鬆。

（三）一日工作中「補血」

・血虛舌的狀態

有血虛問題的人舌頭會較薄、較小，緊縮而有裂紋。顏色大致上呈現淡粉色，舌苔偏少。如果依照舌面裂紋來看，若舌頭顏色偏紅是陰虛、白色則為血虛。

在香氣中通勤
・伊蘭精油
・薰衣草精油

KEY POINT

宜從飲食中攝取補血的食物來補充營養（特別是在生理期間），沒有營養就沒辦法製造血液，所以應保持營養均衡的飲食。血液是在睡眠中製造，尤其熬夜容易消耗血液，因此請讓自己保有充足的睡眠，並保持良好的睡眠品質，避免熬夜。

脾被稱為「氣血生化的源」，血液不足則會使臟腑、經脈無法獲得滋養，便會出現全身虛弱的症兆，原因就是脾胃的運化作用低下所引起的，血的生成

不足就會使得血液循環不佳，這便是血的供給不足所引起的，因此請小心注意腸胃的問題，千萬要避免三餐不繼、飲食不正常，也不要刻意的減肥而不吃東西，這些都是禁忌。

　　貧血的人比較容易健忘，同時會造成日常生活中的不便，因此想要血色充足且神采飛揚，就需要保持三餐正常飲食且營養均衡。在平時也可以多攝取含鐵質與補血的食物，特別是在生理期間及生理後的一星期內；而用腦也會消耗血液，因此請盡量避免於深夜念書、工作、打電腦、滑手機或無謂的胡思亂想等。遇到失眠時，可使用能讓身體獲得舒緩放鬆的精油來使自己能夠安然入睡，記得無論如何都一定要攝取足夠的睡眠。

辦公室的好茶飲　可以加入適量的糖

- 黑豆茶
- 紅棗茶
- 枸杞茶
- 紅茶，可加入水果做成水果茶

在辦公室就可以做的指壓與按摩

◎同事爭相詢問的經典「補血」精油配方：

- 歐白芷精油 1 滴
- 甜橙精油 2 滴
- 薰衣草精油 1 滴
- 基底油 10ml

◎按摩穴位：

- 三陰交穴：位於小腿內側，腳踝骨的最高點往上約四根手指橫著的寬度。這個穴位是可以使血液循環良好的穴位，可在此穴位用大拇指以按壓的方式刺激穴道。
- 血海：位於膝蓋內側的凹處往上約三根指的位置，便是「血海穴」。這個穴位如其名，按摩此穴位即能改善血虛及女性的生理方面症狀。

便利商店的中餐選擇 乾燥果物及紅色類的食物都能幫助造血，使血液增加。

・蕃茄蛋炒飯

・麻油雞麵線

工作中的情緒壓力調適

利用精油及呼吸法來使自己的壓力解放，血液循環良好的話，還可以利用瑜珈及打太極拳等，以深呼吸的方式來運動，可先慢慢地練習吸氣及呼氣。

（四）一日工作中「活血化瘀」

・血瘀舌的狀態

舌頭大致呈現暗紫色，部分會有黑色瘀點或瘀斑，這表示血的循環狀況（血行）不佳，通常有這種症狀的人，臉部及唇部也會呈現偏暗沉。另外，舌下靜脈偏粗，靜脈分枝散布也是呈現粗大突出的樣貌。

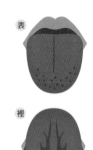

表

裡

KEY POINT

中醫學中的「血」和「氣」的能量是互動的，因為壓力所引起的氣循環不良和血的停滯，會造成不良的身體影響，因此請注意盡量避免壓力的造成。另外，如果使身體過涼的話，就像水會變冰一樣的使血液冷卻，造成無法順暢流動，因此在冷氣室裡長時間久坐的話，請每一至二小時就起來站立或走動，讓身體的筋骨能夠舒展一下。

❀ 適量的運動讓身心都快活！

為了使血液循環良好，請隨時保持適度的運動，建議可以多走路、使骨盤血液循環良好，不容易下半身冷卻。也可先以散步的方式讓自己的身體慢慢地適應，所以要能先養成每天走路的習慣。如果是上半身的血液循環不良，如臉色不好、頭痛、肩膀痠痛堅硬時，可以將手上下伸展，如長時間打電腦或在桌前工作時，請每一至二小時就上下伸展一下自己的手臂，只要能養成每天必做的習慣，就能改善血瘀的狀態。

在香氣中通勤

· 玫瑰精油

· 迷迭香精油

· 乳香精油

辦公室的好茶飲

· 咖啡加入肉桂粉

· 可可

· 薑紅茶

在辦公室就可以做的指壓與按摩

◎同事爭相詢問的經典「活血化瘀」精油配方：

· 永久花精油 1 滴

· 檀香精油 1 滴

· 橙花精油 2 滴

· 基底油10ml

◎按摩穴位：

· 鳩尾：位於胸口處的穴位，能使血液循環與循環器官皆有所改善。這個
　　　　穴位較為敏感，因此請輕度的按摩此經穴。

· 膈俞：肩胛骨稍微下面的地方，脊椎開始指頭 2 指的地方，大概橫膈膜
　　　　的左右即是此穴位。

便利商店的中餐選擇　選用顏色較深的熟食能幫助血液流動。

· 香辣麻醬涼麵

· 麻婆豆腐燴飯

工作中的情緒壓力調適

　　長時間的久坐不僅身體無法舒展，連心情也會不自覺就鬱悶起來，所以無論在書桌前或辦公桌前，都別忘了每隔一段時間就起來動動身體，活動一下筋骨，看看窗外的景色，或讓眼睛休息一下，這些都是紓解壓力的小方法喔！

（五）一日工作中「補陰」

・津液不足舌的狀態

當身體不夠滋潤時，相對地「熱」就會生成。津液不足的人其舌頭會呈現偏深紅色。因為水分不足，舌苔會較少，甚至幾乎沒有，舌頭表面會有裂紋，這也是體內水分不足的表現。擔任夜班職務、有失眠、睡眠不足問題等人的舌頭會有此表徵。

KEY POINT

為了保持正常的津液暢流，必須要保持營養均衡的飲食生活及適度的運動，充分的休息，在日常生活中隨時保持著健康有規律的生活品質才是最為重要。隨著年齡的增長也會造成體內津液不足的現象產生。「津液不足」不是單單的水分沒有充分的補足而已，最主要的原因是「陰虛」，是因為睡眠不足所造成的，在夜晚，也就是陰的時間帶裡沒有充分睡覺休息，因而消耗了陰。過勞、睡眠不足、年齡增長等，都是產生陰虛的主要原因。

人體有可能因為睡眠不足或是長時間活動的原因，水會隨著體熱沉積，造成陰虛的症狀，因此適當的休息及充足的睡眠非常重要！可以嘗試一次準備七杯馬克杯的量，每杯約兩百毫升，在早上睡醒時、上午工作前、午休時、工作結束時、晚餐前、入浴前等零碎的時間補充水分，也是個可行的好方法喔！

若你開始感到脣乾、口渴或是手腳漲紅時，盡量馬上休息、調整生活作息。因為體內造水功能跟造血功能，都是在夜間睡眠時間進行，因此建議盡量在晚上十二點前入眠。保持適度的運動及排汗量，可以幫助體內水分再生與循環。

平時應該盡量減少做三溫暖、喝營養補給飲料的次數。飲食調味可以加入黑砂糖或蜂蜜，或是吃糯米、雞豬肉等食物，這些都可以幫助體內造水功能的提升。

在香氣中通勤

・天竺葵精油

・玫瑰精油

・花梨木精油

辦公室的好茶飲

・洛神花茶
・普洱茶
・玫瑰花茶
・蜂蜜薄荷茶

在辦公室就可以做的指壓與按摩

◎連同事都爭相詢問的經典「補陰」精油配方：

・天竺葵精油 1 滴
・花梨木精油 1 滴
・佛手柑精油 2 滴
・基底油 10ml

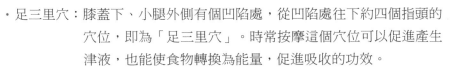

◎按摩穴位：

・足三里穴：膝蓋下、小腿外側有個凹陷處，從凹陷處往下約四個指頭的穴位，即為「足三里穴」。時常按摩這個穴位可以促進產生津液，也能使食物轉換為能量，促進吸收的功效。
・陰陵泉穴：在膝蓋關節的小腿內側有一個骨頭突出的地方，在它的下方凹陷處，即為「陰陵泉穴」。陰陵泉是脾的經絡裡可以補足氣，改善津液循環的穴位。

便利商店的中餐選擇　需要避免香辛料強的料理及過辣、刺激強的食物，如：辣椒、胡椒、蔥、辣味白蘿蔔、蒜頭。

・鮮菇沙拉佐油醋醬
・麻醬涼麵

工作中的情緒壓力調適

　　不要太苛刻自己、對自己要求太高，盡力就好。工作時多用樂觀的思考方式來執行工作，以避免產生焦急的情緒，凡事平常心面對。

　　偶爾安排一個小活動來讓自己轉換心情，如在下班回家時選一間自己喜歡的餐廳享受美食，或是找朋友談心，一掃整天工作的疲憊；也可以到唱片行購買自己喜歡的 CD 或播放自己喜愛的音樂，透過音樂也可以減輕壓力、提升免疫力。

　　偶爾吃些甜食，因為糖的成分有助於提升心靈的幸福感。

（六）一日工作中「利溼」

・水液停滯舌的狀態

人體內臟（特別是胃、腸）中沒被消化的物質或是剩餘水分過多，在舌頭的表面會有幾乎讓人看不見舌頭顏色的「膩苔」（又厚又髒的舌苔），其中「寒溼種類」代表的是冰冷的水分堆積，會產生白色舌苔。舌苔越厚代表溼氣越重，可能會造成體重上升、水腫、腸胃不適等問題。此外，當溼氣越來越熱時，舌苔則會由白變黃、棕色，表現出「溼熱」的症狀，容易導致消化器官及口腔黏膜發炎、口腔潰爛、大便不順、小便短而味重、口臭，且皮膚容易出油、冒痘痘等問題。

KEY POINT

原本應該在體內中循環的水分卻無法循環，停滯堆積會變成對身體有害的物質，這就是「痰飲」或叫「痰溼」。然而，正常的水流是清澈的，但是「痰飲」就有如河川或大雨過後的積水淤泥般，混濁而泥濘，這也就像是水液停滯對身體造成的狀態；又或者在溼度極高的梅雨季或雨天時，會特別感到身體沉重提不起精神來，主要的原因就是因為身體冷且溼氣重，造成精神不良，對於有偏食、慢性病症狀者的影響更是顯著。

平時就要保健腸胃功能，建議維持規律的進食時間、細嚼慢嚥且避免過度進食，可以選擇有助於消化的青菜為飲食重心，減少肉量及甜品的攝取。溼痰體質的人容易有暴飲暴食、體內脂肪過多等問題，容易造成動脈硬化等慢性病，因此必須避免體型過胖，養成運動的習慣，且透過運動排汗也有助於排出體內多餘水分以及老廢物質，避免水分停滯在體內。另外，非常推薦以散步的方式來運動，透過緩慢的運動方式不僅可以活動筋骨，也能達到流汗的效果，但也要特別注意不要攝取過量的水分，避免吃生食或太冷的食物，這些都是會引起水分停滯的原因。過度飲酒、吃油膩的食物，或是吃味道過濃、過甜的食物也都是造成體內形成痰飲的原因。為了避免攝取過多水分，建議控制飲食的鹽分，避免食物太鹹而口渴，攝取過量的水分。藉由放慢喝水速度，讓水在口中時間拉長不僅能減緩口乾問題，也可以避免一次喝入過量的水分。

想要保持津液的暢流正常，平時就要注意飲食的習慣，隨時保持營養均衡，及保持每天適度的運動，並有充足的睡眠和休息，而有飲酒習慣的人則應戒酒。

在香氣中通勤

- 葡萄柚精油
- 檜木精油
- 松針精油

辦公室的好茶飲

- 綠茶
- 烏龍茶
- 東方美人茶
- 薏仁茶

在辦公室就可以做的指壓與按摩

◎同事爭相詢問的經典「利溼」精油配方：

- 松針精油 1 滴
- 雪松精油 1 滴
- 檸檬精油 2 滴
- 基底油 10ml

◎按摩穴位：

- 陰陵泉穴：在膝蓋關節的小腿內側有一個骨頭突出的地方，在它的下方凹陷處，即為「陰陵泉穴」。陰陵泉穴是個排溼大穴，可以促進體內多餘水分排出，對於因水腫所引起的肥胖也有效用。

便利商店的中餐好選擇

- 莎莎醬雞肉蔬菜捲
- 蒲燒鯛魚便當
- 山藥薏仁粥

工作中的情緒壓力調適

　　除了水分攝取量外，過勞以及壓力也是造成痰溼的主因之一，因此必須正視情緒壓力所帶來的影響。可千萬別因為壓力就以抽菸、喝酒的方式來解決，這可不是長期釋放壓力的好方法，建議每天做些適當的運動。適量的運動不僅可以幫助有痰溼症狀的朋友排除多餘水分，對於平時緊繃的神經也有舒緩的作用，也可透過走路來舒緩壓力，例如坐捷運或公車到辦公室或回家，可以提早

一站下車，透過多走一段路來讓自己有更多運動的機會，也可以自行車代步，騎著自行車穿梭在大街小巷與公園樹蔭中，除了別有一番樂趣外，還能運動、活動筋骨，更是抒壓的好方法！

透過練習腹式呼吸，使新鮮的氧氣能在身體內流通。睡前冥想也有助於提升大腦管理壓力的能力，以集中精神、緩解壓力。另外，也可以在夜間悠閒地泡個熱水澡，因為熱水澡有助於體內循環及排汗，幫助改善痰溼的症狀。藉由身體及穴道按摩，或是香氛浴等方式，不僅能減輕身體上的疲累，也可以釋放平時工作所累積的壓力。現在手機、電腦已占滿我們的生活，下班後不妨將這些設備都關機，遠離這些煩雜訊息，讓自己能保有屬於個人的生活空間。

肆 五行學說與芳香療法

❋ 跟著季節做保養！學會五行學說就可配合四季節氣進行漢方芳療。

一·什麼是五行學說？ ▶▶

在古代中國的哲學思想中，人體被視為是一個小宇宙。人體的小宇宙會與整個大自然的大宇宙有著微妙的絕對關係，而大宇宙有五種不可缺少物質，包含：木、火、土、金、水，稱為「五行」。五行之間又互相有相生、相剋這種密不可分的關係。

（一）木

樹木會向上生長，向外彎曲，因而不喜歡受限制。木可以助燃火焰，也就是「木生火」；而木又需要水的灌溉來幫助木生長，所以「水生木」。此外，木在土地上生長，所以「木剋土」；然而木頭最害怕被金屬製的工具砍伐，這就是「金剋木」。

（二）火

火勢透過燃燒產生熱能，有明亮、溫暖的意涵。火燃燒後產生的灰燼會化成土，也就是「火生土」；火需要木來助燃，所以「木生火」。熊熊的火焰會將金屬熔化，這就是「火剋金」；水能熄滅火，這就是「水剋火」。

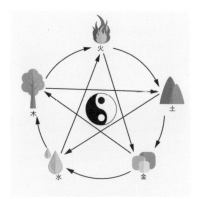

（三）土

土地孕育萬物，和世界上的一切事物都有關係。土地蘊含豐富的金屬，是「土生金」；火燒過後的灰燼成為土壤，是「火生土」。木長在土地上，這是「木剋土」；水來土堰就表示土可以掩蓋水，也就是「土剋水」

（四）金

金的象徵就像金屬類的物品總是尖銳又沉重。加熱的金屬冷卻後表面會有許多小水滴，這就是「金生水」；土壤中的礦物可以提煉出各種金屬，所以「土生金」；金屬製成的工具可以砍伐大片樹林，這是「金剋木」，而火可以熔化金屬，就是「火剋金」。

（五）水

水能流動，滋潤灌溉萬物，是在地底孕育萬物的根源。水能灌溉樹木，所以「水生木」；冶煉後冷卻的金屬上產生水氣，是「金生水」。水可以滅火，就是「水剋火」；而土可以將水按制防止溢流，這是「土剋水」。

五行的相生相剋是交互關聯的，有「生」與「剋」，事物才能有消長，而整個自然就也就是透過不斷地此消彼長、不斷循環，產生平衡，所以要抱持相生相剋的動態，宇宙事物才能保持成長與發展。

雖然我們把木、火、土、金、水稱為「五行」，但木、火、土、金、水所代表的並非單純指我們所常見的木、火、土、金、水這五種物質，還泛指它所代表或因應的現象與特徵，且「五行」又分別對應人體的五臟六腑。

五行對照表（表 2-16）

五行	相生	相剋	五臟	六腑	五味	顏色
木	木生火	木剋土	肝	膽	酸	青
火	火生土	火剋金	心	小腸	苦	赤
土	土生金	土剋水	脾	胃	甘	黃
金	金生水	金剋木	肺	大腸	辛	白
水	水生木	水剋火	腎	膀胱	鹹	黑

二‧五臟六腑辨證 ▶▶

　　「五臟六腑辨證」是指將五行學說應用在人體上，將各臟腑的生理功能、病理變化做基礎的辨證法，我們可以將五臟六腑辨證與前面所學的八綱辨證以及氣、血、水辨證一同分析身體狀況，進而選擇適合的方式來調理身體。

　　五臟與五腑是相互對應且相互作用的，而第六腑「三焦腑」是負責水液的代謝，三焦腑不像其他五腑有實體，但扮演掌握全身的水分循環的角色，膽、小腸、胃、大腸及膀胱這五腑加上三焦腑即為「六腑」。此外，在經絡中「三焦腑」對應的是「心包經」，「心包經」具有負責保護心臟功能的作用，而五臟再加上「心包經」即稱「六臟」，因而總稱為「六臟六腑」，共有十二經絡，這些經絡相互牽引與作用，共同維護人體的健康與平衡。

　　不過，人體的臟腑都是相互關聯的，若體內其中一個器官出現問題，表現得太過於旺盛或衰弱，都會使原有的平衡出現搖擺，造成身體不適，產生病狀。在漢方芳療中，我們通常要先確認五臟中是否有臟器發生問題，進而來判斷體質，而五臟五腑只要能保持健全平衡，則心包經與三焦腑就能正常運作。

五臟六腑的對應表（表 2-17）

臟	肝	心	脾	肺	腎	（心包經）
腑	膽	小腸	胃	大腸	膀胱	三焦腑

（一）「肝」的特質辨證與芳香療法

　　肝屬「木」，木有生長茂盛，也意味著喜愛自由，不喜歡受到壓迫或控制。就如同「木」吸取大地的營養，朝氣蓬勃般地向上或向外伸展般，「肝」負責貯藏象徵體內營養的血液，使氣、血流動到全身，並藉此提供肌肉及肌腱養分，維持肌肉、肌腱機能，使身體靈活；此外，肝與眼睛也有很深的關聯性，可

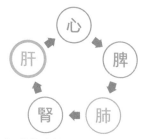

以調節視力，使眼睛明亮有神；而肝也具有代謝並淘汰老廢物質的功能，能調和自律神經系統與精神活動，達到穩定情緒的效果，所以當面臨巨大壓力時，肝功能就會下滑，產生焦躁、易怒等情緒不穩定的現象，或者出現肌肉緊繃及痙攣、指甲易斷、視力下滑等症狀。

　　必須要提醒的是：「肝」功能若有異常情形，則「脾」也會受到影響；然而單純從醫院的儀器中卻很難檢查出來，醫院的肝功能檢查在肝細胞遭到破壞之前多半都是呈現正常值，有時漢方芳療判斷肝功能可能異常，但我們會想從醫院檢查肝指數來確認肝是否真的失調了？但往往這樣的情形在西醫的醫學儀器檢查中無法立即呈現，等到發現肝指數異常時可能已經非常嚴重了。

肝之兩種辨證對照表（表 2-18）

	肝血虛	肝氣鬱結
一般症狀	・頭暈目眩 ・眼皮亂跳 ・失眠或多夢 ・視力模糊 ・頭髮毛燥無光澤且易脫髮斷裂 ・指甲色暗淡且易斷易變形 ・耳鳴 ・貧血 ・手腳痠麻、腳抽筋 ・月經量少	・易怒 ・焦慮、鬱悶、緊張 ・情緒不穩、煩躁 ・精神抑鬱 ・精神官能症 ・喉嚨有阻塞感或異物感 ・會無意識地嘆氣 ・胸悶 ・脖子僵硬、肩膀僵硬 ・更年期 ・月經痛、月經不順 ・PMS（經前症候群）

舌頭表徵	· 舌體顏色淺	· 舌體兩側較紅
排尿、排便	· 尿量較少 · 因為血不足而造成的便祕稱為「虛祕」。虛祕的徵狀包含排便時間延長，或是像兔子糞便一樣排出一粒一粒的糞便。	· 頻尿 · 反覆便祕與腹瀉

1 肝血虛

　　肝血虛，就是「肝血不足」的意思。「肝」有儲藏血液的機能，同時也是負責調整體內的血液流量，使其循環順暢，但是當負責供給全身營養的肝血不足時，會使滋養作用低下，則養分也無法傳送到全身，當然也就無法將營養供給至體內的各個器官。

　　治則以「滋補肝血」為主。「肝血虛」就是肝血不足，補肝血是最直接的門徑，主要強化肝功能，也唯有補足肝血，強化肝功能的護理才是最有效的方式。建議可以藉由食補來加強肝功能，可加入各種有助於活血的食材，並配合補氣食材補充肝血量、活化肝臟的機能。當身體的肝功能正常，自然有助排除毒素、改善肝血症狀。

推薦的精油
· 甜橙精油
· 德國洋甘菊精油
· 羅馬洋甘菊精油
· 歐白芷精油

推薦的食材
· 黑豆、黑木耳、黑芝麻、紅黎
· 金針菜
· 棗子
· 紅蘿蔔

- 葡萄、水蜜桃
- 牡蠣、貝類
- 雞肝、豬肝
- 豬肉、牛肉、鴨肉
- 優格

2 ▶ 肝氣鬱結

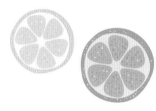

　　肝氣鬱結，就是「肝氣不流通」的意思。肝氣不流通也就是肝氣循環滯結，這是肝氣循環變差的狀態。肝氣鬱結多半是起因於精神上的壓力，或是情緒鬱悶導致肝氣不順暢，使得肝的疏洩機能發生障礙。

　　治則以「疏肝理氣解鬱」為主。因為肝氣不流通所造成的「肝氣鬱結」，就需要先改善鬱滯的肝氣，使其暢通。憤怒會讓肝火旺盛，而憂心、焦慮則會導致肝鬱的情形，這些都會讓體內的肝氣滯流、無法發散出來，所以要先設法改善鬱滯的肝氣，使其暢通。此外，促進肝氣流動還可以強健脾臟，有助於身體的循環及消化系統，也會讓全身的筋骨能獲得放鬆。

推薦的精油 **可舒通鬱結氣流的精油。**
- 佛手柑精油
- 葡萄柚精油
- 羅馬洋甘菊精油
- 德國洋甘菊精油

推薦的食材
- 梨子、柚子、西瓜、水蜜桃、蜜柑、檸檬、香蕉等水果，食用這些水果有助於冷卻造成肝氣鬱結的「熱」。
- 豆芽菜
- 青椒
- 菇類
- 竹筍
- 牡蠣
- 鮑魚

（二）「心」的特質辨證與芳香療法

　　「心」在五行中屬「火」，就像火的燃燒溫暖萬物一般，心臟也有溫暖其他臟器並提供全身能量的作用。

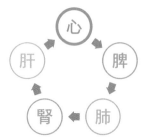

　　就像西醫談到的心臟一樣，在中醫學中，心臟也同樣具備幫浦功能，促使血液循環流暢並提供全身的營養。心主要掌控全身的血脈運行，推動血液在人體中的流動，然而血液循環需要仰賴於心臟的搏動，因此心臟可以說是血液循環的原動力。如果心臟的氣血不順，將會影響到心臟的正常跳動，進而發生血液運行異常，就可能會出現如心氣不足等問題。

　　心臟的另一個功能是控制大腦來引起的精神活動，藉由這個功能，人體的外在表現、意識與思考活動才能夠正確且穩定的進行，具有安定整體精神的作用。一個心臟功能良好的人，外在表現也會極佳，多半是思維清晰且充滿朝氣的人。

　　此外，心臟與臉、舌頭也有深厚的關聯性，一般認為心臟的狀態會表現在臉上，觀察臉部氣色就能約略猜出一個人的心功能強不強大，臉部紅潤的人，心臟功能正常，反之，則臉部黯淡無光。由於心臟的狀況也會表現在舌頭上，所以保持味覺正常、語言表達流暢也是加強心臟功能的好方法。

　　若心臟發生問題將會波及整個血液循環的狀況，因此很有可能引發嚴重的心臟疾病，為了防止心臟過於消耗精力，我們應保有良好的睡眠品質。

心之六種辨證對照表（表 2-19）

	心氣虛	心陽虛	心血虛	心陰虛	心火上炎	心血瘀阻
一般症狀	·心悸 ·氣喘 ·胸悶、胸痛 ·倦怠感 ·無力感 ·稍微活動就流汗	·心悸 ·氣喘 ·胸悶 ·倦怠感 ·無力感 ·稍微活動就流汗 ·呼吸微弱	·心悸、失眠、睡眠不足 ·多夢 ·健忘、記憶力差 ·貧血	·心悸 ·失眠 ·多做夢 ·健忘 ·容易口渴、喉嚨乾燥 ·盜汗	·焦躁 ·失眠、多夢 ·胸悶、胸痛 ·臉色泛紅 ·口渴	·心悸 ·失眠 ·臉色暗 ·胸腔感到壓迫或疼痛 ·胸口至喉嚨湧上灼熱感

	・呼吸微弱 ・臉色發白 ・頭暈目眩 ・心神不寧	・臉色發白 ・頭暈目眩 ・心神不寧 ・發冷、畏寒 ・下肢浮腫 ・臉色蒼白	・頭暈目眩 ・唇色淡 ・臉色蒼白或偏黃，沒有血色 ・肌膚與頭髮沒有光澤、肌膚乾燥 ・生理期有延遲的傾向、經血量少	・入寢時發汗 ・午後會出現的微微發熱的潮熱症狀 ・臉頰潮紅 ・頭暈目眩 ・心煩意亂 ・手心及腳心發熱	・嘴口及舌頭生瘡爛 ・口苦、口內炎 ・精神異常興奮的狀態	・胸口有刺痛感，夜間不適的感覺更為明顯、加重 ・左肩胛骨內側疼痛 ・頭部或身體覺得沉重 ・心神不寧
舌頭表徵	・舌質顏色淡且舌苔偏白	・舌質胖大或是舌體呈紫色或淺色 ・舌苔多為白色	・唇部及舌部皆呈淡色	・舌體顏色紅（特別是舌尖）表面水分少 ・舌苔也較少	・口或舌會生瘡（舌頭容易亂長出東西）、發腫或出血 ・舌苔呈紅、黃色	・舌體顏色呈現暗紅色至深紫色 ・舌頭表面出現茶褐色瘀斑
尿液排便	・氣虛乏力則無力排尿 ・大便無力排出或偏腹瀉的泥水狀	・尿色透明且多尿 ・泥狀便 ・青紫色或淡白色	・排尿量少 ・排便乏力、量少	・排尿量少且色濃 ・排便乏力、量少	・尿液顏色濃，呈深黃色 ・排尿量少 ・小便會有灼熱刺痛感，甚至血尿 ・有便祕的症狀	・排尿量少 ・排便量少

▷1 心氣虛

「心氣虛」是因為老化而衰弱、發汗過多、過度腹瀉，或是因身心過勞等消耗心氣，所產生的心氣不足狀態。在中醫學的觀點中，「心氣虛」是因為心氣不足或是虛損，而導致的功能衰退或無力，所以容易心悸；此外因為運血無力，也容易心悸氣短，因此會使人面色蒼白，心氣虛還會導致體內中氣不足，胸中的氣流通不順暢也會發生胸悶不適等問題。

治則以「補益心氣」為主，因為「心氣虛」是心氣不足所造成，容易有精神不繼，工作無法專注等情形，這時需要仰賴血液負責輸送營養給全身，因此心氣虛時要同時強化心氣機能及增強體力。

推薦的精油
· 薰衣草精油
· 迷迭香精油
· 伊蘭精油
· 玫瑰精油

推薦的食材
· 黃綠色蔬菜
· 紅薯、山藥
· 栗子、紅棗
· 棗子、梨子
· 納豆
· 鯖魚、牡蠣
· 紅肉
· 心、肝等內臟

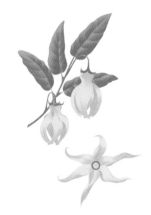

▷2 心陽虛

當心氣虛的狀態不斷惡化時，則血液的循環功能將變得更糟糕，會更容易出現手腳冰冷、無力且倦怠等因體質虛冷所造成的狀態，因為心氣虛的問題若持續太久，會影響心陽的溫煦作用，而心氣的溫煦作用低下則會產生各種「心

陽虛」的症狀。遇到「心陽虛」的狀況時，最需要的就是要先注意身體的保暖。

此外，還有一種情形是因為久病體力消耗後，身體長時間都處在心氣虛的狀態，導致損傷體內過多的陽氣，進而發展成心陽虛的症狀。

治則以「溫補心陽」為主。心的陽氣耗損太多而導致心陽虛，所以要能增加體溫，來補足心陽，就是「溫補心陽」，又稱補益心陽或是溫通心陽。這是指透過強化體內的循環機能，並通陽氣，以驅逐寒氣，主要是透過滋補心中的陽氣，將能活化血液、安神定悸。

推薦的精油
- 迷迭香精油
- 茉莉精油
- 肉桂精油
- 薑精油

推薦的食材
- 蓮子、荷葉、百合根、肉桂
- 韭菜
- 羊肉
- 雞蛋
- 蝦
- 鮭魚

3　心血虛

「心血虛」是由於心血不足、血液成分稀薄、心機能低下所造成，且心臟主精神及血脈，所以當心的機能出現異常時，將導致營養作用不佳，心血無法滋養及保護心神，而造成精神不穩定等精神方面的障礙。由於心血虛會有貧血的傾向，也容易使思考力低弱，讓精神變得不穩定。

心血虛的虛弱症狀多半出現在久病體弱、血液生成不足，或是因為生活壓力過大而過於勞累等因素所導致的心血耗損。

治則以「養血安神」為主。「養血安神」是指補充心血，安定精神狀態，

可用於改善「心血虛」。透過滋陰養血、補血與活血都有寧心安神的效用，可以提升血液循環、解除疲勞，改善神經衰弱的情形，而降低平時的生活壓力，也有助於改善心血虛的不適症狀。

推薦的精油
- 伊蘭精油
- 薰衣草精油
- 歐白芷精油

推薦的食材
- 金針菜
- 菠菜
- 荔枝
- 龍眼肉
- 棗子
- 芝麻
- 落花生
- 紅肉魚、鯖魚
- 豬肉
- 烏骨雞
- 牡蠣
- 花枝、章魚

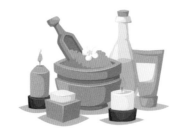

4 心陰虛

「心陰虛」是由於身體躁熱所導致的體內水分不足而產生。心的津液不足時就會導致心陰虛化熱導致心神被擾亂，而會有心悸、心煩的問題，而且心陰虛會讓腦部無法被滋養，而有頭暈目眩、失眠等症狀。

「心陰虛」多從「心血虛」的症狀發展而來，兩種症狀皆是因為血的滋養不足，但心陰虛則多加上「虛熱」的特徵，所以在心火虛熱的作用下，導致水損、火旺，而虛熱內擾心神而有盜汗、臉部發紅的各種徵狀。

治則以「滋陰安神」為主。由於心陰不足而有「心陰虛」，所以補充陰液，滋養潤澤以安定精神的狀態，因而需要「滋陰安神」。

推薦的精油
- 橙花精油
- 玫瑰精油
- 香蜂草精油
- 伊蘭精油

推薦的食材
- 小麥、芝麻、糯米
- 綠豆
- 白木耳
- 山藥
- 白菜
- 西瓜
- 李子、桃子
- 番茄
- 牛奶
- 雞蛋
- 鴨肉
- 牡蠣
- 鮑魚
- 螃蟹

5 心火上炎

　　「心火上炎」又名心火旺、心炎亢盛。心火燃燒旺盛的人，往往會因為心中陽氣處於亢進、興奮的狀態，導致中樞神經及自律神經也隨之亢奮、激動。這種心臟異常亢奮的狀態如果長久持續就會演變為精神異常興奮的狀態，這時就需要透過放鬆來消除心火。

　　治則以「清心瀉火」為主。因為心火太亢奮而造成「心火上炎」，這時就要先能鎮定心神的狀態，讓過於興奮的心火漸漸熄滅，所以需要「清心瀉火」。由於要能讓高亢的心火慢慢平息才能穩定心神，過旺的心火會使得體內水分揮發，被壓縮化成「痰」；對於心火上炎的症狀，必須要鎮住並冷卻「心熱」，並將心熱所造成的痰去化，「化痰」即是首要之策。

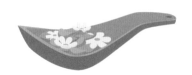

推薦的精油
· 橙花精油
· 薰衣草精油
· 玫瑰精油
· 香蜂草精油

推薦的食材
· 蘆筍
· 白木耳
· 胡瓜、冬瓜
· 蕃茄
· 藍莓
· 哈密瓜、西瓜
· 香蕉
· 蝦子
· 烏骨雞
· 雞蛋

6 心血瘀阻

　　心脈是連繫著心臟的管道，然而，因長期身體衰弱，再加上憂思勞倦，或痰溼內阻，而有心脈弱，心的陽氣無法讓血液運行，造成心臟泵浦的功能衰弱，使得血液循環不良，導致心脈的血流循環惡化、心脈閉塞，而使血液無法順利通過，氣血滯留成血瘀的狀況，引發人體的勞累感，容易受到寒邪，或是情緒起伏變化過大等症狀。

　　有心臟幫浦功能低下而導液血液循環不良的「心血瘀阻」症狀者，需要特別注意狹心症、心肌梗塞等與心臟及血液循環相關的疾病，要盡快改善心臟的運作功能。

　　治則以「活血化瘀」為主。起因為心血循環不良所造成的「心血瘀阻」，改善方式便是要先去除血瘀及造成血瘀的原因，來確保心臟能正常運作。透過「活血化瘀」可以先「補氣」，或是活化血氣、溫通心陽，如同疏通阻塞的水管來疏通心脈，就能促進血液循環，讓血流得以順暢。

推薦的精油

- 永久花精油
- 乳香精油
- 玫瑰精油
- 迷迭香精油

推薦的食材

- 秋葵
- 芹菜
- 巴西里
- 番茄
- 韭菜、洋蔥
- 魚類
- 蝦子、螃蟹

（三）「脾」的特質辨證與芳香療法

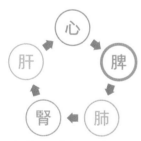

　　脾臟在五行中屬「土」，就像是土地孕育新生命般，脾是製造氣、血、津液等人類所需能量並供應於全身的器官。

　　中醫所指的脾與西洋醫學中說的脾臟，在功能上有相當大的差異。在西醫中，「脾臟」是一個淋巴組織，且布滿血管，具有濾血和儲存血液的功能，脾臟內的巨噬細胞負有清除衰老血球、抗原和異物的責任。然而，在中醫的「脾」，其重要功能在於「運化」和「統血」。「運化」是指脾會將吃進的食物轉化成養分，具有掌管食物的消化、吸收和運送各種營養物質的功能，不僅是食物，脾也管理身體中津液的吸收、運送和排瀉。「統血」則是指脾具有製造血液的功能，並且掌控血液在體內的運行，使血液在體內的運行順暢，防止血液自血管中溢出，導引血液在血管中以固定的方向流通的功能，避免血液跑出血管以外的地方。

　　中醫的「脾」與「胃」會共同合作，進行食物的消化吸收，而有「脾為後天之本」的說法，因脾與腸胃等消化器官關係緊密相連，當飲食正常得宜，那

麼五臟六腑以及氣、血、水也都會正常運行，身體自然健康。

「脾」喜歡乾燥的環境，所以要特別提醒，當遇到梅雨季，或夏、秋的颱風季節等溼氣較高的時候，更要特別注意；尤其臺灣北部全年溼氣皆重，絕對更要小心，運用除溼機等方式來保持乾燥的居家及工作環境都是很重要的，常見的腸胃問題，都有可能是因此而引起。此外，若攝取過多水分或冰冷的食物，會造成輕微腹瀉，這也是「脾」遇到不適而引起的，所以切勿暴飲暴食，維持「脾」功能，以保持健康優美的體態。

「脾」非常容易受到壓力的影響，思緒太多、太亂也會「傷脾」，使人體的氣機不順，造成脾胃的升降功能失調，所以常見因壓力而引起的食欲不振、消化不良、胃炎、潰瘍等症狀。

脾之六種辨證對照表（表 2-20）

	脾氣虛	中氣下陷	脾不統血	脾陽虛	寒溼困脾	脾胃溼熱
一般症狀	・食欲差 ・腸胃消化不良 ・四肢無力 ・倦怠、沒精神 ・常疲勞、乏力 ・臉色疲憊 ・臉色蠟黃無光澤 ・上半身消瘦或肥胖浮腫 ・怎麼吃都吃不胖	・食欲差 ・腸胃消化不良 ・四肢無力 ・倦怠、沒精神 ・常疲勞、乏力 ・臉色疲憊 ・臉色蠟黃無光澤 ・身體消瘦 ・怎麼吃都吃不胖 ・飯後腹部有脹滿感 ・胃下垂 ・脫腸、脫肛 ・子宮下垂	・食欲不振 ・腸胃不良 ・四肢無力 ・倦怠、沒精神 ・常疲勞、乏力 ・臉色疲憊 ・臉色蠟黃無光澤 ・身體消瘦 ・怎麼吃都吃不胖 ・飯後腹部有脹滿感 ・皮下容易出血、瘀青 ・鼻血 ・月經期過長 ・牙齦出血 ・痔瘡出血	・食欲不振 ・晨起腹瀉 ・四肢不溫 ・倦怠、沒精神 ・常疲勞、乏力 ・臉色疲憊 ・臉色蠟黃無光澤 ・身體消瘦 ・怎麼吃都吃不胖 ・飯後腹部有脹滿感 ・胸下窩隱隱作痛 ・手腳冰冷、浮腫	・頭重不適 ・口腔溼黏 ・食欲減退 ・味覺下降口味淡 ・不會覺得口渴 ・喜食溫熱食物 ・噁心想吐 ・腹部疼痛 ・皮膚暗黃 ・白帶稀而無臭 ・體重增加 ・浮腫	・頭重不適 ・食欲減退 ・胸口灼熱且悶 ・口腔溼黏且有苦味 ・胃脹氣 ・噁心想吐 ・浮腫 ・體重增加 ・皮膚呈現鮮黃色 ・白帶呈現黃色黏稠且有臭味 ・喜歡冰涼食物

	· 飯後腹部有漲滿感			· 白帶（透明水狀、無臭、量多）		
舌頭表徵	· 舌色淡 · 舌苔偏薄且白	· 舌質淡胖 · 舌苔偏白且滑	· 舌頭顏色偏淡、舌苔則偏白	· 舌質色淡且舌體肥大、舌苔則偏黏滑	· 舌質色偏淡 · 舌苔白且厚	· 舌頭苔黃且厚膩
尿液排便	· 殘尿多 · 排尿時有疼痛感且尿濁 · 軟便	· 頻尿且尿量多、尿濁而不濃 · 便意頻繁、久瀉脫肛	· 嚴重者會血尿、血便 · 嚴重者排便會呈現水溏狀，且混雜血液	· 排尿液量少 · 大便呈現溏薄清稀（水樣便）	· 小便短且少 · 泥狀便、腹瀉	· 尿量少且顏色偏黃 · 泥狀便

 ### 脾氣虛

　　脾臟主要掌控運化、升清及統血等功能，其中的運化與升清是指消化與吸收食物的養分。

　　脾氣虛弱是指因脾氣衰弱、消化吸收機能下降，而導致脾胃的氣虛症狀，使體內的津液輸送、水分吸收機能受阻礙，再加上體質虛弱或不注重養生等情形，就會造成身體的運輸轉化作用變差，而且養分輸送功能低下。

　　治則以「益氣健脾」為主。無論如何，都一定要想方設法讓「脾」恢復元氣，因為「脾」關係著腸胃，掌管身體養分的吸收，所以要能滋補脾胃功能，使其強壯。因此「健脾」就是補氣的方法中最基本且首要的改善方式。

推薦的精油

· 馬鬱蘭精油
· 廣藿香精油
· 紅桔精油
· 薑精油

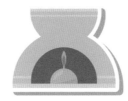

推薦的食材

· 糯米
· 馬鈴薯
· 栗子
· 萵苣
· 大豆、黑豆
· 櫻桃、橘子、桃子
· 洋蔥
· 雞肉、牛肉
· 鰻魚

2 中氣下陷

「脾氣」又稱為「中氣」，所以「中氣下陷」意即脾氣的功能薄弱，造成原本脾的升清功能薄弱，導致內臟下垂的狀態。「中氣下陷」容易發生在剛生產或多產的婦女、工作過勞、體質虛弱、長期腹瀉的患者身上。脾的升清功能低下會導致營養物質無法傳輸到身體上半部，因此也容易感到暈眩導致脾氣虛弱、肌力衰退等。

「脾氣虛」與「中氣下陷」都是屬於脾氣的功能衰弱，但「中氣下陷」又比「脾氣虛」的脾氣薄弱狀況更為嚴重。

治則以「益氣升提」為主。主要是以充實全身氣力為目的，促進五臟六腑運行機能，並同時活化升清功能。藉由升提中氣、回復體內生清降濁之機能以及增加陽氣，即可有效排除中氣下陷所引發的各種症狀。

推薦的精油

· 馬鬱蘭精油
· 廣藿香精油
· 紅桔精油
· 薑精油

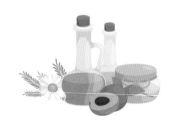

推薦的食材

· 糯米、小米

- 高麗菜
- 豌豆
- 豆腐
- 舞茸菇、香菇
- 山藥、南瓜
- 紫蘇、生薑、香菜
- 紅棗
- 黃耆、黨參、人參、西洋參
- 鯖魚、鮭魚、鰹魚

3 脾不統血

「脾不統血」是指因為脾氣虛、中氣下陷或脾陽虛而有不攝血的情形，這導致原本脾的「統血」功能下降。脾有控制血液能在血管中順利運行，不外漏於血管之外，但是當脾的統血功能降低時，血液就容易溢出於血管以外。

因為脾氣虧虛，導致氣與血的統攝作用減弱而無法「統血」，「脾不統血」多因勞倦內傷損及脾氣所致，常發生在久病不癒或是長期勞累而有脾受損者的身上。

治則以「益氣攝血」為主。由於脾的攝血功能減弱，所以要先能活化脾臟統攝血液的功能。攝血可以控制血液流出血管外，也與氣的固攝作用有關聯。因而益氣攝血可以避免氣虛、改善因氣不攝血所導致的各式各樣出血症狀。

推薦的精油
- 廣藿香精油
- 檀香精油
- 乳香精油
- 茉莉精油
- 肉桂精油

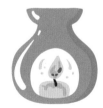

推薦的食材
- 山藥、南瓜
- 蕈菇類

‧海藻類

‧豆腐

‧洋蔥

‧蜜柑

‧納豆

‧蜂蜜

‧雞肉

‧沙丁魚、秋刀魚、竹莢魚

4 脾陽虛

「脾陽虛」多因「脾氣虛」發展而來。「脾氣虛」久拖，造成虛冷惡化，或吃太多生冷類的食物，和誤用寒涼的藥物，或腎陽虛衰所導致，使得體質呈現虛冷，失於溫運所表現的症候。

「脾」因為無法健全地進行運化，再加上受寒的症狀，脾胃養氣不足，無法溫潤四肢末端而虛冷。若因為陽虛而造成陰盛時，中焦會發寒而導致寒凝氣滯、腹痛等問題。當水寒之氣在體內過於旺盛時，水溼無法被消化而直接注入腸道中，會產生糞便稀疏、呈現水狀或是有未消化便。

治則以「溫運中陽」為主。「脾陽虛」就表示脾氣虛冷，所以要先溫暖脾臟，活化運輸轉化的功能。由於「陽虛」會造成身體發冷，寒凝氣滯。「脾陽虛」四末不溫，導致手腳冰冷，所以在溫潤身體的同時，要能恢復脾臟機能、調理中焦（理焦），因此只要調理好中焦，即可以掌握治則中陽得運，氣血也能活化。

推薦的精油

‧薑精油

‧馬鬱蘭精油

‧肉桂精油

‧茴香精油

推薦的食材

‧糯米

‧山藥

‧栗子

・羊肉、雞肉
・鰻魚、鱈魚、鯖魚、鮭魚、鱸魚
・葡萄酒

 5 寒溼困脾

　　引起「寒溼困脾」多半有兩大原因：一為飲用或食用過多的清涼飲料、冰冷食物、瓜果類、酒食或乳酪製品等，暴飲暴食也會造成影響，這是因為攝取過多冰冷食物，導致身體發冷，溼邪在體內過盛，損傷脾陽、導致腸胃的運化機能產生障礙，使溼氣滯留於體內；另一個外在因素則是身處在潮溼、多雨的環境，或者冒雨涉水、久處溼地等，也都容易導致「寒溼困脾」的問題。除了上述原因之外，若本身脾胃較虛弱、體內津液的運輸作用不佳，而易生出痰溼的人也容易有寒溼困脾的症狀。

　　治則以「溫中化溼」為主。要紓解「寒溼困脾」的狀況，首要就是要先溫暖脾胃，以去除溼氣。由於「寒溼困脾」是因脾氣先虛而導致水溼無法運行，所以應先溫潤脾胃，可以改善腹痛或是寒性腹瀉；而化溼則是將體內多餘水分排出，幫助醒脾化溼、燥溼健脾。

推薦的精油
・茴香精油
・馬鬱蘭精油
・廣藿香精油
・薑精油

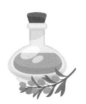

推薦的食材
・蔥、生薑、紫蘇等辛香料
・海苔昆布類
・冬瓜、玉米
・綠豆、紅豆、薏米
・豆芽菜
・蘆筍
・芹菜、香菜
・蛤蠣

6 脾胃溼熱

　　「脾胃溼熱」是指溼熱在脾胃中集結，造成體內積留熱氣與多餘的水分。攝取過多酒精、甜食，或是因食物中毒，導致熱氣及溼氣滯留於體內。因為溼熱邪阻礙脾胃的正常機能，水穀的運化作用也無法進行而造成腹瀉的症狀。「脾胃溼熱」會有水分在胃中滯留、腸胃消化作用減弱、胃中的水分逐漸溫熱，導致身體不適的徵狀。

　　會產生「脾胃溼熱」的因素還包含暴飲暴食、吃太多油炸、甜食和環境溼氣重等也都有關聯。若是在梅雨季節或是酷熱的夏季，食欲逐漸衰退或是腸胃不適皆有可能是「脾胃溼熱」所造成的不適。因此在溼氣強的季節，建議使用除溼器或是冷氣來調整室內溫度及溼度。

　　治則以「清熱化溼」為主。要冷卻脾臟的熱氣，就要先去除溼氣。建議可以多使用寒涼性的精油，以去除熱邪，減輕身體發熱所造成的不適。

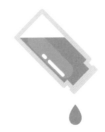

推薦的精油
- 薄荷精油
- 葡萄柚精油
- 檸檬精油
- 廣藿香精油

推薦的食材
- 高麗菜、萵苣
- 豆芽
- 苦瓜、冬瓜
- 茄子、白菜
- 紫蘇、芹菜、香菜
- 牛蒡
- 柿子
- 薏仁、紅豆

（四）「肺」的特質辨證與芳香療法

　　「肺」在五行中屬「金」，在臟腑中負責掌管包含皮膚的呼吸系統等功能，也是身體免疫力的屏障。

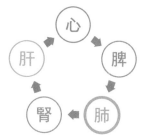

　　肺主氣，最基本的生命功能就是呼吸，所以肺能吸入大自然中清新的空氣，經由過濾後吸收進入人體內，並且將體內的濁氣、廢氣呼出，使體內「氣」的新陳代謝能不間斷的運行，所以在肺的呼與吸之間，全身的氣都在運轉，從而調節各臟腑經絡之「氣」。肺氣的功能運作無虞，呼吸自然就會正常，但是如果肺出現問題，可能會有鼻塞、呼吸不順、呼吸短促等現象。

　　除此之外，中醫的「肺」，具有宣發衛氣，輸津於皮毛等生理功能。由於肺具有掌管皮毛的功能，所以肺有滋潤皮毛，增強皮毛抵禦外邪侵襲的能力，起到保護身體避免受到外界刺激，以及疾病入侵的作用。透過毛孔的開合，可以控制散發身體的熱度，來進行體溫的調節。因為是經由調節身體表面的氣體來保護身體，因而當皮毛的功能出現問題時，就會容易出現感冒、皮膚乾燥、脫皮等現象。因此，肺出現問題的人，就容易發生身體保護功能低落，而導致免疫力下滑的情形。

肺之四種辨證對照表（表 2-21）

	肺氣虛	肺陰虛	風寒犯肺	風熱犯肺
一般症狀	· 咳嗽 · 時常呼吸急促，呼吸時喉嚨會發出痰聲 · 氣喘 · 呼吸氣短 · 聲音低而顫抖 · 懶言 · 喉嚨有痰，痰稀且透明 · 容易感冒 · 易感到寒冷	· 乾咳且咳喘無力 · 氣喘 · 口鼻乾燥 · 聲音嘶啞或發不出聲音 · 喉嚨有少量的痰，但具有黏性，有時帶血 · 有煩熱、燥熱的感覺 · 手心發熱 · 腳發熱	· 咳嗽 · 打噴嚏 · 呼吸急促，喉嚨伴有痰聲 · 氣喘 · 痰色偏白、稀或透明 · 鼻塞 · 鼻水呈透明狀 · 惡寒 · 身體發熱 · 皮膚乾燥	· 咳嗽 · 喉嚨痛、咽喉腫脹 · 痰呈黃色且具有黏性 · 鼻涕濃且呈黃色或青色 · 輕度畏寒、發冷 · 發熱 · 鼻腔乾燥 · 口渴 · 喜冷飲

	・疲勞倦怠 ・臉色不佳、淡白無血色 ・皮膚浮腫	・胸口發熱 ・顴骨泛紅 ・午後容易有顏面潮紅、有熱感或是輕微發燒 ・皮膚乾燥 ・睡覺時發汗 ・體重減輕	・頭痛 ・關節痛或身體酸痛 ・身體發不出汗 ・四肢冰冷	・皮膚乾燥 ・身體發熱 ・情緒有煩躁感
舌頭 表徵	・舌質偏淡 ・舌苔偏白	・舌質偏紅到深紅色 ・舌苔量少或是黃色乾苔	・舌苔偏薄且偏白	・舌尖發紅或舌頭會發紅 ・舌苔偏薄，且偏白色或是泛黃色
尿液 排便	・易導致腎源不足，水分循環受影響，而產生頻尿、急尿且尿不盡的症狀 ・易導致脾氣虛，會使消化功能受到影響，導致大腸無力而便祕或是難以排便	・尿液偏黃 ・大便較乾且難以排便	・肺會控制全身的津液輸送與排泄，包含汗和尿，因而造成尿量異常 ・硬軟便問題	・尿液偏濃 ・通常會有便祕、排便不暢的問題

1 肺氣虛

因為長期感冒等症狀，導致肺氣消耗或肺臟的宣散作用受到損害時，或是脾臟運作機能低下的脾虛情形，都有可能造成無法生養肺氣，甚至影響到其他臟腑器官，這種肺氣不足所產生的身體保護功能低落的狀況就稱為「肺氣虛」。

肺氣虛的情形容易受到兩個方面的症狀影響，一個是因為肺臟氣虛而呼吸機能減退，時常合併咳嗽或喘鳴等；另一個狀況則可能是因為衛氣較虛，使得抵抗力減弱、容易受到風寒。當肺氣減弱時，汗水的聚留作用也較弱，自然也會因為流汗而使得身體畏寒。慢性氣喘或其他臟腑的慢性病所造成的氣虛，也會使肺功能產生惡化。這些導因於肺功能低弱的問題，出現呼吸系統的症狀是共同的特徵。

　　治則以「補益肺氣」為主。「肺氣虛」簡言之就是肺氣衰弱、不足而造成，所以補充肺臟營養，活化肺臟功能最為重要。除了補充肺所需營養活化肺功能之外，也可使用可緊縮肌肉的精油，因為緊緻的肌肉，可以讓肺氣不外漏。藉由補肺益氣的方式，可以滋養肺臟，讓身體內的氣得以通順流暢地循環。

推薦的精油
- 絲柏精油
- 松針精油
- 迷迭香精油
- 茶樹精油

推薦的食材
- 糯米、栗子
- 大豆、毛豆
- 南瓜
- 山藥
- 肉桂、洋蔥、韭菜、蔥
- 鵝肉、烏骨雞
- 燕窩

 2 肺陰虛

　　「肺陰虛」的徵狀多半是因慢性疲勞等症狀，消耗過多的津液，使得肺的陰氣不足所引起。

　　當肺的冷卻作用及溫潤作用不足時，就會引起輕微發燒或乾咳等症狀。肺的陰液不足時，支氣管所分泌的黏液也會不足，呼吸器官就會不夠潤澤導致黏膜乾燥，而津液不足也會導致相關的燥症及虛熱等問題。所以，當一個人出現肺病的一般症狀外，再加上陰虛內熱的症狀即是「肺陰虛」。肺因為內熱而使得氣機逆流上衝到身體上半部時，就會引起咳嗽等症狀；此外，體內津液則會因內熱而產生痰，通常這種情形的痰量少且較黏稠。

　　治則以「滋陰潤肺」為主。「滋陰潤肺」是指注重滋陰、溫潤作用，以養

陰生津。肺很容易受到外邪的侵害，尤其燥邪更容易影響肺而耗損體內的津液，「肺陰虛」就是因體內的肺陰不足所引起，而出現口鼻乾燥、皮膚乾燥發癢等症狀，所以補陰以潤肺就更顯重要。建議使用可以補足津液以潤澤肺部、消除燥熱症狀的精油。

推薦的精油
- 乳香精油
- 檀香精油
- 花梨木精油

推薦的食材
- 白芝麻、杏仁
- 蓮藕
- 白木耳
- 梨子
- 番茄
- 豆腐
- 白菜
- 哈密瓜、西瓜
- 豬肉
- 鴨肉
- 鮑魚、蛤蠣

3 風寒犯肺

「風寒犯肺」又可稱為風寒束表，指感冒或寒邪，使肺臟受到攻擊，這樣的症狀可以說是體表血管因反射性收縮且汗腺閉塞，因此稱為「束表」，主要成因是肺被寒邪所侵襲而造成肺氣之障礙；換句話說，有風寒表證，且能看出肺氣宣肅失調的症狀，即稱作「風寒犯肺」。當這種症狀持續反覆的出現，就容易因為寒邪而損傷陽氣，且產生肺氣虛的後遺症。

就如同先前所提，肺合皮毛，風邪只要透過到皮毛侵入呼吸道都與肺有關，所以風寒之邪很容易就侵襲到肺。而「風寒犯肺」多半有兩種情形：一為

外感風寒，受到外部的風邪侵入至肺；另一種是本身肺氣不足所造成，當自身肺氣不足，只要稍遇寒邪就容易感染風寒。

　　治則以「辛溫解表」為主。由於「風寒犯肺」是指肺受到寒邪入侵所造成，所以溫暖身體，驅除寒氣至為重要，可透過身體的排汗來驅逐體內的邪氣，只要能夠讓身體保持溫暖，甚至出汗，就能趕走寒氣以緩和症狀。因而使用「辛溫解表」的改善方式去除風寒的病邪，將促進原本被緊緊拘束的氣管與呼吸道擴張，同時亦可去除體內的痰，幫助體內之氣流通順暢。

推薦的精油

- 肉桂精油
- 薑精油
- 茶樹精油
- 尤加利精油

推薦的食材

- 生薑、蔥、蒜苗、韭菜、大蒜
- 紫蘇、香菜、肉桂
- 馬鈴薯
- 蓮藕
- 豬肉
- 鰻魚

4 風熱犯肺

　　「風熱犯肺」與「風寒犯肺」最大的差別就是「風寒犯肺」是「風寒」侵襲至肺所造成的不適，而「風熱犯肺」則是「熱邪」侵襲至肺所造成，這是兩者之間最明顯的差異，所表現出來的症狀也會有所不同。

　　「風熱犯肺」是指感冒或熱邪使肺臟受到攻擊，而侵害到肺部及相關系統，導致「肺熱」的症狀，形成熱邪犯肺。

　　治則以「辛涼解表」為主。起因於熱邪入侵肺部而造成的「風熱犯肺」，就應以「涼」來冷卻體內的熱氣。為了清熱宣肺、止咳平喘，因此對付風熱表證，就可以使用「辛涼解表」的改善方式最為有效。透過精油性味辛涼，卻有

發汗與退熱作用的方法來改善「風熱犯肺」，建議可選用具有抗菌效果的精油。抗菌精油不僅能驅逐細菌和病毒，也都具有消炎效果，可冷卻體內熱氣，讓身體降溫。

推薦的精油

・檜木精油
・薄荷精油
・檸檬精油
・快樂鼠尾草精油

推薦的食材

・豆腐、豆奶
・蜂蜜
・白蘿蔔
・白木耳
・梅子
・小黃瓜
・白菜、高麗菜
・蘋果、奇異果、枇杷
・雞蛋

（五）「腎」的特質辨證與芳香療法

　　中醫學中認為「腎為先天之本」，可以說是生命能量的倉庫，是掌控生命的主要器官，因此也有「腎藏精」的概念，說明腎與生命的關聯，指腎掌管與生俱來的先天精氣與呼吸、飲食所獲得養分的後天之氣所結合而成的精氣。精氣主要能幫助生長及發育，所以也包含生命活動力和生殖能力，其中涵括精子及卵

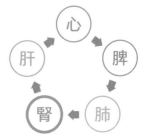

子、月經等生殖功能、性功能等，支配人的一生，因而在中醫學中，保養好「腎」也就加強了抗衰老的作用。

　　在五行中，腎屬「水」，陰性強，水是由上往下流，所以具有降溫滋潤的特性，因而腎有調節體液、尿液等津液的作用，與老廢物質的代謝或體溫調節

習習相關。

　　腎也與骨骼的成長發育有關，掌管骨骼、牙齒的成長發育，並促進骨髓的生長及造血，所以小孩要能健康成長，腎的重要性更是首屈一指。除了骨骼及牙齒，腎與耳朵也有深刻的關係，聽力、耳鳴、眩暈皆與腎有關。此外，頭髮是腎功能狀況的指標，腎功能一旦衰退，無論任何年齡掉髮、白髮都會有增多的傾向，且斑點與皺紋也會增加，導致實際上還很年輕，但看起來卻比真實年齡老許多，因此若不想被誤認為是「大齡女子」，腎的保養絕對重要喔！

腎之四種辨證對照表（表 2-22）

	腎氣虛	腎陰虛	腎陽虛	腎精不足
一般症狀	・足腰無力 ・精神疲勞 ・頻尿、排尿後漏尿 ・夜間頻尿 ・尿失禁 ・兒童夜尿或失禁 ・早洩 ・白帶量多 ・月經量過少、閉經 ・女性容易流產 ・皮膚彈力下降 ・早衰	・手腳發熱 ・上火 ・潮熱 ・臉頰潮紅、泛紅 ・盜汗、睡覺冒汗 ・口渴 ・足腰無力 ・頭暈目眩 ・耳鳴 ・健忘 ・失眠 ・視力減退 ・夢遺 ・男性有早洩症狀 ・月經量減少或閉經 ・性慾異常旺盛 ・愛喝冷飲	・足腰發冷且無力 ・畏寒 ・手腳發冷，尤其下肢更為明顯 ・下肢浮腫 ・面無血色且浮腫 ・無力 ・不孕 ・男性有陽痿症狀 ・女性有多量的白帶產生	・性功能減退 ・精子量少 ・不孕 ・痴呆 ・頭暈目眩 ・智能減退 ・健忘症狀 ・耳鳴或是聽力減退 ・疲憊嗜睡 ・牙齒搖動 ・足部和腰部無力 ・動作緩慢 ・兒童身體及智力發育遲緩
舌頭表徵	・舌質顏色偏淡 ・舌苔白	・舌質呈現偏紅色 ・舌苔較少或表面乾燥 ・舌頭有龜裂狀況產生	・舌質偏淡色 ・舌苔偏白 ・舌體肥大而且可見齒痕	・舌質赤紅 ・舌苔偏少

尿液排便	・小便次數增多、尿液顏色偏清澄 ・容易尿不乾淨而有殘尿、遺尿、小便失禁或是夜尿多 ・大便失禁、滑泄不止	・頻尿且多尿 ・便祕	・頻尿，尿質稀薄且尿量較少 ・夜間尿量較多 ・因腎陽虛會讓身體全體性的冰冷、營養無法吸收而不足，使得大腸的功能減弱而多有便祕的問題	・發生頻尿、漏尿或是前列腺肥大等問題 ・排便不暢或是糞便水稀

1 腎氣虛

因為腎氣虛弱，導致身體無法儲存精氣，或因年紀增長罹患疾病等原因，而消耗原本蓄積在腎的生命能量，造成腎功能低落的身體特質稱為「腎氣虛」。

「腎氣虛」主要是顯現在膀胱跟生殖器的固攝機能低下的症狀，尤其腎臟是主宰體內水液，若腎氣變得虛弱，就會無法讓整個身體狀況保持最佳狀態，無論是老化或過勞所造成的持續腎氣虛，都會使固攝功能變差。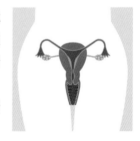

治則以「補腎固攝」為主。由於是腎的元氣虛弱所引起的「腎氣虛」，應當先以補充腎氣，活化固攝功能為第一要務。在腎氣虛的處理上既要注重腎臟的滋養，也就是鞏固腎氣以補腎固精、益氣，同時要還要能補充精血來強健身體。建議使用補腎的精油，來提高腎的運作功能，就能發揮補腎固攝的效果。

推薦的精油 建議使用可補充腎能量的精油提升活力。
・杜松精油
・花梨木精油
・肉桂精油
・雪松精油

推薦的食材
・穀類

- 栗子、芝麻
- 芋頭類
- 高麗菜
- 山藥
- 黑木耳
- 腰果
- 蘑菇
- 豆腐
- 雞肉
- 牛肉、羊肉
- 鮭魚

2 腎陰虛

「腎陰虛」是因為腎臟的陰液不足所造成。「腎陰虛」可以說是各臟腑的「陰虛」問題中最嚴重的，倘若是有腎陰虛症狀的人，也可能因腎陰虛而擴及其他臟腑也有陰虛的狀況，這樣的情形則多半好發於中年人。

「腎陰虛」常常是因為過度勞累、壓力、睡眠不足，或性生活沒有節制損及腎陰所造成的腎陰不足，使得體內滋養和濡潤功能減弱所表現的證候。若持續下去，會造成體內之火燃燒旺盛，而使身體發熱。

治則以「滋補腎陰」為主。透過「滋補腎陰」的精油來補充腎臟陰氣，同時去除火邪，又可稱滋陰降下、滋陰養腎，藉由精油溫潤身體以排除因陰虛所引發的熱感性病態。

推薦的精油
- 花梨木精油
- 天竺葵精油
- 檀香精油
- 玫瑰精油

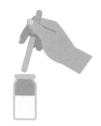

推薦的食材
- 黑木耳

・黑豆、大豆
・番茄
・蓮藕、山藥、百合根
・西瓜、哈密瓜
・梨子・葡萄
・鮑魚、海參、牡蠣

 腎陽虛

本陽虛的體質，再加上腎臟因老化而功能性變差，或是因為不當的性生活，造成腎臟陽氣損耗的情形即為「腎陽虛」。

「腎陽虛」是因為腎氣的溫煦作用低下，使得腎陽虛衰而導致體內氣血循環機能變得無力且下降，連帶使得全身、筋、骨的溫煦作用也一起減退。簡而言之，是因為腎臟內的「熱」不足，而體內燥熱的功能又下降，因此容易造成全身性的虛冷症狀。腎陽虛可以說是各臟腑的陽虛證狀中最嚴重的病症，通常好發於老年人身上。

治則以「溫補腎陽」為主。「腎陽虛」就是指腎的保暖能力不足，造成虛冷症狀明顯，因為腎的保暖力不足，使得身體呈現虛冷狀態，所以需要選擇溫暖身體，滋補腎臟陽氣的精油，即為「溫補腎陽」，又稱作補腎助陽，主要是補養腎臟之陽氣，藉由提升製造消化能量，並同時提高體內的溫度，來補充「腎陽」，藉此可以改變面色、怯寒、增進精力、強腰骨等。建議使用可補充腎能量的精油，來達到溫補腎陽的效果。

推薦的精油
・杜松精油
・薑精油
・肉桂精油
・百里香精油

推薦的食材
・銀杏、栗子、松子
・豆類

・韭菜

・肉桂、茴香

・羊肉、牛肉

・雞肉

・海參

4 腎精不足

　　由於先天腎臟的精氣較少或是身體疲勞等原因，造成後天精氣不斷被消耗，進而造成「腎精不足」。

　　「腎精不足」是指腎臟精氣虧損所導致的發育遲緩、肢體衰弱等早衰症狀，多是因為先天性的虛弱、營養不良、性生活的不節制、慢性病之消耗、老化等慢性因素所引起。腎精不足主要有骨骼發育不良、運動能力發展不良以及智力減退、性機能低下等身體發展問題，而影響人體的生長、發育、生殖、營養代謝系統、神經機能維持等機能減退情形。因此要不斷地維持及補充腎臟的精氣來維持人體生命的活力。

　　治則以「補益腎精」為主。「腎精不足」就是指腎臟的精氣消耗過多，所以需要補充腎精。透過滋養腎臟、補充腎精，並且改善虛弱的體質，補足先天性或是遺傳上的腎精不足之處，也可藉由滋養保腎的方式來強化身體四肢及促進腦部發展。不過要提醒的是，使用漢方芳療的精油方式只是一種輔助方法，真的遇到腎精不足的朋友可尋求醫師協助，或者透過中醫治療。一般而言，服用動物性的中醫藥也會比植物性的藥效更明顯。

推薦的精油

・伊蘭精油

・花梨木精油

・茉莉精油

・雪松精油

推薦的食材

・黑芝麻、黑豆

・昆布、海帶等海藻類

‧黑木耳

‧蠶豆、胡桃

‧韭菜、生薑、肉桂

‧羊肉

‧海參

‧牡蠣

三‧以五行學說跟著四季節氣做保養 ▸▸

（一）春天的漢方芳香療法

春季的邪氣

在一年四季中，因春天常常有強風吹
起，且日夜溫差較大，使得身體在春季比在
其他季節更容易受到自然氣候的影響。中醫
所說的風之「邪氣」也通常會在春季氣候變

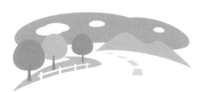

化劇烈時趁機入侵人體，造成頭痛、感冒等身體不適的症狀，嚴重時，甚至可
能會因為小小的感冒而導致其他更嚴重的疾病，因此在春季時必須格外注意身
體健康。

春季期間

在中醫裡，春季是從立春開始到立夏之前為止，也就是二月到四月的這段
期間。在二十四節氣中，春季又可以分為下列六個節氣：

1. 立春（二月四日左右）

立春，表示春之節氣已開始，立春之後就可以逐漸感受到春天的氣息。

2. 雨水（二月十八日左右）

雨水，當時節走到這個節氣時，表示空氣中的水分正凝結成雨水，因此在
這時節中，大自然中的草木也開始萌芽。

3. 驚蟄（三月五日左右）

來到驚蟄時節，當春雷一響，原本在冬季時期長時間躲在泥土中的蟲類會
挖洞、爬出地面。

4. 春分（三月二十一日左右）

　　一進入春分時節時，代表春天已經過了一半。在這一天，太陽會直射赤道，所以日夜等長。

5. 清明（四月四日左右）

　　清明是花草樹木都已萌芽生長，萬物呈現出清爽明媚的景象，常有微涼微雨的氣候。

6. 穀雨（四月二十日左右）

　　代表春雨滋潤了植物的意思。這個時節雨水會增加，對於農作物、穀物的成長非常有幫助。

春季的特徵

🌸 一年之計在於春，春天更要多多照顧自己，讓美好一年就此開始！

　　在中醫學的論點中，人體的生理機能與四季的氣候變化有相當密切的關係。在諺語中也有「一日之計始於晨，一年之計始於春」、「四季如春」等，除了代表春天的到來讓萬物開始復甦，百花齊放，也有各種新生命萌芽的意義，當然還有大自然在春天時會褪去舊的衣裳、換上嶄新樣貌的另一層意義，也因此，人們對於春天總會有特別的情感寄託。

　　春天之於四季是個重要的轉折點外，除了大自然界中動植物會有顯著的變化，隨著春季來臨，乍暖還寒之時，陽氣也將逐漸旺盛，我們人體內的新陳代謝也變得較為活躍，為了活動而所需要消耗的能量也逐漸增加，在冬季期間所儲存的能量也在春天時轉化且開始使用，因此如果能量儲備不足時，就必須要盡快且充分的補充。

　　春天不穩定的天氣狀態，以及四處飛揚的花粉或粉塵也容易變成各種疾病的誘因，細菌病毒也蠢蠢欲動，再加上人類的抵抗力容易因為春季冷暖驟然變化而免疫力及防禦功能下降，因此春季時非常容易產生各種疾病症狀，多數呼吸道系統或是其他系統疾病的發生及傳染，都集中在春天這個季節，甚至也有人把春季稱為「多病之春」。

　　春天容易因受寒而引發頭痛，或出現腦部充血所導致的不適感，或是有肩頸僵硬、鼻子出血、心煩氣躁，甚至關節的肌肉痠痛等異常的身體病痛症狀；另外，像是身體側邊容易疼痛也是因為肝臟、膽囊的經絡，因為受到風的邪氣

而機能弱化，致使身體側邊如骨關節、四肢或頭部筋脈也跟著痠痛；若持續地吹強風，而身體、頭部卻保暖不足時，也會產生頭痛的症狀。風的邪氣甚至會經由經絡侵入頭部筋脈，造成傷風感冒的症狀。

在春季時必須格外注意身體健康，避免病氣纏身，因為擁有健康的身體才能盡情享受春天的美好！

春季肝之養生法

❀ **若將身體內五個內臟器官對照到四季，春季就是「肝臟」的季節。**

春季是大自然界萬物開始生長的季節，而我們人體內的氣、血、水的流動也必須要通暢才行。中醫學認為春天是代表「肝臟」的季節，為了維持體內整體代謝循環得以順暢，我們更要注重保持肝臟機能，使其能夠正常執行、控制且調和身體各項功能。然而，為什麼說春天是養肝的季節呢？這是由於肝在五臟中屬木，而在四季中，春季也屬木，所以肝與春天的氣息相通。而春季又是天地萬物開始生長的季節，當天地萬物都在甦醒，則人體肝氣也正在生發，所以如果當時節進入春天，而肝臟的運行機能卻不佳時，就會特別容易造成頭暈、頭痛。

在人體的五臟六腑中，肝臟是主要負責解開體內循環血液中毒素的器官，也就是有淨化血液的功能。而肝臟執行清化血液機能最旺盛的時間帶是晚上十點到凌晨兩點，因此要讓自己能盡可能在這四個鐘頭裡都是處於深層睡眠的狀態，維持好的睡眠品質，也將有助於肝臟的運作。所以要養好肝功能的話，就必須盡量避免熬夜晚睡，在春季時也請保持早睡早起的好習慣！

尤其對於平常就積累很多壓力、或是因為神經質而神經緊繃的人來說，進入春天後，肝臟若無法正常運作，而更容易使人感到心煩意亂，情緒不安感也因此變得更加嚴重。為了解決這種心理障礙，在春季時更要注重壓力的釋放，並避免暴飲暴食等會導致肝臟機能衰弱的不良飲食習慣。

春季的食物養生法

「春天代表東方，東方則代表藍色，東方會生風，風生樹木，木則會起酸，肝臟則需要酸素。肝臟會生筋、主眼目。若對應到情感表現則是表憤

怒。」一進入春天之後，在冬天時沉睡已久的細胞會甦醒且開始活化、反應。即使放置不管，體內的血液也會因為細胞的活化而開始迅速流動，作為血液儲藏庫的肝臟會因為春天的到來而開始加速循環。

為了幫助肝臟機能夠順利活動，攝取「酸」是十分重要的一點，因為酸有助於收斂作用。酸的代表性食品包含醋、梅、莓果類、檸檬、橘子、柚子、番茄等，其他還有木瓜、琵琶、芹菜、萵苣等蔬菜也皆有助於平肝，因此在春天若要養生，不妨將上述食材當作飲食重點！

冬季時為了應對天氣寒冷，多少會因為進食而發胖，但一進入春季時，為了淨化較濃的血液，切忌過度進食，每一餐只需要吃大約六至七分飽即可喔！飲食上，需要注意不要攝取過量，因為食物養生法中 ，「適量飲食」才是最大的滋補身體法則。

春季的生活養生法

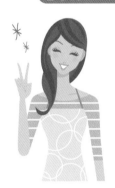

1. 依循著自然定律「日出而作，日落而息」：

　　春天是變化多端的時期，為了療養疲累的身體與心靈，充足的睡眠及給予身體適當的休息，都是養生的重點之一。「日出而作，日落而息」是保持身體健康的最佳生活習慣，早起之後，用好心情來迎接全新一天的開始。但是若早上賴床後，卻一直賴著不活動身體的話，到了夏天，將可能因為發汗量減少而導致容易手腳冰冷，變成寒性體質。

2. 努力保持心靈與身體上的愉悅：

肝臟易虛的人容易導致心浮氣躁、全身無力甚至情緒憂鬱等傾向，建議要同時保持心情與身體的放鬆與暢快過生活，不要給自己過多的壓力。

3. 保持適度運動的好習慣：

　　入春天後，陽氣也會隨之逐漸增加，建議避免太過激烈的運動，最好選擇散步等較和緩的運動。如果不活動身體，一直坐著不動，陽氣也會無法在體內流動順暢，甚至堆積在人體上方部位而導致頭部充血、頭暈上火、失眠、心浮氣躁等症狀。適度的運動不僅有助於改善心情，流汗除了可以排出體內毒素外，也可以排解平時積累的壓力，散發體內過多的陽氣。

4. 藉由興趣來紓壓：

　　培養自己的興趣也是非常重要的一個養生法，當用自己的方法來做自己有興趣的活動時，也可以幫助消除壓力喔！

5. 避免暴飲暴食等不良的飲食習慣：

　　吃太多、睡太多都有可能削弱我們肝臟的解毒功能，因此進食量及睡眠時間都要好好的控制調配。

適合春季的芳香療法精油

　　進入春天之後，因氣溫變化較大，身體內各個系統可能還來不及適應，如果又遇到我們面臨精神上的壓力等影響時，「氣」的流動也會隨之滯留，肝臟也會因氣虛而機能衰退，抗病能力下降，情緒變得心煩鬱躁、心神不寧，也會變得沒有精神動力，夜晚難以入眠等擾人的症狀也隨之而來。

　　這時可使用穩定肝火的精油，推薦使用下列精油來緩和焦躁與易怒脾氣：

- 羅馬洋甘菊精油
- 德國洋甘菊精油
- 紅桔精油
- 甜橙精油
- 葡萄柚精油
- 永久花精油
- 佛手柑精油

按摩油調配：

- 羅馬洋甘菊精油 3 滴
- 德國洋甘菊精油 3 滴
- 佛手柑精油 6 滴
- 基底油 30ml

春季建議保養按摩的穴道

　　春季代表新生活的開始，以下介紹可以在春季時期加強按摩的穴道，讓你一掃疲累不適、容光煥發！

- 風池穴：位於頸部後方、髮際線內凹處。「風池穴」是風邪最容易入侵的穴位，按壓此處可以有助於促進腦部的血液流動，讓渾沌的腦袋清醒，甚至改善風寒性感冒、頭痛等症狀。
- 中衝穴：位於手指中指末節尖端中部的穴位。按摩此處不僅有助於消除睡意，在睡前按壓也有助於和緩失眠的問題；心情浮躁時也可以按壓此處來和緩情緒。

・湧泉穴：位於腳底板、卷足時前部凹陷處，大概位於第二、三腳趾趾縫
　　　　　紋頭端與足跟連線的前三分之一與後三分之二的交點上。按壓
　　　　　「湧泉穴」位有助於改善偏頭痛、失眠及手腳冰冷等症狀。

春季對應的經絡

　　與春季相關的經絡包含了「肝經」及「膽經」兩個經絡。春季是孕育新生命的季節，身心也會隨之變得浮躁且不安定，因此自律神經的平衡也會被擾亂，容易有易怒情緒、睡眠障礙，甚至有憂鬱症的傾象產生。

（二）梅雨的漢方芳香療法

梅雨季的邪氣

　　梅雨季的氣候溼熱，是充滿「溼氣」的節氣，容易影響到我們體內水分的平衡，損傷脾臟運化機能以及陽氣。而「溼」是種陰邪，時常會從體外侵入身體，因此在雨水量過多、溼度較高的時候也要注意自己體內溼氣是否過重。

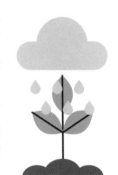

　　「內溼」主要是因為脾胃內臟機能低下的關係，但其實梅雨季節常見的「外溼」也常與脾胃有很深的關係。脾臟與胃主要功能是消化、吸收食物的營養及水分，並負責運送到身體各個部位，同時也是管理體內水分代謝的重要角色。因此若是本身脾胃機能低下，就無法順利排除從體外侵入身體的溼氣，讓溼氣囤積在體內，內溼也隨之產生。

　　內溼堆積在體內，與脾胃有關的各式各樣毛病也會隨之而來，例如脾胃與四肢、筋肉息息相關，如果脾胃衰弱也會強烈感受到身體的倦怠感、疲勞感。水分代謝能力下降，人體就無法消化吸收營養而直接排出，因此梅雨季節時時常有軟便、腹瀉等症狀。其他溼邪會引起的身體症狀還有頭痛、類風溼性疾病如關節痛、神經痛、胃脹、浮腫、口臭、月經量過多等，而梅雨季的悶熱潮溼也使得皮膚容易感染溼疹等皮膚疾病。

梅雨季期間

　　臺灣的梅雨季節，多是從五月下旬持續到七月上旬，因為在過去梅雨發生時節正是梅子成熟之時，因此被稱為「梅雨」。當時序進入二十四節氣中的

「小滿」（五月二十一日左右）後，也差不多就是臺灣梅雨季節開始的時節；而到「芒種」（六月六日左右）時，梅雨的降水量正逐漸增多。

梅雨季的特徵

❀ 結合「溼」與「暑」的溼熱型氣候

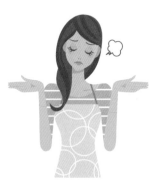

每到梅雨季節時總會覺得天天都有下不完的雨，有時候甚至發生降雨量集中的豪雨。但降雨可以溫潤大自然中的花草、農作物，也是來自大自然的恩惠，還可以提供給夏季珍貴的水資源。

這種陰雨連綿的日子會持續好一陣子，且日照時間也會跟著減少，因此也會感到些許的寒意，又被稱為「梅雨寒」。根據五行的看法，梅雨季節又稱為長夏，而長夏時節的溼氣又比夏季氣候更多，因此結合「溼」與「暑」的溼熱天氣就是長夏的特徵。即使同樣的氣溫，不同的溼度也會影響到體感溫度，而梅雨季節降雨量激增，又同時具備高溫、高溼度的氣候條件，致使肌膚常常會感到有種黏答答的不適感。

此外，中醫學認為「六邪」，亦即風、寒、暑、溼、燥、火等六種邪氣，是引起疾病的外在因素，因此，只要是過熱、太冷、空氣太乾或是溼度太高等環境的異常變化，讓我們的身體感到難以適應時，這六種邪氣就會侵入我們的體內，產生各種疾病。梅雨時節的「溼」與「暑」就是被包含在六邪之中，很容易就會影響到我們身體的健康。

梅雨時期的持續降雨不僅讓整個環境異常潮溼，也使得衣服或其他織品容易發霉，當然也容易讓食物變得不新鮮，有引發食物中毒的可能。到了梅雨季節後期，氣溫與溼度同時飆升，體內熱氣及多餘水分散發不易，也會容易導致中暑的症狀，這些梅雨季節會產生的現象，我們都應該要提早注意及防範。

梅雨季脾之養生法

❀ 若將身體內五個內臟器官對照到各個季節，梅雨季就是「脾臟」的季節。

梅雨季的天氣狀態可不只會讓東西發霉，如果不好好正視自己的心理狀態，連心情也有可能受到氣候影響跟著會發霉喔！因為梅雨時期的天候、日照時間與氣壓的關係，會讓人身心不適感惡化。梅雨季憂鬱與冬季憂鬱的發生原因相同，多是受到日照時間減少、天候不佳的低氣壓，以及氣溫差的變動所導致，因此建議大家在梅雨季時，可以多多把握晴天或是多少有點陽光的日子去外面曬曬太陽，只要多做點日光浴就可以有助於腦內的褪黑激素生成與活化，可以明顯改善梅雨憂鬱的症狀。

此外，梅雨憂鬱的另外一個原因則與「血清素」有相當大的關係。血清素是調節心理情緒的重要物質，被認為是幸福和快樂感覺的貢獻者，如果太陽日照不足就會導致體內的血清素減少，讓精神平衡受到破壞。因此可以多多攝取有助於生成血清素的食品來改善梅雨憂鬱，例如優格、芝麻、肉類、紅肉的魚（如鮭魚）或蒜頭等，都是抗憂鬱的好食材喔！

如果出現心理發霉的症狀時，不妨和朋友出去喝個下午茶、聊聊天，看場電影發洩一下、舒緩心情，做做簡單的運動、活動活動筋骨，都是不錯的選擇。

梅雨季的食物養生法

溼氣導致的脾胃衰弱也會讓人感到食欲不振，即使勉強自己進食，也容易因為梅雨時期的影響讓消化變得不順暢，因此食材的選用也是必須要特別注意的一點。

梅雨季節的食物攝取可以多多選擇下列這些有助於脾臟消化機能、排出體內多餘溼氣的食材。

- 有助於排汗的食材：紫蘇、薑、蔥、香菜等。
- 可以調整脾胃機能的食材：玉米、山藥、蕎麥、蠶豆、南瓜、甘薯、鱸魚、鯛魚等。
- 有利尿作用的食材：冬瓜、豆芽菜、冬粉、黑豆、櫻桃、蛤蜊、昆布、綠豆、玉米鬚、茶、咖啡等。

此外，不只因為長夏悶熱多雨，外在的溼邪影響身體，如果吃太多生冷食材也會從體內產生內溼並且積累，因此建議不僅要少吃生冷食物，也要避免吃太油、或暴飲暴食等不好的飲食習慣，最好可以多吃較清淡養生的食材。而脾胃系統與營養及水分的代謝有相當大的關係，因此適量且有助於體內平衡的飲食習慣是養生的最佳方法。酒類、牛奶、肉類、蛋類或是其他炸物都會使得消化困難，讓體內酸化物增生、容易導致發炎的症狀，因此也要控制這些食物的攝取量。

梅雨季的生活養生法

在潮溼又溫差大的季節中，養生是不可忽視的一點。而發汗是調節體溫機能的重要角色，在溼熱的梅雨季節最好藉由健走等運動來促進排汗、降低體溫。現今在家庭或辦公室都有空調系統，常常待在冷氣房內也會讓排汗變得困難，導致體內溼氣過重，加上體內生出的寒氣也會引起自律神經失調以及各種疾病，因此建議要把冷氣房與室外溫度差控制在約五至六度以內較佳。

因為梅雨季節降雨量多，所以要適當地開點窗戶保持室內通風，否則空氣不流通會加速塵蟎的增生。此外，最好使用除溼機除去室內的溼氣，或放置除溼盒到櫃子和衣櫥內以保持環境乾爽；維持廚房的環境整潔、檢查食物保存方式是否得當，避免食物發霉、細菌增生，不小心吃進而導致食物中毒那可就麻煩了！

雖然在炎熱時期飲水量一定會增加，但因這時候排汗較少，汗腺調節較為遲鈍，若一下子到炎熱的環境，發汗時會將水分及礦物質一起排出體外，因此這時候如果攝取太大量的水分反而會讓礦物質的平衡也被打亂，排汗過多亦容易讓身體更加疲累。因此建議除了控制好飲水量之外，還可以飲用富含礦物質成分的健康茶來補充流失的水分及礦物質。

適合梅雨季的芳香療法精油

潮溼的梅雨季節在五行中隸屬於土，在五臟當中則於「脾臟」相關，尤其在容易陷入陰鬱情緒的這個時期，建議請採用可以補養「脾臟」的精油，如果原本腸胃功能較弱，身體容易囤積水分的人，在這個時期，脾將更容易受到影響，這種影響可能導致情緒悶悶不樂，甚至變得陰鬱。

推薦使用以下幾款精油，將有助於改善此類症狀：

・馬鬱蘭精油
・薄荷精油
・檸檬精油
・廣藿香精油
・檀香精油
・乳香精油
・茴香精油
按摩油調配：
・廣藿香精油 5 滴
・薄荷精油 3 滴
・乳香精油 4 滴
・基底油 30ml

梅雨季建議保養按摩的穴道

・足三里穴：將手掌心按壓膝蓋頂部並五指向下，中指指尖向外一公分處
　　　　　　的部位即為「足三里穴」。按壓此處有助於整治腸胃機能，
　　　　　　並促進水分的代謝，是改善消化器官疾患的穴道。
・陰陵泉穴：在膝下內側的脛骨正下方。按壓此處有助於排除體內中的溼
　　　　　　氣，進而消除水腫。
・公孫穴：位於腳姆指根部骨頭突出處約兩公分的部位。可以改善食欲不
　　　　　振及疲倦感，對於胃腸的機能也有提升效果。
・水分穴：位於肚臍上方兩公分處，可以改善水腫、腹瀉、腹脹問題以及
　　　　　腹部的水分調節。

梅雨季對應的經絡

　　梅雨時期較容易衰弱的經絡有「脾經」與「胃經」兩個經絡。其中脾經是
負責身體的運化、升清及血液統攝的角色，因此如果傷及脾經的話，會讓運化
升清作用減弱，導致食欲不振或是倦怠感、軟便、浮腫的問題。因此建議可以
藉由刺激脾經及胃經，讓這兩個經絡氣流順暢，進一步改善水腫及梅雨時期的
倦怠感。

（三）夏天的漢方芳香療法

夏季的邪氣

夏天的主氣是「暑」，而暑是有炎熱、上升及發散等特性的「陽邪」。尤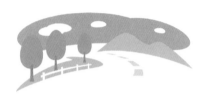其是在初夏時，溫度及溼度時常迅速產生變化，就容易導致我們體內的津液損傷、高熱、多汗、煩躁、口渴多飲、中暑以及升散等的症狀。

夏季期間

夏季與春季相同，都在二十四節氣中占了六個節氣。一般而言，我們稱從立夏到立秋之前這段時間為夏季，主要落在五月至七月之間，以下介紹夏季各個節氣的特點：

1. 立夏（五月六日左右）

代表了春天已過，在春天播種的植物漸長，且越來越茂盛碧綠，吹來的微風也涼爽宜人，逐漸掀開了夏季的序曲。

2. 小滿（五月二十一日左右）

代表陽氣旺盛之時，田中第一期的作物已經開始結穗，且籽粒飽滿但仍未成熟。在小滿時節若田裡不蓄滿水，往後雨水量少時，可能會使農田缺水。

3. 芒種（六月六日左右）

代表天氣要開始炎熱了，第一期栽種的各種穀物、稻穗已結成果實，穀粒上也長出細芒，因此稱作芒種。

4. 夏至（六月二十一日左右）

代表的並非夏天到來，而是指夏季已經過了一半了！因為「至」是指極的意思，所以在這一天之後，白晝的時間將逐漸變短，夜晚的時間就相對變長，此時也是農忙之時。

5. 小暑（七月七日左右）

「暑」有炎熱的意思，因此小暑是指天氣雖然非常炎熱，但還不到是最熱的時候。

6. 大暑（七月二十四日左右）

「大暑」可以說是整個夏季最熱的時期，也可以說是全年最熱的時節了，烈陽的照射讓氣溫升高，也是颱風及汛期最集中之時節，常會有大雷雨產生。

夏季的特徵

梅雨季節結束後就進入真正的夏天了。

夏季是陽氣旺盛、大自然萬物開始急速成長、活動劇烈的時期；也是一年四季中最炎熱、降雨量最多的季節，當然也是萬物生長的季節。夏季的天氣特徵為日、夜間雲量皆較少，午間則雲量較多，打雷及閃電發生的可能性也較高。此外，夏季的風較微弱，十分潮溼悶熱。

夏天對照中醫五行是屬於「火」，主掌心氣，因此對付夏天的邪氣最重要的就是補養心氣。只要在炎熱的夏季保持心胸開闊、笑口常開，避免怒氣產生並放寬心來過生活，也就是所謂的「使志無怒、使氣得泄」的境界，就不會傷及心氣。

而夏季容易引起的身體病狀包含氣血及津液消耗過多，導致身體發熱、面紅耳赤、多汗、口渴以及尿液偏少等水分不足的現象。如果是症狀加重者，還會出現呼吸急促、全身無力、心煩氣躁、身體充滿倦怠感等現象。特別是夏季時期降雨量較多，也是溼氣最重的季節，因此除了暑邪之外，通常還會伴隨著「溼邪」的特徵。溼邪的「重濁性」會讓身體有四肢無力及沉重感；黏滯性則會讓症狀拉長。也因為身體氣流被阻害而停滯，不僅容易傷及心臟，對於脾胃也有不良的影響，多有頭痛、頭重、眼屎偏多、胸部悶痛、食欲不佳、腹部膨脹感、噁心、反胃，甚至嘔吐等身體症狀。其他還有腹瀉、溼疹、腰部疼痛，及腿部浮腫、疼痛等症狀。此外，夏季高溫溼熱的天氣形態也容易使得食物加速腐壞，也是食物中毒的高峰期間，飲食上絕對不可不注意。

夏季心之養生法

❀ **若將身體內五個內臟器官對照到四季，夏季就是「心臟」的季節。**

在中醫學中，夏季是由五行當中的「火」為代表，而臟腑方面則是與「心臟」息息相關。許多人一到夏季就會火氣旺盛，隨之也會有強烈的不安感和緊張感、胡思亂想、注意力無法集中，或是心浮氣躁的情緒反應，這些負面的情緒也會讓心臟負擔隨之加重，因此夏季要養「心」，隨時保持心情的舒暢，控制脾氣避免暴怒、生氣，不要讓自己受到夏季燥熱的影響，使我們的心情隨之波動。

　　夏天養生以「清」為主，縱使氣候再炎熱，保持一種「心靜自然涼」的態度就可以防止心火所生的精神病症。在正常的入眠時間內上床睡覺控制肝火，養好精、氣、神，養精蓄銳是重點！

　　在酷暑時節也建議做一些瑜珈、氣功等溫和的運動，有助於鎮靜情緒、和緩心情。少吃冰涼生冷食物，雖然夏季的炎熱會讓人想來一支冰棒，但冰冷食物對身體其實非常不妥，容易造成人體的冷熱失調，嚴重時會導致胸悶、心神渙散，甚至悶悶不樂。日常生活也最好注意調整自己呼吸節奏，只要呼吸有序，氣就會和，而只要氣和，我們紊亂的心思也會漸漸平靜下來。

夏季的食物養生法

　　想要對付夏天的「暑」氣，建議可以多多食用夏天的代表性蔬菜。以下列出幾種在夏天常使用的食材：

- 清熱型：芹菜、白菜、薄荷、苦瓜、胡瓜、番茄、白菜、綠豆、豆腐、西瓜、香蕉、甘蔗、蘋果、奇異果、梨子、小黃瓜等。
- 祛溼型：金針菜（黃花菜）、萵苣、冬瓜、紅豆、山藥、薏仁、菇類及玉米，皆有助於除溼利水、補中健胃等良好效果。

　　此外，夏天要特別調整飲食習慣，因為這時候人體內的體溫調節以及水分、鹽分的代謝，與泌尿系統的作用會與其他季節時期不同。這時候的體內能量消耗量大，因此更需格外注意食物能量的補充。

　　炎熱潮溼的天氣容易讓體內蛋白質消耗量增多，適時補充魚肉、乳製品或是豆類等高蛋白質的食物是夏季飲食的重點之一。且因夏季炎熱，常常大量流汗，排汗量大會導致體內水分不足，鈉含量也會下降，最好少量多次攝取水分，避免脫水的症狀。

　　夏季也是各種細菌病毒好發的時期，尤其是許多傳染疾病都是透過腸胃感染，因此建議可以多攝取具有殺菌作用的食物，例如大蒜、洋蔥、韭菜等食材來抑制細菌的活動。

夏季的生活養生法

　　夏季雖然酷熱，讓人總想要一直待在冷氣房不出門，但如果一直宅在家吹冷氣，反而會讓身體更不能適應大自然的規律，長期違反大自然常態的生活方式可是會讓身心都會受到負面影響喔！以下介紹幾種夏季生活養生法，也請大家學起來，一起來對抗夏季酷暑吧！

1. 早睡早起精神好：

夏季是容易出汗的季節，因此容易流失「陰」，而補充陰的最好方式就是良好的睡眠品質。

2. 控制冷氣強度：

因為近年來氣候異常，夏季炎熱時期也拉得特別長，開冷氣的時間也隨之增加。冷氣吹太多容易影響到我們體內的「陽氣」，活動力也會隨之減少；此外，冷氣也會影響到我們的排汗量，讓熱堆積在體內、破壞體內的平衡作用，所以我們應減少待在冷氣房的時間，適時讓自己遠離冷氣房，多外出走走吧！

3. 控制飲食量及食材：

炎炎夏日常常讓人有食欲減退的現象，建議可以煮點清粥（例如絲瓜粥、黃瓜粥等）來滋補身體。此外，因為夏天的排汗量較大，切記一定要補給足夠的水分，並且要避免一口飲盡冰涼的飲品，否則夏季倦怠的症狀會更為嚴重，也會造成身體的負擔，飲品的溫度建議維持在室溫即可。

4. 做好防曬準備：

對於愛美的朋友來說，夏日美白是非常重要的課題。盛夏的烈陽對於我們的皮膚傷害非常大，不管是通勤上班或是假日出遊時，請務必要做好防曬的準備，建議塗上防曬乳、穿防曬外套，甚至是撐把陽傘來防止紫外線的荼毒。

適合夏季的芳香療法精油

夏季是天之氣逐降、地之氣漸升，天地之氣交錯的季節。由於夏季多半風調雨順，所以百花盛開、結實。而我們人類的身體也受到自然界的影響，夏季是人體陽氣成長的時期，高溫且高溼度的氣候容易導致精神不安且無法集中、擾亂我們情志及思緒，還會讓我們難以出汗，造成溼毒的可能，使我們的關節、四肢疼痛，產生腸胃消化不順等不適感，因此夏季的養生之道是一點兒也不能輕忽的。

這時應設法冷卻過熱的心，讓自己可以在難以入眠的夜晚也能睡得香甜，所以推薦使用下列精油，使自己在炎炎夏日也能一覺到天亮：

- 迷迭香精油
- 薰衣草精油
- 玫瑰精油
- 茉莉精油

· 橙花精油
· 伊蘭精油
· 香蜂草精油

按摩油調配：
· 薰衣草精油 6 滴
· 橙花精油 3 滴
· 香蜂草精油 3 滴
· 基底油 30ml

夏季建議保養按摩的穴道

　　夏天常常吹冷氣吹到手腳冰冷、全身僵硬，下列介紹幾個可以調整夏季不適感的按摩穴道。

· 氣海穴：位於肚臍下方兩指處。如其名是體內聚集「氣」的中心，按壓此處對於寒性體質及全身不適皆有改善的效果。使用一隻手的指腹按壓此處，另外一隻手貼在其上用力按壓此處，按壓一分鐘後休息一下，接著再按壓一分鐘，反覆幾次即可。

· 大椎穴：位於脊椎骨第七頸椎突起處。按壓此處可以改善手腳冰冷、肩頸僵硬及自律神經失調等問題。因為這裡較為纖細脆弱，按壓力道避免太過強烈，輕柔地按壓五、六次即可；在此穴位沖熱水、貼暖暖包也都可以達到減緩不適的效果。

· 湧泉穴：位於腳底中間凹陷處，是掌管氣力，讓生命力能如同湧泉般源源不絕的穴道。以水為屬性的腎經為起點，按壓此處有助於腎臟的水分調節，也有助於血液循環，對於改善夏季疲勞倦怠等不適症狀也很有幫助。

夏季對應的經絡

　　夏季對應的經絡包含「心」與「小腸」，這時心臟與小腸部分也會較為虛弱。心經主要是掌管全身血液循環，會影響到精神、意識；而小腸經則會影響腸胃消化以及營養分的吸收，因此夏季必須格外注意心臟與小腸兩個臟腑的經絡保養。

（四）秋天的漢方芳香療法

秋季的邪氣

依照《黃帝內經‧素問》的〈金匱真言論篇〉第四所提及的「西風生於秋，病在肺，俞在肩背。」亦即秋季的邪氣主要入侵我們的肩背部。有別於酷熱的夏季，秋季天氣會逐漸轉涼，也是氣候逐漸乾燥的季節，以中醫學的論點來說，秋天乾燥的氣候會讓人體容易受到「燥邪」的影響。

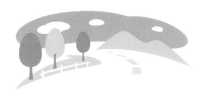

秋季期間

在中醫學中，秋季包含二十四節氣中的「立秋」到「霜降」等六個節氣，以下分別介紹各個節氣的特點：

1. 立秋（八月八日左右）

大暑之後，秋天就將要來臨了，而立秋正是秋季的開始，雖然氣候還是很炎熱，但早晚已經有秋天微涼的感受。

2. 處暑（八月二十三日左右）

「處」有停住的意思，因此處暑表示暑氣在此停止。不過在臺灣，處暑時候還是很熱，被稱為「秋老虎」，這時早晚的氣溫也偏微涼。

3. 白露（九月八日左右）

早晚的溫差越來越大，當夜間氣溫降低，清晨時就會發現戶外的地面和草木上有許多因水氣凝結的露珠。

4. 秋分（九月二十三日左右）

秋分時晝夜長度平等畫分，代表秋季過了一半，也來到了稻穗成熟期。

5. 寒露（十月九日左右）

此時為五穀豐收的時期，也是農家最繁忙的時期。寒露也是已屆深秋之時，夜晚寒冷水氣也凝結成露，氣溫也更低，早晚都可以感受到寒氣來襲。

6. 霜降（十月二十四日左右）

「霜降」是秋天的最後一個節氣，進入這個節氣後，暑氣會慢慢消退，原本在夜晚和早晨的地面水蒸氣遇冷所結成的露珠，在這個時節若是遇到更冷的空氣就會結成霜，而稱為「霜降」；不過，臺灣真正要出現「霜降」的機會實在不多。

秋季的特徵

在中醫觀點中，人類的身體機能與四季的氣候變化有相當大的關係。入秋後平均氣溫會一口氣下降許多，早晚的氣溫變動也十分劇烈，如果不做好防寒對策會很容易感冒；然而有句諺語是「春捂秋凍」，這裡的「秋凍」就是指對於秋季氣溫的變化要能及時因應，若沒有因應氣溫，太早就換上厚重衣物也會讓體內過度生熱，發汗量過多，反而過度損傷體內的陰氣，陽氣也會過量地排出而造成負面的效果。加上「秋凍」也會隨著每個人的體質、天氣狀態而有不同的影響，因此隨著自己的身體情況和當下氣候狀況調整穿著衣物，慢慢地習慣寒涼天氣也是很重要的一個觀念。

雖然一年四季都有可能感冒，但依據季節的不同，引發感冒咳嗽原因也會不同。秋天的感冒多是乾燥的原因，因此秋季感冒的症狀多為喉嚨痛。而抵抗力較弱的小朋友，以及四、五十歲以上或是年長者則是因為體力及免疫力慢慢地下降，會比青壯年更容易得到秋季感冒，要特別注意喔！

一進入秋季，炎熱的暑氣也慢慢地消散，煩躁的情緒也會開始和緩，而人體內因為酷暑消耗的體力也會慢慢地回復，生理活動也會慢慢地趨於穩定。秋季對應五行是屬「金」，對應到相關的臟器則是「肺」，因此秋季時也要注意避免讓邪氣入侵肺部。秋季的乾燥常會引起呼吸道系統的問題，中醫學多認為「肺臟是主管人體皮毛」、「呼吸系統與皮膚息息相關」等。主管呼吸系統的肺部若缺少津液與血液的話，常會導致咳嗽、聲音沙啞、喉嚨腫痛或是便祕、皮膚乾燥等症狀。

因為人體在夏季排汗較多，身體各個組織系統多為水分不足的狀態，再加上進入秋季後氣溫下降，空氣變得乾燥的同時，常有冷風吹襲入侵體內，多會造成頭痛、鼻塞、關節痛或胃痛等不適症狀。此外，相較於夏季是消耗體力的季節，秋季則是為體內收穫的季節，因此也是養足體力的重要時期。秋季氣候涼爽，且早晚溫差大，容易讓人體內陽氣逐漸衰弱，對於有關節痛、高血壓或心臟方面問題的朋友要避免受寒。

秋季肺之養生法

❀ 若將身體內五個內臟器官對照到四季，秋季就是「肺臟」的季節。

　　秋季之氣為「憂」，容易讓人心情感到鬱悶、傷感，甚至會讓呼吸不穩定，損傷肺的精氣。因秋季的氣候變化較大，陽氣在此季節也是屬於內養階段，因此秋季養心也是養生重點之一。

　　在中醫學的古典《素問》中的〈四氣調神大論〉亦有所述，將秋季的三個月稱為「容平」，在這期間天地之氣逐漸融合並收斂為一，應該如同雞隻一樣早睡早起，並且安定神智。因為情緒的劇烈變化會導致肝氣鬱結，讓血氣運行不順，進而影響身體健康，所以建議大家不論在工作或生活中遇到任何不順心的事情時，應該要學會保持冷靜，控制情緒起伏，切記憂鬱感傷，保持微笑深呼吸，並做一些排解負面情緒的休閒活動安撫躁動的經絡，因為唯有養好心才可以養生，讓臟腑回復平衡功能。

秋季的食物養生法

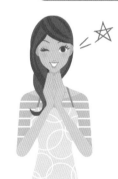

　　因為秋季空氣乾燥而損及津液，及體內的全部水分，使得鼻子及皮膚都乾燥而粗糙、咽喉容易口渴，因此建議可以多食用有滋潤人體效果的食材，避免太辣或高鹽高油的食物。

　　秋天的水果可食用柿子，因為古醫學書認為柿子有滋補虛勞，亦即有補益的作用。秋天的「燥」之邪氣侵入人體會讓咽喉疼痛、口嘴破、甚至有乾咳的症狀，而柿子有助於預防、改善肺病的效果。百合則是秋天特有的食物，不僅有益心臟與肺臟，也有助於減輕咳嗽或咳痰症狀。栗子則有助於脾臟，可以促進消化機能。其他建議秋季食用的食材還有以下：

- ·滋潤肺部食物：蘿蔔、白肉魚、山藥、豬肉、茄子、銀杏、蜂蜜、落花生等。
- ·製造津液的食物：葡萄、蜜柑、檸檬。
- ·降低體熱的食物：枇杷、香瓜、皮蛋。
- ·滋潤身體的食物：牛奶、豆腐、黑豆、黑芝麻、白木耳、蓮藕、牡蠣、鴨肉等。

秋季的生活養生法

秋季的生活養生法可以著重於調整自律神經平衡，排解在夏季堆積的疲勞為重點。建議可以在微涼的季節泡個溫水澡，將水溫維持在38至40度左右，泡澡的時間長度可以控制在約 15 至 30 分鐘。泡澡有助於溫暖身體、促進血液及淋巴液的循環，將體內的毒素藉由汗液排除，使氧氣與營養素能順利地運送到全身各個細胞。

除了藉由泡澡排汗外，運動排汗也是個好方法。可以透過比較不劇烈的運動，例如晨間慢跑、游泳、跳舞等，維持每天運動 15 分鐘，流點汗、伸展筋骨，也都有助於安定自律神經，還有減肥的功效喔！

因為秋季時熱氣多會進入大腸而吸收水分，造成便祕的困擾，因此應該避免暴飲暴食，並要適時多補充水分，還要注意調節室內的溼度及溫度，避免口唇及皮膚過於乾燥。在秋天也要維持好規律的作息，為了做好迎接冬季來臨的準備，可以攝取滋養身心的營養素。

適合秋季的芳香療法精油

雖然秋季是體內各器官、身體機能休息及調整狀態的季節，但影響身體健康的因素十分多，在夏季耗損的精力及營養，把握秋季補充回來是非常重要的，因此請在這個時期好好地調養身體吧！

- 松針精油
- 尤加利精油
- 茶樹精油
- 快樂鼠尾草精油
- 絲柏精油
- 羅文莎葉精油

按摩油調配：

- 松針精油 6 滴
- 快樂鼠尾草精油 2 滴
- 尤加利精油 4 滴
- 基底油 30ml

秋季建議保養按摩的穴道

推薦秋季可以多加按摩下列幾個穴道：

・百會穴：位於頭頂正中線和兩耳尖連線的交點之處。使用指腹按壓此處有助於頭皮的血液循環，不僅可以維持毛髮健康，促進其生長，還可以改善失眠、頭痛、自律神經失調等症狀。

・大陵穴：將手掌向上，腕掌橫紋正中央處即為大陵穴位。按壓此處有助於血液流通，改善頭暈的症狀。大陵穴位也與自律神經有關，如果在夜間按摩這裡也有助於副交感神經活動。建議按摩方式為利用大拇指，配合適當的強度按壓約 5 至 10 秒。

・足三里穴：位於腿膝蓋骨外側下方凹陷處往下約四指寬處。在夏季時因時常喝冷飲導致腸胃疲勞，因此在秋季按壓這個穴位有助於恢復食欲，讓身體更有元氣。建議按壓方式為利用拇指指腹及第一關節間按壓足三里穴約 5 至 10 秒。

秋季對應的經絡

　　秋季相對應的經絡為「大腸經」與「肺經」，是人體兩大免疫器官系統。肺經負責製造人體元氣的功能，與大腸經相互協力合作運行。如果肺經，即呼吸系統的狀況良好，也將有助於大腸的消化活動；但如果肺經不順，則會造成便祕或腹瀉等症狀。

　　肺經也是連接大氣與人體的重要經絡，如果呼吸系統不平衡將可能會產生過敏、感冒等問題。

　　此外，大腸的經絡通過手腕，如果因為駝背讓肩關節前傾導致氣血不順，也會影響大腸經絡的暢通，所以保持姿勢端正也是養好大腸經絡的重要方法喔！

（五）冬天的漢方芳香療法

冬天的邪氣

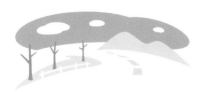

　　冬季氣候特色為氣溫驟降、寒冷且乾燥，日照時間縮短，萬物逐漸停止生長，屬於「陰」的季節。

　　冬天主要的邪氣為「寒邪」，寒邪是一

種陰邪，性質寒涼，入侵體內後會損及保護身體的陽氣，陽氣損傷後則會讓體內失去溫暖，讓人出現畏寒的反應。

冬季期間

中醫學將二十四節氣中的「立冬」至「大寒」共六個節氣歸為冬季的節氣。

1. 立冬（十一月八日左右）

　　秋去冬來，陽光日照逐漸減弱，白天日照也慢慢縮短，揭開冬天到來的序幕，在比較寒冷的地區已經開始有初雪。

2. 小雪（十一月二十二日左右）

　　氣候寒冷，空氣中的水分有部分已經開始結成固狀，逐漸降雪，但因降雪量不多故稱為小雪，不過在臺灣下雪的情形仍是少見。

3. 大雪（十二日七日左右）

　　小雪過後，氣溫變得更為寒冷，到了大雪的節氣，降雪量漸增，故稱為大雪，這時已經可以感受到冬天的酷寒。

4. 冬至（十二月二十二日左右）

　　冬至當天的白晝是一年之中最短的，而黑夜則是最長的，因為嚴冬抵達，是北半球受光最少的時候，所以正午時太陽位置最低，日影也最長。

5. 小寒（一月六日左右）

　　在冬至過後更為寒冷，寒風及積雪量非常多，是真正的冬天氣候。

6. 大寒（一月二十一日左右）

　　天寒地凍，是一年當中最寒冷的時節。在大寒的尾聲則可以逐漸感受到春天的到來。

冬季的特徵

中醫學有「春生、夏長、秋收、冬藏」的養生說法，因此冬季是屬於「收藏」的季節。冬季氣候酷寒，使得陽氣多被抑制，陰氣較為盛行。大自然中常見這些陰盛陽衰的規律，草木枯萎，各種蟲類也都潛伏到地底下過冬，亦即各種生命體的活動都歸於平靜，準備冬眠，在北方地區，甚至還會開始降雪。

隨著冬季氣溫下降的影響，人體也容易感染各式各樣的疾病，並威脅我們的身體健康。因應這種劇烈的氣候變化，首先要做好的是防寒保暖的準備，尤其在中醫學中特別著重冬季應注重保溫、防寒、補養。但所謂的防寒準備絕對

不是指一直待在暖氣房中動也不動，而是要把身體養到足以對抗寒冷的耐受性。古語中有「三九補一冬，來年無病痛」的說法，這也充分描述出冬季補養身體的重要性。

冬季腎之養生法

❀ 若將身體內五個內臟器官對照到四季，冬季就是「腎臟」的季節。

嚴寒的冬季會抑制體內的陽氣，相比之下陰氣則較為旺盛。因此在冬天要減少大量消耗能量的活動，以儲蓄精氣為養生準則。

在中醫論點中，冬天以五行學說對照身體臟器是「腎臟」，因此冬季重點為「養腎防寒」，亦即維持腎臟活動的活躍。腎臟的功能是儲備、管理人類生命能量，與人體的生命力有非常密切的關聯。

冬天自然界中的寒邪容易入侵體內，引發許多健康問題，例如讓身體變為寒性體質，容易感冒、手腳冰冷、關節疼痛等，而這類型寒邪入侵身體的症狀，在中醫學中稱為「外寒」。相對於外寒，「內寒」則是因為寒冷導致陽氣不足，體內各器官運行機能下降所產生的各種身體不適，常見的症狀有腹痛、嘔吐、腹瀉、食欲不振等，與「胃腸」有關的症狀；還有胸痛、心悸等與「心」有關的不舒服感；以及氣喘、咳嗽等有關「肺臟」的問題；而腰痛、頭暈則是與「腎臟」的陽氣不足有關。此外，乾燥的氣候也容易致使皮膚產生各種惱人的困擾，例如欠缺皮脂性的皮膚炎、過敏性皮膚炎及皮膚乾癬症，都是因為皮膚欠缺水分引發。

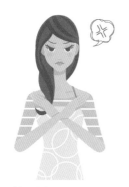

亦有醫學研究提出，因為冬天日照減少且溫差較大，容易讓人們情緒受到波動而低落煩燥、失眠、頭暈而有季節性情緒失調的症狀。如果在工作環境或是生活上遇到不順遂的事情，「冬天」這個季節使人從負面情緒演變成憂鬱症的機率也較其他季節來得高。此外，也有研究認為抑鬱或焦慮等情緒障礙也是導致高血壓的因素之一。

因此，冬季時更要保持良好的心情，來穩定春天到秋天較為亢奮的情緒，可以多外出參加戶外活動，透過自我放鬆與娛樂活動，來保護體內陽氣不被消耗。建議大家如果生活中遇到不順心

的事情時，要試著學習找到合適的方法來排解心情的低落，學會轉移注意力來調整、穩定情緒與轉換心境。可以練習用丹田深呼吸，安定情志，當腦海中既定的觀念一轉，就可以讓寒邪與疾病遠離我們喔！

冬季的食物養生法

冬天是體內五臟中，腎臟所對應的季節，因此冬天飲食需要以養腎、補精氣為第一考量。切記要保持身體的溫潤，積極地攝取有助於腎臟機能的營養食物，並適度地補充鐵質及維他命。較為辛辣、口味太重、高油或高鹽等會傷及腎臟的食物千萬不宜多食，以保持身體機能。

- 有助於腎臟機能的食物：生薑、大蒜、蔥、山藥、栗子、唐辛子、肉桂、紅蘿蔔、鰻魚、羊肉等。
- 冬季盛產的食材：南瓜、蓮藕、白蘿蔔、牛蒡、山椒、蜜柑、白菜等皆有助於鐵質的攝取、提升人體所能生產的能量。
- 改善寒性體質與血液滯流問題的食材：芹菜、洋蔥、韭菜、玄米、肉桂、鮪魚、海蜇皮、章魚、櫻桃等。
- 補陽類食物：胡桃、羊肉、雞肉、蝦。

冬季的生活養生法

寒冷的天氣會讓我們體內的血液循環弱化，各器官機能也跟著衰退，可能會有舊疾復發、甚至引發新的疾病。其中最需要注意的是，冬季時常會有威脅生命的急性疾病，或高死亡率疾病發生的可能，例如中風、腦出血、心肌梗塞等，因此保溫防寒、控制血壓絕對是面對冬季最重要的生活養生法之一。

因為冬天的寒冷使得人體陽氣逐漸縮減，血流也多流動於身體內側，難以讓水分從皮膚排出，體內多餘的水分變得只能依賴腎臟、膀胱以尿液的形式排出，這樣會讓腎臟的負擔過大，有發生腎發炎、遺尿、尿失禁或水腫等問題。因此另一個養生重點在於維持腎氣的旺盛，避免耗損腎氣。

此外，雖然冬天時溫暖的被窩很吸引人，但也請盡量保持早睡早起的好習慣，這樣才可以養好體力度過嚴寒的冬日。適度適量的運動也有助於滋養體內中的陽氣，建議可以做一些可以讓身體產生熱能的運動。

適合冬季的芳香療法精油

冬季養生原則為「養腎防寒」，只要腎氣旺盛，腎臟機能活躍的話，除了可以強化生命能量之外，面對冬季的寒冷也可以安然處之，因此建議可以使用以下的精油讓我們的身體有充足的抵抗力以面對酷寒的冬天。

- 肉桂精油
- 杜松精油
- 薑精油
- 雪松精油
- 百里香精油
- 天竺葵精油
- 花梨木精油

按摩油調配

- 肉桂精油 2 滴
- 雪松精油 4 滴
- 甜橙精油 6 滴
- 基底油 30ml

冬季建議保養按摩的穴道

體質較為虛寒的人，一到冬天都會覺得手腳冷冰冰，即使穿再多衣服都覺得不夠暖和。這時候可以做些適當的穴道按摩來暢通氣血，改善手腳冰冷及關節不適的問題。

- 大椎穴：將頭部向前傾後，脊椎骨第七頸隆起突出下方的凹陷處即為「大椎穴位」。按壓這個穴位可以改善血液循環，讓全身變得溫暖，對於改善感冒、鼻塞、肩頸僵硬、高血壓及支氣管炎症狀都有幫助。除了按摩之外，也可以使用吹風機或暖暖包加熱大椎穴位後再按摩，預防感冒的效果更加倍。

- 腎俞穴：將兩手叉腰並將肩膀往後擺時，後背脊椎與手肘等高處中央往左右兩指寬處，有兩點即為「腎俞穴」。用指壓或按摩器具刺激腎俞穴可以激發腎臟的元氣、提高體內溫度及睡眠品質。此外，腎臟為主管全身血液循環的臟器，而腎俞穴直接連結到我們腎臟，因此按摩這裡可以直接刺激腎臟，提高腎臟的活動機能。

・太谿穴：位於腳踝內阿基里斯腱之間下凹處。可以一邊用兩手拇指按壓太谿穴，一邊調整呼吸速度，總按壓時間約一分鐘左右。按摩此處可以改善足部冰冷的問題，對於因為體內筋肉量少而導致體質冰冷也有效果。此外，按摩太谿穴也有助於安定因疲勞影響的自律神經失調症狀。

冬季對應的經絡

冬季與五行中的「水」有關，而其對應到的體內經絡為「腎經」及「膀胱經」。為了在寒冷的天氣中維持一定的體溫，人體內以腎臟、膀胱為排泄器官將多餘的水分排出。腎臟與膀胱互相為表裡關係，因此只要調理腎經，對於膀胱經也會有所幫助。腎經與膀胱經的起點分別位於腳底與小腳趾外側，只要加強腿部的肌力、多按摩腿部或睡前做點足浴等，皆有助於強健腎臟，疏通氣流不順的腎經與膀胱經。

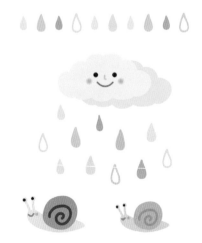

3

CHAPTER

精油的
基本常識

壹 精油藥性如同食材與中藥材

我們日常生活的食材中，有許多的蔬菜、水果、五穀雜糧，或奶、蛋、魚、肉、豆類等各式各樣的食物，這些天然的食材與中藥材一樣具有身體所需要的維生素、礦物質、蛋白質、澱粉等，所以我們的身體最主要是透過飲食來增強體力與免疫力；而精油是由天然的植物中所萃取出來，各式各樣的精油使用在我們的身體上就如同食材與中藥材一般，對人體的健康及壓力抒解也都能有所幫助。

一 · 四氣 ▶▶

❀ 精油的屬性控制著其對身體所帶來的影響。

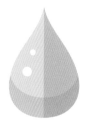「四氣」是指寒、涼、溫、熱等四種藥性。我們將各種精油使用在人體時所產生的反應也做了一些分類，主要是依照適合改善寒性體質或燥熱體質的性質來將精油作區分，主要依照四氣分為寒性精油、涼性精油、溫性精油及熱性精油，以及性質溫和的平性精油共五種特性。

（一）寒性精油

有助於降低體內中的熱氣，改善發熱、口渴、喉嚨痛、臉色赤紅、便祕等症狀，時常被使用在夏季的體溫調節上。此外，寒性精油還可以去除體內多餘的熱氣，並有鎮靜、消炎及通便的作用，在遇有發燒、身體發熱等燥熱症狀時也都可以使用。

（二）涼性精油

與寒性精油的藥性基本上相同，同樣有助於體內降溫，適合有上火症狀的人使用。但涼性精油的清熱程度不及寒性，所以其寒涼程度不如寒性精油強烈，但一樣可以除去體內多餘的熱。一般而言，涼性精油有助於改善體內的潮紅等問題，在夏季時也可以預防中暑。

（三）平性精油

　　不屬於寒涼或是熱溫性質的精油，在精油的屬性中是較為平和的，使用起來較為溫和，且不會特別挑剔使用者的體質狀況，長期使用也不容易大幅改變身體的性質，不僅適合用來調養虛弱體質，也可以改善許多症狀，即使持續使用也不會有負面影響，是各種體質的人都可以安心使用的精油。

（四）溫性精油

　　可以去除體內的寒氣，有提升熱性的作用，是可以溫熱身體的精油。使用溫性精油可以加強氣血的循環流通，促進新陳代謝率，建議有畏寒或容易疲勞困擾體質可以使用。此外，溫性精油還可以用於消除疲勞、改善因為寒症所導致的身心不適。

（五）熱性精油

　　適合用於寒症及虛症的症狀，多用於祛寒、溫裡，其用於化溼、補陽的效果也十分顯著，有助於溫熱體質、促進血行，不僅可以改善氣血循環，且多有助於祛寒補虛。不過，要特別提醒的是，熱性精油雖然可以改善風寒型感冒，但如果遇有發燒，或體溫過高時，則建議減量使用。

四氣的屬性與相應精油、食材表（表3-1）

屬性	性質	常見精油	常見食材
寒性	冷卻身體，有散熱的作用。	・薄荷精油 ・檸檬精油	・昆布　・白蘿蔔 ・柿子　・茄子 ・牛蒡　・海藻類 ・西瓜
涼性	雖然不如寒性那般強烈，但還是具有冷卻身體，以及散熱的效用。	・德國洋甘菊精油 ・葡萄柚精油 ・佛手柑精油 ・伊蘭精油 ・薰衣草精油 ・玫瑰精油 ・檀香精油 ・乳香精油 ・絲柏精油 ・天竺葵精油 ・花梨木精油 ・永久花精油 ・香蜂草精油	・小黃瓜 ・絲瓜 ・芹菜 ・蕃茄 ・菠菜 ・蓮藕
平性	不冷也不熱。	・橙花精油 ・甜橙精油 ・茉莉精油 ・廣藿香精油 ・快樂鼠尾草精油 ・雪松精油	・大豆 ・玉米 ・馬鈴薯 ・豬肉 ・葡萄
溫性	雖然不如熱性那般強烈，但是仍有溫熱身體，緩和虛冷的療效。	・迷迭香精油 ・馬鬱蘭精油 ・茶樹精油 ・松針精油 ・尤加利精油 ・羅文莎葉精油 ・歐白芷精油 ・茴香精油	・蝦子 ・南瓜 ・紫蘇 ・鮭魚 ・雞肉
熱性	有溫熱身體，緩和虛冷的效果。	・肉桂精油　・杜松精油 ・薑精油　　・百里香精油	・肉桂　　・羊肉 ・唐辛子　・乾薑

二‧五味 ▶▶

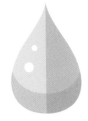

精油如同食材一般具有氣味，我們根據精油的氣味將精油的味道分為酸、苦、甘、辛、鹹五種味道，稱為「五味」，而這五種味道也與其所對應的臟器有關連。

（一）酸味精油

具有收斂的作用，可以避免體內的氣及陰液外漏，也有補充體液及血液的效果。多用於改善體虛多汗、久咳、腹瀉等問題。酸味代表收斂，可以將過量排出的物質留在體內，亦有助於改善盜汗、腹瀉、頻尿及早洩等症狀。

（二）苦味精油

可以清熱、鎮靜以及鎮熱祛溼的功效。苦味大多用於改善熱症、火症及溼症等症狀，可以「降、瀉、燥、堅」四字表達其特性，意即有降氣、清瀉、除溼、鎮靜等功效，由於苦味精油有助於消炎作用，也可以改善因為熱症而生的病氣，對於去除體內的毒性也深具療效。

（三）甘味精油

甘味精油具有滋養、強壯身體的功效，還可以補血氣、減緩衰老、放鬆緊張的筋肉並去除疼痛。所以甘味精油不僅有滋補氣血的功能，對於急性疼痛及肌肉發生急遽不自主收縮的痙攣症狀也有緩和作用，還具有中和其他精油性質的作用。

（四）辛味精油

可以用「散、行」兩個字表現，有發散及理氣的功能，包含促使停滯的氣血流動的作用。因此，使用辛味精油可以促進體內滯留的氣與血使其流通順暢，也有助於發散、發汗的功效，常被用於改善表證及氣血阻滯的症狀。

（五）鹹味精油

鹹味精油多有軟堅、散結及潤下的作用，亦即可以使堅硬的東西軟化，所以有通便、軟化並消散體內堅硬結塊的功效，如去除血瘀結塊，因而使用鹹味精油可幫助我們軟化堅硬的體內物質，像是對於體內的硬便就具有改善功能，

並在軟便後，可加以順利排出體外，所以鹹味精油特別具有促進排便、緩解筋肉緊縮的效果，也是改善腸躁、便祕的好方法。

精油五味對照表（表3-2）

五味 / 特性 / 常見精油	酸	苦	甘	辛	鹹
特性	具有收斂的作用，避免體內的氣及陰液外漏，也有補充體液及血液的效果。	清熱、鎮靜以及鎮熱祛溼的功效。	具有滋養、強壯身體的功效，補血氣、減緩衰老、放鬆緊張的筋肉並去除疼痛。	有發散及理氣的功能，包含促使停滯的氣血流動的作用。	具有軟堅、散結及潤下的作用。
葡萄柚	●	●			
快樂鼠尾草			●	●	
德國洋甘菊		●	●		
羅馬洋甘菊	●		●		
天竺葵			●		
薑			●	●	
甜橙	●		●		
伊蘭		●	●		
杜松					●
茉莉			●		
雪松			●		●
肉桂			●	●	
乳香		●	●	●	
廣藿香			●	●	
松針				●	
橙花	●	●	●		
茶樹		●		●	
迷迭香		●			
玫瑰		●	●		

五味	酸	苦	甘	辛	鹹
特性	具有收斂的作用，避免體內的氣及陰液外漏，也有補充體液及血液的效果。	清熱、鎮靜以及鎮熱祛溼的功效。	具有滋養、強壯身體的功效，補血氣、減緩衰老、放鬆緊張的筋肉並去除疼痛。	有發散及理氣的功能，包含促使停滯的氣血流動的作用。	具有軟堅、散結及潤下的作用。
常見精油					
花梨木			●	●	
檸檬	●		●		
佛手柑	●	●	●		
薄荷			●	●	
馬鬱蘭			●	●	
紅桔	●	●	●		
尤加利				●	
薰衣草		●	●		
羅文莎葉			●	●	
檀香			●	●	
絲柏				●	●
百里香				●	
永久花		●	●	●	
香蜂草	●		●		
茴香			●	●	
歐白芷			●	●	

三‧歸經 ▶▶

　　精油可以依照上述分為五氣、五味，亦可以依照影響到身體部位及臟器而分類為各個「歸經」。

　　歸經代表的是精油對於體內各個器官的作用效果，又或是對哪個經絡有影響，亦即表示出精油及人體間的反應，代表性的器官包含肝、心、脾、肺、腎經。

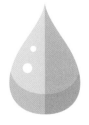

（一）肝經精油

肝經是反應血液的儲藏及脂肪的代謝，若使用有助於肝經的精油可以促進氣血循環及消化系統，還可以控制血液量，因此亦能緩和生理痛症狀。

（二）心經精油

使用心經精油將有助於心臟把血液運送至全身各部位，促進氣血順暢，也與意識及精神的安定性有關。

（三）脾經精油

使用脾精精油不僅可以促進胃部機能，幫助食物吸收消化，也有助於製造血氣，讓營養與養分可以運送到全身各處。

（四）肺經精油

肺經除了控制呼吸及水分代謝之外，也與皮膚防護力及身體免疫力息息相關。使用有助於肺經的精油可以溫潤肺部，避免皮膚及黏膜乾燥。

（五）腎經精油

腎經代表身體蓄積生命力的機能狀況，若健康則可以溫熱身體、生成血液；若腎經狀況不佳，則會造成腰部及骨頭等不適問題。

五臟與相應精油、食材表（表 3-3）

五臟	歸經的精油		歸經的食材	
肝	・紅桔精油 ・永久花精油 ・羅馬洋甘菊精油 ・德國洋甘菊精油	・葡萄柚精油 ・佛手柑精油 ・甜橙精油 ・歐白芷精油	・蘋果 ・桃子 ・芹菜 ・蜆類	・檸檬 ・桃子 ・番茄 ・柚子
心	・迷迭香精油 ・薰衣草精油 ・香蜂草精油 ・茉莉精油	・玫瑰精油 ・橙花精油 ・伊蘭精油	・百合根 ・棗類 ・苦瓜 ・蓮藕 ・菇類	・萵苣 ・苦瓜 ・菠菜 ・牛蒡
脾	・馬鬱蘭精油 ・茴香精油 ・檀香精油 ・乳香精油	・薄荷精油 ・檸檬精油 ・廣藿香精油	・馬鈴薯 ・豆腐 ・鰻魚 ・蜂蜜 ・蛋類	・山藥 ・雞肉 ・馬鈴薯 ・南瓜
肺	・快樂鼠尾草精油 ・松針精油 ・羅文莎葉精油	・茶樹精油 ・絲柏精油 ・尤加利精油	・蔥 ・生薑 ・大蒜 ・白蘿蔔 ・辣椒	・蒜頭 ・生薑 ・洋蔥 ・紅蘿蔔 ・蘆筍
腎	・杜松精油 ・天竺葵精油 ・花梨木精油 ・薑精油	・肉桂精油 ・百里香精油 ・雪松精油	・海苔 ・蜆類 ・螃蟹 ・昆布	・蝦子 ・黑芝麻 ・鰻魚 ・高麗菜

貳 精油的吸收與代謝

　　當心情陰鬱不開朗需要放鬆，或遇到一些雜事煩心而有些小毛病時，除了透過服用中藥或補充食物來為身體提供養分外，不妨也可以試試使用漢方芳療來為調養身體做輔助。

　　我們可以先自我判斷出身體不適的原因，再選用合適的植物精油，透過精油所蘊含的能量來進行改善。

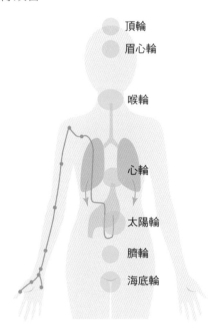

頂輪
眉心輪
喉輪
心輪
太陽輪
臍輪
海底輪

一·精油的吸收方式 ▶▶

　　簡單來說，精油可以透過泡澡、塗抹、按摩等方式，經由身體穴位傳到各個經絡；或由皮膚吸收，傳到身體各處；也可以藉由吸入、擴散、泡澡等方式，由鼻子一吸一吐的自然呼吸中，將精油的芳香成分傳到肺部或腦部，而發揮其效用，進而達到調理身心狀態的效果。以下我們就來介紹精油的這四種吸收方式：

（一）經由穴位到經絡

經絡可以說是分布在人體各處的無形網絡，而穴位就是各個經絡的出入口。就像人體的血管有血液攜帶養分在血管內流通，越是暢行無阻就代表身體越健康；而經絡所運載的是無形的「氣」，氣具有促進全身細胞生理運行的功能，使生命順利運作。穴位既然被視為氣的出入口，與循環體內全身的經絡相連，並連接到身體臟腑等各個器官，所以我們使用精油按壓或按摩穴道刺激穴位時，精油的能量就能夠透過經絡進入體內。

既然穴位是精油透過經絡將能量帶到人體各器官的出入口，那麼只要能先熟悉穴位與脈絡的關係，並了解其位置，就能經由穴位將精油能量藉由經絡傳達到各個臟器。對於機能發生異常的臟器，或有特別不舒服的身心症狀，也都可以透過穴位，利用精油以指壓或按摩等方式，將精油所賦予的能量傳送出去，以產生修復或療癒的功效。

當身體的某處產生不適或生病時，該處所連結的經絡或穴位就會有氣結、僵硬，或者疼痛、變紅等現象，這時我們就可以選用適合的精油，針對該穴位加以按摩，給予適度的刺激來修復相關臟器的運作，並調節氣血的流動。所以經絡可以說是將精油能量傳導到體內的最有效的途徑。

本書中也特別安排幾個章節，說明如何藉由精油來進行漢方芳療的按摩方式，以導入穴位與經絡。

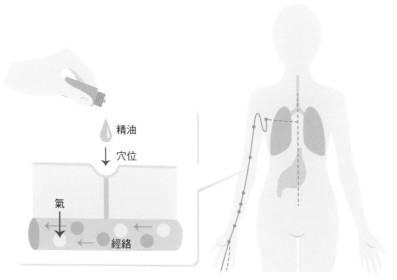

（二）經由皮膚吸收

我們可以將精油擦拭於皮膚上，透過皮膚的滲透，也是身體吸收精油的重要途徑之一。因為皮膚是人體中範圍最大的器官，而精油分子十分微小，又具有高脂溶性，可以輕易地溶解於皮脂、迅速穿透肌膚至細胞間的脂質，再經由血液及淋巴液輸送到身體各個部分。

此外，皮膚也有防止有害化學物質侵入體內的機能，所以經由皮膚吸收精油可以說是最安全且最有效率的方式之一。如果搭配按摩還可以讓皮膚毛孔擴張，血液循環增強，促進精油吸收進入身體的速度。

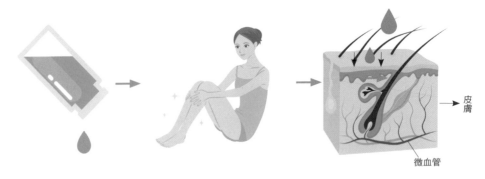

圖說：精油→從皮膚吸收，進入體內的精油→從汗腺、毛細孔等滲透皮膚，進入真皮、皮下組織的微血管，隨著血液送往全身，最後從汗、糞便、呼吸將精油排出體外。

(三)經由鼻子到肺部

深深吸一口精油的香氣，這時精油就透過我們的鼻腔吸進肺部，精油的芳香成分會隨著吸進的氣體沾附在鼻黏膜，再通過氣管、支氣管，進入肺部的肺泡，讓肺泡細胞充分吸收精油成分，接著經由周圍的毛細血管將精油成分傳送到血液循環系統，並隨著血液系統輸送到全身內臟器官以發揮其作用。

因為肺泡的吸收面積較為龐大，再加上精油揮發性較高，因此藉由鼻子吸取精油，也是個很有效率的精油吸收方式。

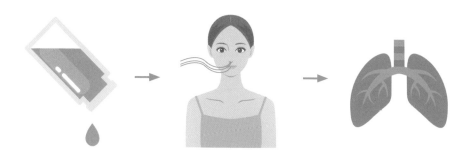

圖說：從呼吸器官，進入體內的精油，從呼吸器官的黏膜被吸收進入微血管，或隨著氣管進入肺泡表面的微血管，隨著血液送往全身，最後從汗、糞便、呼吸將精油排出體外。

（四）經由鼻子到腦部

　　另外一種精油吸入法同樣是藉由鼻子聞嗅精油，此時精油的芳香成分因子可以刺激嗅覺，引起訊號，並傳送至大腦邊緣系統的扁桃體及海馬迴，再傳導至下視丘。

　　大腦的邊緣系統是控制人類本能行動的區域，包含食欲、生殖欲及睡眠欲等，也控制記憶力及喜怒哀樂等情緒反應。下視丘則是對於體內賀爾蒙下達調整指令，因此精油香氣藉由鼻腔吸入後，不僅可以影響記憶力及情緒，還可以調整體內賀爾蒙分泌以及自律神經。

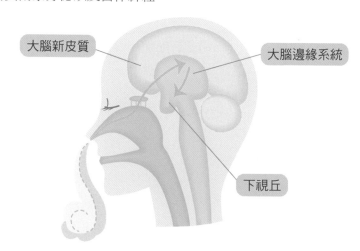

二‧精油的代謝方式 ▶▶

精油進入人體後，大多數的成分會經由肝臟進行酵素分解，再透過腎臟過濾以進行代謝作用，最後所剩的少部分精油則是透過呼吸連同二氧化碳將精油一併排出；而精油的極少數部分則是藉由汗水、尿液及糞便等排泄方式排出體外。精油從進入體內，到排出體外，整個過程大約需耗時九十分鐘。

 漢方芳療使用精油的方式

在前面兩個小節中，我們簡單介紹了精油的藥性，以及吸收與代謝方式，是否已經對精油有基礎的認識了呢？接下來我們將介紹在漢方芳療中，精油的使用方法，以及該如何將精油廣泛地運用在我們的日常生活中。

一‧用於經絡按摩 ▶▶

在第二章中，我們不斷提到人體內的「氣」，說明氣與身體之間的關係，也可以說氣是維持生命很重要的能量；而氣透過身體的經絡四處流動，所以按摩經絡可以促進氣得以順利的在體內流竄而避免阻塞，若是按摩再加上精油能量的發揮，將更相得益彰，使氣的流動更順暢。

氣如果流動順暢，也會帶動體內的血及津液在身體中暢行，運用精油加以經絡按摩，可讓精油扮演推進的角色，成為氣、血、水流動的助力者，以緩和身體不適的症狀。

要使用精油經絡按摩必須要將精油搭配基底油，即與純植物油一同稀釋、融合後作為按摩油來使用。在我的經驗中，將精油運用在經絡按摩裡就是把西洋的芳香療法應用在漢方芳療裡，漢方療法的專業手技與一般的芳香沙龍顧客體驗感受有很大的不同。

精油的經絡按摩方式是指利用精油按摩經絡，並給予經絡刺激，進一步舒緩筋肉的緊繃狀態，以促進老廢物質排出體外。又由於經絡是體內中氣流動的通道，所以按摩經絡也有助於將精油發揮至最大的功效，將有效地改善體內的血液及津液流通狀況。此外，依據不同的精油搭配中醫學中的陰陽五行理論，也可以改善氣、血、水及相關臟腑連結的平衡。

二・用於穴道按壓 ▶▶

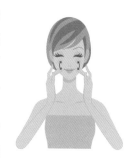

　　穴道是指經穴，透過穴道得以透過經絡到達身體內的各個器官，也可說是氣的出入口。如果穴道透過經絡所連結的臟器有不適，則按壓穴道也會有淤塞感，這就是異常的情形，在這樣的狀況下，我們可以多按壓穴道，使氣血流通，讓循環更順暢，那麼臟器的問題也會得到改善。

　　如同使用精油按摩經絡般，使用精油按壓穴道時，精油的能量也能在按壓的過程中得以轉化，精油同樣扮演推進的角色，透過精油按壓穴道使能量運送到經絡，再輸送到各臟器中，使臟器的功能獲得強化。此外，每個穴道都有對應的臟器，所以按壓不同的穴道就能對應不同的臟器，相對的臟器功能就能獲得改善；簡言之，按壓過的穴道，對於其相應的經絡、臟器都能讓氣、血、水的循環更順暢。

　　無論是經脈按摩或穴道指壓，以我過往的經驗，我都會建議使用植物油為基底，將精油以 2% 以下的濃度混入基底油中，若是要用於臉部，則精油濃度則應控制在 1% 以下，再將調製過的按摩油塗抹於肌膚上按摩。按摩後不須特別沖洗，僅須將多餘的油脂輕輕擦拭即可。

　　需要貼心提醒的是，柑橘類的精油經過光照反應後，有可能對皮膚造成刺激，因而要使用柑橘類的精油按摩時，使用後八小時內應盡量避免直曬日光。未滿七歲的兒童也應盡量避免使用精油按摩，滿七歲以上的兒童則應以一般的濃度再減半的比例來調製。若調製後的按摩油未用完時，應放入密閉的乾淨玻璃容器中，置於陰涼處，記得要於兩週內盡快使用完畢。

三・滴在手帕、口罩 ▶▶

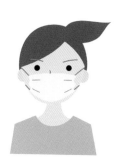

　　將精油滴在手帕上，可以說是所有芳香療法中最簡單的一種方法了！透過滴在手帕上，讓鼻子可以隨時吸聞精油的能量，藉由深呼吸，就可以運用精油的能量漸進式的改善頭痛現象，並且舒緩身心，亦有助於減輕鼻塞等不適感。要特別提醒注意的是，吸聞精油手帕時，請保持一定距離，不要太接近鼻子以免過於刺激。

　　除了滴在手帕外，也可以滴在口罩、衛生紙、棉花、

廚房紙巾等，或是將精油滴入熱水中，同樣也能透過吸聞的方式來獲取精油的能量。將精油滴於手掌心，然後雙手搓揉、摩擦生熱後，將手掌輕搗在鼻子上吸氣也會具有同樣的功效。

想變換心情、就寢前想要鎮定精神時，也可以把滴有精油的手帕放在枕頭旁，或是直接把精油滴於枕頭套上，即使在睡夢中也能隨時聞到精油的香氣，十分簡單便利，精油的芳香將讓睡眠更深沉、安穩。

四·蒸氣噴霧吸入法 ▸▸

除由上述的滴在手帕、口罩或是其他相關材質上吸聞精油之外，也可以利用洗臉盆或是馬克杯等容器裝盛熱水，滴入約三滴上下的精油，並閉上眼睛將臉對著蒸氣深呼吸，可以同時吸入蒸氣及精油的成分，將有助於緩和呼吸系統的問題，還能促進血液循環、滋潤臉部肌膚。

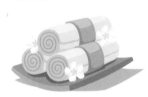

之外，亦可將毛巾泡入已經混合精油的熱水中，在將毛巾覆蓋在臉上，吸入毛巾所散發出的蒸氣也有同樣的療效。

使用薰香爐、薰香燈、薰香加溼器，或以蠟燭加熱精油等器具的方式，來讓熱氣或溼氣使精油香氛的擴散範圍更廣，將讓精油所產生的效果更加倍，再搭配燈泡或蠟燭微微的亮光，也都有助於安撫原本浮動的情緒。

五·精油沐浴法 ▸▸

將精油直接滴於泡澡水中就是精油沐浴法，是一種可以讓全身或身體的一部分浸泡在含有精油的水中的方法。

這種方法除了有泡澡的益處之外，與不同的精油結合的作用也有加乘效果。如果想進行全身沐浴者，可以在浴缸中放入適當的溫水，並依照個人喜好加入一到五滴的精油；若要做半身浴、手浴、足浴等，建議只需要加入一到三滴精油，並加上一匙的蜂蜜或牛奶完成乳化程序即可。

此外，泡澡的水溫對於身心的舒緩也有相關性。想要使身心放鬆的人，建議可在睡前泡澡，並將泡澡水的溫度維持在約攝氏三十八度左右，若是想要恢復活力，讓自己看起來精神奕奕、神采飛揚，則建議可以在約攝氏四十二度的溫水中短時間入浴。

　　特別提醒使用精油沐浴法時，應注意部分精油的成分可能會對敏感肌膚過於刺激，建議第一次使用時，先少量加入水中，觀察有無過敏反應；若泡澡時肌膚有感覺到刺激時，請停止泡澡並使用清水沖洗身體。

六·精油溼布法 ▶▶

　　精油溼布法是將毛巾或布浸入加入精油的溫水或冷水中，再將毛巾或布放置於身體不適部位的方法。

　　一般來說，溫溼布有助於舒緩肩頸僵硬、腰痛、生理痛等寒性症狀；冷溼布則對於熱性感冒或消除暑氣等有較顯著的緩解效果。

　　精油溼布法可依照每個人身體不適的症狀，在熱水或冷水滴入一至三滴精油，把要使用的毛巾對折兩次，將中央部分沾水，接著再把含有精油的部分折至內側並輕輕擰水，將其溼敷，放在身體不適的部位即可。

　　使用精油溼布法時要特別注意，因為精油不易溶於水，盡量不要讓精油原液直接接觸到皮膚，也要注意溼敷的時間不宜過長以免刺激肌膚。此外，為了避免造成皮膚過敏，建議溼敷前先敷在臉部以外的部分測試，而眼睛、嘴唇周圍等部分的皮膚較脆弱的關係，也應盡量避免溼敷在此處。

七·手作精油乳液、保養品 ▶▶

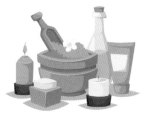

　　在玻璃材質的瓶罐中，倒入約五毫升的基底油，基底油又稱為純植物油，並加入約三滴欲調和的精油一起攪拌，最後加入五十毫升的蒸餾水即可。每次使用前都須先均勻地晃動乳液，再倒到手上或化妝棉上擦拭皮膚。

　　提供大家幾個小心機：在月經週期的濾泡期時，可使用滋養效果高的精油，如玫瑰精油、伊蘭精油；經期前的高溫期如果皮膚狀態不穩定，建議可使用薰衣草精油、橙花精油等的手作乳液，除了植物油本身可以藉由滲透的方式進入皮膚底層，滋養並保養肌膚外，加入精油則亦有加乘效果。

　　除了乳液外，也可以試著在無香料的洗髮乳、潤髮乳中加入約1%濃度的精油使用，或是將精油調製成化妝水、洗面乳或蜜蠟等保養品喔！

　　需注意調製時應避免精油原液碰觸到肌膚及眼睛，懷孕中的女性使用前建議先向醫師諮詢。使用精油護膚品時，應先少量試用在臉部以外的肌膚上，若有不適時應馬上停止使用，並洽詢皮膚科醫師。

八·精油噴霧 ▶▶

可以使用一般市售的透明噴霧瓶中加入二十毫升的水和十毫升的 75％酒精，並滴入約十二滴的精油均勻混合，每次使用前建議先輕搖幾下。

特別推薦使用檸檬或其他柑橘系為主的精油，再加入薰衣草或薄荷等類似性質的精油，當然尤加利、茶樹精油也是不錯的選擇，這些都可以做成除菌消臭的精油噴霧。

在炎炎夏日時，使用檸檬草或香茅精油為基底做調和，還能發揮除蟲的效用。要製成除蟲精油噴霧時，建議先試用於手上，檢測有無過敏反應。

趕快動手製作一瓶精油噴霧放置於客廳、廚房或玄關處使用，既能享受精油香氛所帶來的舒適感，還能淨化空氣，最重要的是精油噴霧的製作方式既簡單又便利，而且好處多多呢！

肆 中醫效能的解說和適用精油

一·安神養心 ▶▶

「安神養心」是一種專門改善因為陰血不足、心血虧損而導致心神不安及睡眠障礙等症狀的安神法。

有助於安神養心效果的精油

快樂鼠尾草、德國洋甘菊、羅馬洋甘菊、天竺葵、伊蘭、茉莉、乳香、廣藿香、橙花、玫瑰、花梨木、佛手柑、馬鬱蘭、薰衣草、羅文莎葉、檀香、香蜂草、歐白芷

二·化瘀 ▶▶

亦被稱作「祛瘀」，是利用能活血、行血的精油，來改善血液在脈管中堆積滯留、血瘀等症狀的方法。

有助於化瘀效果的精油

乳香、永久花、香蜂草、檀香

三・化痰 ▶▶

是指去除在各種因氣虛體質、過食、外邪氣的熱、寒、溼等原因造成的痰、消解痰涎的方法。

有助於化痰效果的精油

薑、雪松、松針、迷迭香、檸檬、薄荷、馬鬱蘭、紅桔、尤加利、羅文莎葉、檀香、百里香、茴香、歐白芷

四・活血 ▶▶

主要在於解決血液流動的異常狀況、促進血液流通，與改善血液黏稠度的化瘀有非常緊密的關係。

有助於活血效果的精油

肉桂、茶樹、迷迭香、玫瑰、檸檬、薰衣草、檀香、絲柏、百里香、永久花、香蜂草、歐白芷、乳香

五・利溼 ▶▶

藉由排汗、利尿的方式，讓體內的溼邪，也就是多餘的水分能排出體外。

有助於利溼效果的精油

葡萄柚、杜松、雪松、廣藿香、松針、檸檬、檀香、絲柏、茴香

六・解表 ▶▶

指藉由體表血管的擴張使其發汗，改善各種在體表展現的症狀的方法。

有助於解表效果的精油

德國洋甘菊、薑、松針、薄荷、馬鬱蘭、尤加利、羅文莎葉、絲柏、百里香

七・健脾 ▶▶

是針對脾臟運化功能減弱的修補方式，亦稱為補脾、益脾。

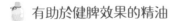 **有助於健脾效果的精油**

　　葡萄柚、德國洋甘菊、羅馬洋甘菊、薑、甜橙、肉桂、廣藿香、橙花、迷迭香、檸檬、佛手柑、薄荷、馬鬱蘭、紅桔、檀香、百里香、香蜂草、茴香、歐白芷、乳香

八・散寒 ▶▶

　　是指將寒冷的邪氣逼出身體，溫裡散寒，即是藉由溫暖身體來去除寒邪的改善方法。

有助於散寒效果的精油

　　薑、肉桂、馬鬱蘭、尤加利、茴香、百里香、羅文莎葉

九・止咳 ▶▶

　　平息因各種原因形成的咳嗽症狀。

有助於止咳效果的精油

　　松針、馬鬱蘭、羅文莎葉、檀香、歐白芷

十・潤肺 ▶▶

　　滋潤肺陰的方式，可以改善因肺陰不足導致的乾燥性咳嗽、黏稠痰等症狀。

有助於潤肺效果的精油

　　檀香、乳香、花梨木

十一・清熱 ▶▶

　　改善發熱或炎症的熱症狀，以及顏面潮紅、上火、充血、煩躁感等熱症的方法。

有助於清熱效果的精油

　　德國洋甘菊、檸檬、薄荷、薰衣草、永久花、香蜂草

十二・通便▶▶

藉由去除腸胃內的滯留物質來促進排便，改善便祕症狀，又稱為「瀉下」或「通下」。

🧴 **有助於通便效果的精油**

葡萄柚、廣藿香、檸檬、茴香

十三・平肝▶▶

改善肝臟機能亢進，抑制肝腎陰虛、肝陽上亢所生的肝風內動等問題。

🧴 **有助於平肝效果的精油**

德國洋甘菊、羅馬洋甘菊、玫瑰、檸檬、香蜂草

十四・補陰▶▶

是針對陰虛症狀的改善方法，具有潤、補充體內水液與消解陰虛的功能，又稱滋陰、養陰、涵陰、育陰。

🧴 **有助於補陰效果的精油**

德國洋甘菊、羅馬洋甘菊、天竺葵、伊蘭、乳香、橙花、玫瑰、花梨木

十五・補氣▶▶

亦即補充體內代表生命力及活力的氣，又稱為益氣。

🧴 **有助於補氣效果的精油**

快樂鼠尾草、天竺葵、薑、甜橙、伊蘭、杜松、茉莉、雪松、肉桂、廣藿香、松針、橙花、茶樹、迷迭香、花梨木、馬鬱蘭、紅桔、尤加利、薰衣草、羅文莎葉、檀香、絲柏、百里香、香蜂草、歐白芷、乳香

十六・補血▶▶

補強質與量低下的血液，又稱為養血、溢血。

🧴 **有助於補血效果的精油**

伊蘭、薰衣草、歐白芷

十七・補腎 ▸▸

藉由提高腎臟機能來改善腎虛的保養方式。

有助於補腎效果的精油

天竺葵、薑、伊蘭、茉莉、雪松、肉桂、松針、玫瑰、花梨木、檀香、絲柏、百里香、茴香

十八・補陽 ▸▸

改善因陽氣虛損而致溫煦、推動及氣化作用低下等陽虛症狀的保養方法，又稱為助陽。

有助於補陽效果的精油

薑、杜松、肉桂、迷迭香、馬鬱蘭、紅桔、尤加利、百里香、茴香、歐白芷

十九・明目 ▸▸

眼睛是人體五臟精氣的外候，表現體內狀況，眼睛疲勞則須藉明目來提升眼睛視力，舒緩不適。

有助於明目效果的精油

德國洋甘菊、羅馬洋甘菊、薄荷、快樂鼠尾草

二十・理氣 ▸▸

恢復體內之氣的流動機能，促使氣流暢通，是針對氣鬱的氣滯問題改善方法。

有助於理氣效果的精油

葡萄柚、快樂鼠尾草、德國洋甘菊、羅馬洋甘菊、甜橙、橙花、茶樹、迷迭香、玫瑰、檸檬、佛手柑、薄荷、紅桔、薰衣草、檀香、絲柏、永久花、香蜂草、茴香、乳香

二一·衛氣 ▶▶

「衛氣」屬於陽氣的一種，主要是沿著皮膚、支氣管、鼻等體表呼吸器官中流通運行，不僅負責調節肺臟及其他呼吸器官之氣，也有抵禦、防阻外邪入侵人體的功能。

🧴 **有助於衛氣效果的精油**

雪松、迷迭香、花梨木、羅文莎葉、絲柏

二二·通經 ▶▶

誘發月經、調整並促使月經週期正常化，使月經流暢，以改善經痛問題。

🧴 **有助於通經效果的精油**

快樂鼠尾草、羅馬洋甘菊、天竺葵、伊蘭、杜松、茉莉、雪松、肉桂、迷迭香、玫瑰、花梨木、馬鬱蘭、薰衣草、絲柏、茴香、歐白芷、百里香

二三·補益肺氣 ▶▶

主要是藉由溫潤滋養肺氣來改善衛氣不固所引發的惡寒、感冒或自汗等症狀。

🧴 **有助於補益肺氣效果的精油**

快樂鼠尾草、松針、茶樹、檸檬、馬鬱蘭、尤加利、羅文莎葉、絲柏、百里香、永久花、歐白芷

二四·疏肝 ▶▶

改善肝臟的鬱結狀態，促使肝機能提高，解開肝氣鬱結促使肝氣在體內流通更為順暢的方式。

🧴 **有助於疏肝效果的精油**

葡萄柚、快樂鼠尾草、甜橙、玫瑰、檸檬、佛手柑、薄荷、紅桔、薰衣草、永久花、香蜂草、茴香

二五 · 止癢 ▸▸

藉由調整乾燥及溼氣等方式來保養皮膚的搔癢感，如溼疹、過敏等。

有助於止癢效果的精油

德國洋甘菊、廣藿香

二六 · 止痛 ▸▸

針對因不同外邪引發的疼痛進行散寒、去風、袪溼等止痛的方式。

有助於止痛效果的精油

德國洋甘菊、羅馬洋甘菊、肉桂、乳香、松針、玫瑰、薰衣草、檀香、香蜂草

二七 · 固攝 ▸▸

是體內「氣」的機能之一，能避免血液及津液漏出體外的方式。若固攝機能不佳則會有莫名冒汗、寢汗等問題。

有助於固攝效果的精油

茉莉、肉桂、乳香、廣藿香、檀香、絲柏、永久花、天竺葵

二八 · 止嘔 ▸▸

抑止嘔吐症狀的改善方法。針對涼性腸胃有溫胃止嘔；胃炎嘔吐則是以清胃止嘔；對於胃腸機能失調則有和胃止嘔等方式。

有助於止嘔效果的精油

薑、廣藿香、紅桔、香蜂草、茴香

二九 · 和胃 ▸▸

亦稱作「和中」，是調理胃氣不和，包含胃部脹氣痛苦、噁心、嘔吐或食欲不振等問題的方式。

有助於和胃效果的精油

薑、廣藿香、迷迭香、佛手柑、薄荷、紅桔、百里香、香蜂草、茴香

三十‧祛風 ▶▶

　　是疏散外風之邪氣的治療方法，指去除留滯於體表、體內、經絡、關節間之風邪。「風」又有外風及內風的之意，其中外風是以散風方式治療；內風則是以熄風來處置。祛風法即適用於外風，改善發燒、頭痛、鼻塞等感冒症狀。

有助於祛風效果的精油

　　葡萄柚、快樂鼠尾草、德國洋甘菊、羅馬洋甘菊、薑、甜橙、肉桂、乳香、檸檬、佛手柑、薄荷、馬鬱蘭、檀香、百里香、歐白芷

三一‧行水 ▶▶

　　代表利尿、促進體內水液排泄的過程，改善整體的水分代謝，也同於利溼，都是祛溼法的方式之一，可以使多餘的溼邪從下焦排出的方法。多適用於浮腫或排尿障礙、膀胱炎等症狀。

有助於行水效果的精油

　　薑、雪松、松針、佛手柑、紅桔、尤加利、檀香、絲柏、茴香

三二‧排毒 ▶▶

　　是指將體內多餘毒素排除體外，多指的是物理上的排除。例如食物中毒時是藉由嘔吐來讓毒物排出，其他還有尿液、糞便、汗水、鼻水及月經等方式。

有助於排毒效果的精油

　　檸檬、茴香

三三‧解毒 ▶▶

　　指在體內處理毒素的動作，主要是由肝臟擔當解毒的角色，其他還有細胞、皮膚細胞亦有解毒的機能。

有助於解毒效果的精油

　　薑、茶樹、薰衣草、絲柏、歐白芷

三四・消腫生肌 ▶▶

修護因毒邪所造成的傷口，去除腫脹症狀並促進新肉再生，加速傷口的癒合。

🫙 有助於消腫生肌效果的精油
乳香、薰衣草

三五・舒筋活絡 ▶▶

紓解肌肉緊張攣縮的症狀，可以舒展筋骨，活絡血脈，促使經絡及血液循環暢通。

🫙 有助於舒筋活絡效果的精油
乳香、薰衣草

三六・破氣消積 ▶▶

「破氣」為理氣法的一種，是使用較為強效的理氣精油，以散開體內氣結、鬱滯的方法。「消積」則為改善積食的方式，包含改善消化不良、腸胃脹滿感、食欲不振、飽嗝、胃酸過多等症狀。

🫙 有助於破氣消積效果的精油
檸檬、紅桔

三七・疏肝解鬱 ▶▶

指消解肝氣鬱結的狀態。「疏泄」功能為疏導、調理肝氣淤滯與氣機，其中亦包含讓血液流通、血液給予各個臟器營養、除去老廢物質，以及儲存清澈血液等機能。

肝臟與精神活動，如壓力，也有相當大的關係。而肝氣鬱結就是肝臟運行過度所造成的狀態，因此解鬱代表提升呈現抑鬱狀態的肝臟機能，使得肝氣在體內循環更加順暢。

🫙 有助於疏肝解鬱效果的精油
葡萄柚、甜橙、檸檬、佛手柑、薄荷、紅桔、薰衣草、永久花、香蜂草、茴香、乳香

三八・平喘 ▶▶

　　「喘」是指因為肺氣上升所引發哮喘、呼吸困難或咳嗽等症；而「平」則指撫平上升的肺氣。因此平喘是指藉由緩和肺氣來止咳，改善呼吸困難等問題。

有助於平喘效果的精油
　　乳香、馬鬱蘭、絲柏、茴香

35 種精油的性味對照表（表 3-4）

性味\常見精油	寒	涼	平	溫	熱	酸	苦	甘	辛	鹹
葡萄柚		●				●	●			
快樂鼠尾草		●	●					●	●	
德國洋甘菊		●					●	●		
羅馬洋甘菊			●				●	●		
天竺葵		●						●		
薑					●			●	●	
甜橙			●	●			●	●		
伊蘭		●					●	●		
杜松					●					●
茉莉			●					●		
雪松			●	●				●		●
肉桂					●			●	●	
乳香		●	●	●			●			
廣藿香			●	●				●	●	
松針				●					●	
橙花		●	●			●	●	●	●	
茶樹				●					●	
迷迭香				●			●			

性味 常見精油	寒	涼	平	溫	熱	酸	苦	甘	辛	鹹
玫瑰		●					●	●		
花梨木		●						●	●	
檸檬	●	●				●		●		
佛手柑		●				●	●	●		
薄荷	●	●						●	●	
馬鬱蘭				●				●	●	
紅桔				●		●	●	●		
尤加利				●					●	
薰衣草		●					●		●	
羅文莎葉				●				●	●	
檀香		●	●	●				●	●	
絲柏		●							●	●
百里香					●				●	
永久花		●					●	●		
香蜂草		●				●		●		
茴香				●				●	●	
歐白芷				●				●	●	

伍 精油的調配

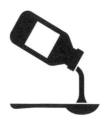

使用按摩精油最大的樂趣莫過於自己調配精油了！雖然各個精油分別有其特有的功效，但只要控制在安全比例下調和使用，就可利用兩、三種不同的精油互相搭配來調配出複方精油，不僅可以調和出舒適的香氛，還可創造出絕佳的按摩效果喔！

不過，我們必須要了解的是，在調配按摩精油時，我們所使用的精油劑量並不是越多就越有效，所以請務必要在安全範圍下使用精油。至於如何拿捏精油的調和比例也是門學問，接下來，就要介紹即使是初學者也可以馬上上手的精油調配比例法！

試著動手做做看，調出適合自己的混合油吧！

需準備的材料和流程：

1. 選定想調和的單方或複方精油

按照「見、聆、詢、及」判斷出對應的體質，在依據體質對應出所要使用的精油，再將精油進行混合。建議準備二種以上的組合。

2. 試香

想要在家調出適合自己的精油，建議可以事先準備三種以上不同的精油，透過「君、臣、佐、使」的調配概念，從目前的「主要症狀與次要症狀」中選出各一款合適的精油（君、臣），或是針對「主要症狀」選出兩款精油（君、臣）；第三瓶精油則可以著重自己喜歡的香氣（佐、使），並打開這三瓶精油的蓋子，將雙手一起握住三瓶精油，拿到鼻子下方慢慢轉三圈，一邊轉圈，一邊聞聞看自己是否喜歡這三款精油混合的氣味。當然，在試香的階段，建議可以挑選兩組以上不同的味道組合分別試香，一定可以選出自己最喜愛的香氣。

3. 燒杯或是其他玻璃製的容器

用來量出適量的植物油做為基材。

4. 植物基底油

先使用燒杯量出適量的植物油做為基材，本書建議用荷荷芭油。

5. 攪拌玻璃棒

精油加入植物油後，使用玻璃棒加以均勻攪拌混合。

6. 保存用的遮光瓶

　　調配過的混合油需放置於遮光瓶中，並置於通風陰涼處保存。建議調配過的混合油應在一週內使用完畢。

按摩精油混合比例速查表（表3-5）

對象	純精油	5ml	10ml	20ml	30ml
		植物油	植物油	植物油	植物油
3～6 歲兒童	0.5%	X	1 滴	2 滴	3 滴
6～12 歲兒童／孕婦／哺乳／老年人／臉部保養	1%	1 滴	2 滴	4 滴	6 滴
12歲以上／一般成人	2%	2 滴	4 滴	8 滴	12 滴

❀ 精油濃度的計算公式

1　・在計算方式上，精油 1 滴為 0.05ml，因此請將精油瓶調整為 1 滴所滴出的量約 0.05ml，1ml ＝ 20 滴。

2　・例如使用 30ml 的植物油，想調製出濃度 2% 的精油，則必須使用幾滴精油呢？
30ml 植物油 *2% ＝ 0.6ml
0.6ml*20 滴 ＝ 12 滴（正確的精油比例）

陸 安全注意事項

1. 精油是從植物中所萃取出來，且是濃度相當高的物質，因此，請勿將原液直接塗抹於肌膚、飲用、滴入眼睛。

2. 精油的引火性高，因此請勿靠近火源。

3. 請保管於孩童、寵物不會碰觸到的地方，避免有誤食、誤飲的情況。

4. 對於年長者、過往有疾病者、孕婦、哺乳、嬰幼兒等人，各有限制能使用的精油與使用的方法及比例，使用前須事先確認精油內容物，以及其正確的使用方式。

5. 肌膚敏感或是有過敏性體質的人，在使用部分精油時可能會有過敏反應，請事前滴少量調和過後的精油在手腕上進行皮膚過敏測試。

6. 若是使用柑橘類精油進行調和，請在夜間使用或是在不會直射太陽的地方使用，避免因柑橘的光毒性使得皮膚受到傷害。

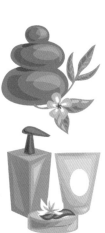

7. 精油容易因空氣（氧）、溫度、溼度、紫外線的影響，造成精油加速變質，因此請務必拴緊瓶蓋避免日光直射，並放置於陰暗處。在高溫且溼氣重的夏季，可以將精油保存在冰箱內以防止品質劣化。

8. 柑橘系的精油開封後請於六個月以內，其他精油則為一年以內使用完畢；若有一陣子沒使用的精油，請聞一聞精油的香氣有無變調或觀察是否有混濁的現象產生，以確認是否還能夠使用。

9. 精油不是藥物、藥品，當然也不是化妝品。使用精油按摩的目的是要放鬆減壓，使身體保持健康，所以當身體有不適時，仍須尋求專業醫師的治療。

4

CHAPTER

從漢方的角度認識
常見的 35 種精油

01 歐白芷
Angelica

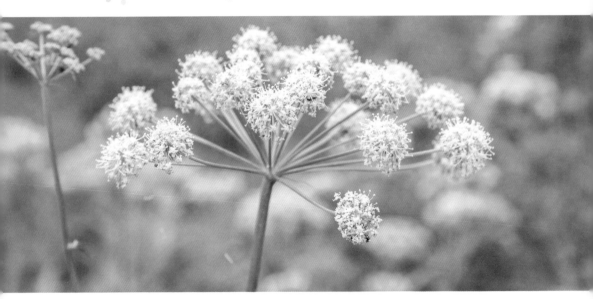

 西洋芳療

學 名	*Angelica archangelica*
科 名	繖形科
萃取部位	種子或根
萃 取 法	水蒸氣蒸餾法
主要產地	德國、英國、比利時
揮發速度	中～低

貼心提醒

妊娠中不可使用；糖尿病患者禁止使用；香味非常濃烈，建議少量即可，過量使用可能有光毒性；敏感肌膚者須小心使用或避免使用。

關 鍵 字

類荷爾蒙作用、加溫、增強體力、淨血

 漢方芳療

五 性	溫
五 味	辛、甘
歸 經	肝、心、脾、肺

關 鍵 字

安神養心、化痰、活血、解毒、健脾、止咳、補氣、補血、補陽、通經、補益肺氣、祛風

精油特質

　　歐白芷的香味是屬於有種甜甜的，帶點清爽的香草芳香；一般人可能不了解的是，歐白芷屬於當歸屬，所以可說是中醫常使用的藥材「當歸」的親戚呢！在中醫裡，當歸常用來補血，改善血液循環，身為近親的歐白芷精油也有類似的效果，都是用於補氣血的最佳利器，可妥善使用於血虛、缺血的人。也可用於調理生理期，使生理期經血順暢，亦可減緩更年期不適的症狀，減少更年期的熱潮紅等症狀。歐白芷精油亦可用於老年人或長期臥病者，使氣血循環變好，提供正向的能量。

　　使用歐白芷可以增強心的活動能量，除了使心臟的運作平穩，也可加強大腦的運作，使思緒清晰、強化記憶力，並緩和失眠與神經過度緊張等，而有安定神經的作用，建議心功能低下的人可少量使用。但要特別注意，因為歐白芷的能量十分強大，使用過量，恐怕會有對血壓、心跳和呼吸會造成不利影響，另外，糖尿病患者也應避免使用。

　　歐白芷精油也能補充肺氣，活化肺部細胞，使呼吸順暢，對抗支氣管炎、鼻炎、流行性感冒，達到化痰鎮咳的效果，使身體充滿抵抗力。

　　歐白芷精油還能調整脾胃不適，消除腹部脹氣，尤其對於「脾陽虛」或「寒溼困脾」的人特別能改善因體內腸胃太冷所導致的腹痛、腹瀉等問題，可使脾胃中的水分排除，使消化系統正常運作。

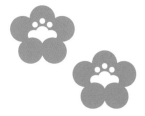

02 佛手柑
Bergamot

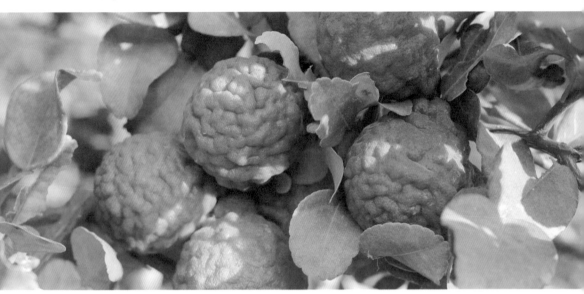

 西洋芳療

學　　名	*Citrus bergamia*
科　　名	芸香科
萃取部位	果皮
萃 取 法	壓搾法
主要產地	義大利、突尼西亞、非洲
揮發速度	高

貼心提醒

光毒性，使用避免直接接觸陽光或紫外線照光。

關 鍵 字

鎮靜、抗憂鬱、調整消化系統、抗菌

 漢方芳療

五　　性	涼
五　　味	酸、苦、甘
歸　　經	肝、心、脾

關 鍵 字

安神養心、健脾、理氣、疏肝、和胃、行水、解鬱、祛風

精油特質

　　佛手柑精油屬於柑橘類精油，與甜橙精油和檸檬精油有點相似，不過佛手柑的香氣更柔和、纖細、溫暖。不過，由於佛手柑精油堪稱是光毒性最強的精油，使用後應避免肌膚照射到陽光或紫外線，即使量少仍具有光毒性，應特別小心。

　　佛手柑具有疏通肝氣循環的理氣功能，可以讓原本因肝氣氣滯而造成的憂鬱、焦躁、易怒的狀態獲得平緩，並能鎮定神經、緩和壓力、放鬆身心，可有效促進能量循環，解除壓抑和累積的情緒，有助於緩解不安的精神，舒緩憂鬱症狀。使用佛手柑精油後常可令人感到神清氣爽，且也有增進睡眠，改善失眠的作用，可見佛手柑精油的確可幫助情緒放鬆，使原本鬱鬱寡歡、不安定的心情，都能有像雨過天晴般明朗。

　　肝氣鬱滯或肝氣高漲時，也容易造成主消化系統的脾也產生機能低落的情形，使得腸胃不適，消化系統拉警報，如果肝氣通暢了，脾胃的運作也能得到調和。對於因情緒低落所造成的食欲不振、腹脹、胃絞痛，或便祕、拉肚子等，也都會因佛手柑的能量而讓這些問題得到緩解，使食欲增加，腸胃蠕動正常。

　　面對「氣滯」型的顧客，他們的身體表現多半是因為工作壓力所導致的體內的氣流動不順暢，因氣不順而成結，結不除而成瘀，當氣的循環滯結時，佛手柑精油就是我最愛使用的精油之一，比如遇到緊張或是工作繁忙時，就可拿來單獨使用或調合自己喜歡的其它精油，即便只是單純聞聞它們的香氣都是種享受；也可在辦公室擴香或噴灑在自己習慣的生活空間中，或按摩於肩頸以幫助氣的流動；當然，你也可以泡杯伯爵茶，因為伯爵茶中就存在著佛手柑的香氣，如果你也愛上它，那麼你一定也樂於享受這種生活中的小幸福。

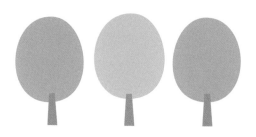

03 雪松
Cedarwood

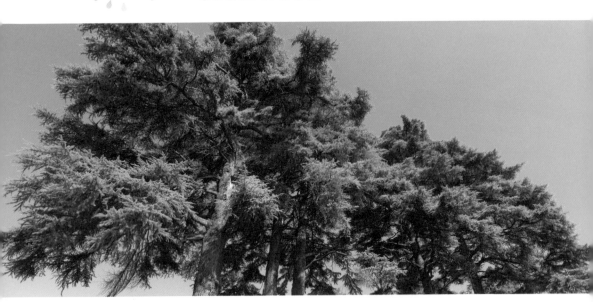

 西洋芳療

學　　名	*Cedrus atlantica*
科　　名	松科
萃取部位	木
萃 取 法	水蒸氣蒸餾法
主要產地	法國、摩洛哥、美國
揮發速度	低

貼心提醒

妊娠中婦女請勿使用。

關 鍵 字

鎮靜、增強體力、消除淋巴鬱結、
對抗肌膚老化

 漢方芳療

五　　性	平、溫
五　　味	鹹、甘
歸　　經	腎

關 鍵 字

化痰、利溼、補氣、補腎、衛氣、
通經、行水

精油特質

　　雪松自古以來就被普遍使用，在古埃及時代，雪松即被用做木乃伊防腐之用，可見雪松具有良好的防蟲功效。

　　雪松的木質香味給人一種清爽卻神祕的感受，在寺院中經常被用來當作薰香的植物。除了作為薰香之外，其芳香可使心靈沉穩下來，使人擁有堅強的意志。對於身體主要有強健功效，可以改善神經衰弱、強化靜脈、泌尿器官感染症狀和呼吸器官不適。

　　在漢方芳療的使用上，雪松精油最常被用於調節腎氣，頻尿、尿量少卻次數多時，就可能是「腎陽虛」的徵狀，因雪松精油具有補氣、調節身體水分、改善淋巴循環與消除水腫的功能，所以這時使用雪松精油是最好不過了，可以排除在體內滯留的多餘水分，提高新陳代謝，所以對於消除水腫與橘皮組織也很有幫助。「腎陽虛」的另一個徵狀是會讓身體畏寒、四肢冰冷，造成養分無法傳送且吸收差，大腸功能不彰，而有便祕的問題，透過雪松精油可暖腎，使身體溫暖，提高水分代謝，促進脂肪分解，進而調節荷爾蒙、促進生殖系統的功能，如改善陽痿、女性白帶過多等困擾。

　　雪松精油也常用於皮膚的調理，如抑制皮脂分泌，保養老化肌膚、乾燥膚質，改善油性肌膚、粉刺與痘痘肌等。若用於頭皮保養上，則可預防落髮，改善頭皮油脂分泌問題。

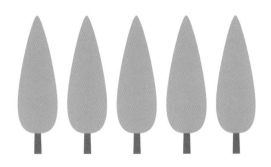

04 羅馬洋甘菊
Chamomile Roman

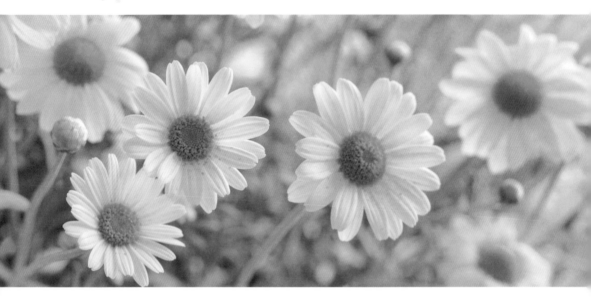

 西洋芳療

學　　名	*Anthemis nobilis*
科　　名	菊科
萃取部位	花
萃 取 法	水蒸氣蒸餾法
主要產地	法國、義大利、匈牙利
揮發速度	中

貼心提醒

妊娠初期應避免使用，對於菊科花卉過敏者需特別注意，其香味強烈，建議斟酌用量。

關 鍵 字

鎮靜、抗憂鬱、消炎、抗菌、腹痛、入眠、鎮痙攣

 漢方芳療

五　　性	平
五　　味	酸、甘
歸　　經	肝、心、脾

關 鍵 字

安神養心、健脾、平肝、補陰、明目、理氣、通經、止痛、祛風

精油特質

羅馬洋甘菊有種酸酸甜甜近似青蘋果般的香味，且香味濃烈。羅馬洋甘菊精油可使用的年齡層相當廣泛，是款老少咸宜的精油，尤其針對皮膚、關節、消化器官、神經等部位具有療效。

它也是款可以使神經放鬆，緩和精神緊繃的狀態，讓極度不安的心靈獲得沉靜。在身體上，可舒緩頭痛、肌肉痠痛、牙齒痛、神經痠痛等；塗抹於疼痛、發炎部位，可減緩不適症狀；對於食欲不振、腹瀉、便祕等消化器官不適也有幫助。

在漢方芳療的使用上，由於羅馬洋甘菊精油可以調節肝氣，因壓力而造成的「肝氣鬱結」情形就很適合使用這款精油，可以鎮定精神，削減煩躁與不適，調和自律神經系統，穩定精神活動，甚至幫助睡眠；對於肝氣不流通所產生的經痛或月經不順等也同樣具有調節的作用。

肝與脾的功能息息相關，所以若肝不好則脾也容易產生問題，因而如果是因為肝功能不佳所產生的脾胃不適，如肝「氣滯」而導致反覆便祕、腹瀉或食欲不佳等，都可以透國羅馬洋甘菊來做調整。

羅馬洋甘菊精油與德國洋甘菊精油，兩者效用非常相近，最明顯的差異在於羅馬洋甘菊性平，而德國洋甘菊則偏涼性。

05 快樂鼠尾草
Clary Sage

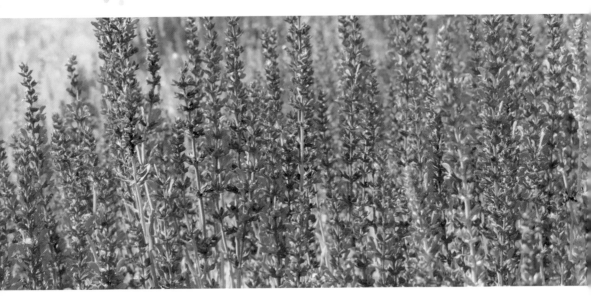

 西洋芳療

學　　名	*Salvia sclarea*
科　　名	脣形科
萃取部位	花、葉尖
萃 取 法	水蒸氣蒸餾法
主要產地	法國、摩洛哥
揮發速度	高～中

貼心提醒

避免在駕駛前，以及飲酒前後使用；妊娠中也盡量避免，但生產時可使用。

關鍵字

發炎、鎮靜、鎮痛、調節荷爾蒙、收斂

 漢方芳療

五　　性	涼、平
五　　味	辛、甘
歸　　經	肝、肺

關鍵字

安神養心、補氣、理氣、通經、補益肺氣、疏肝、祛風、明目

精油特質

　　快樂鼠尾草精油的味道呈現香草味的基調卻又帶點微甜，並且具有溫潤感，易於搭配其他精油使用，是被廣為使用的精油之一。

　　快樂鼠尾草可以讓原本浮躁的心靈漸漸沉穩下來，使緊張的情緒獲得舒緩，讓煩惱一掃而空且心情愉快；當心情陷入低潮，而導致「氣滯」時，就建議可以使用快樂鼠尾草精油來鎮靜、強化心靈，釋放悲觀、猶豫不決的情緒，透過快樂鼠尾草來「理氣」有明顯的養心安神作用。

　　由於快樂鼠尾草在「氣虛補氣」可以發揮其效果，所以在實務上，身體機能與抵抗力弱時常會被拿來用於體內的「氣」循環，運用在「肝氣」的循環上，可以振奮精神，且「肝」對應「眼睛」，所以對視力的調節也很有幫助，在西方很早就有以快樂鼠尾草保養眼睛疲勞等眼疾的紀錄，所以它的拉丁文就意味著「清亮明晰」的意思，使眼睛能炯炯有神，且能平穩精神，如果身受壓力，就可藉由快樂鼠尾草來穩定肝功能。

　　快樂鼠尾草除了可以用來穩定肝功能外，也可以用於滋補肺部，改善因慢性疲勞而耗損過多的氣，所造成的氣不足而導致氣喘、乾咳，或不停冒汗的症狀。又肺對應皮膚，所以也常用改善皮脂分泌過多的狀況，使皮脂分泌恢復平衡，預防皮膚的感染症。

　　快樂鼠尾草精油中含有香紫蘇醇，與女性荷爾蒙的成分有些類似，可針對女性產生作用，調節荷爾蒙，包括舒緩更年期障礙、虛冷症、調節月經週期、經痛、經期不順、分娩疼痛等症狀，也可以有效緩解肌肉痠痛、頭痛、偏頭痛等。

06 絲柏
Cypress

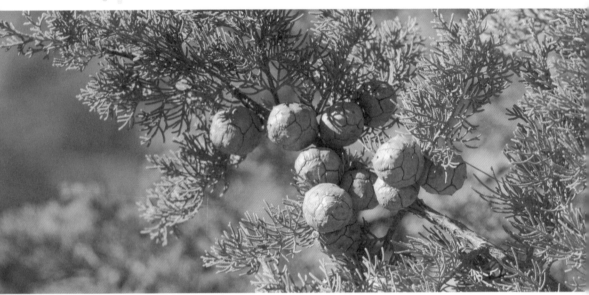

 西洋芳療

學　　名	*Cupressus sempervirens*
科　　名	柏科
萃取部位	果實（毬果）、葉
萃 取 法	水蒸氣蒸餾法
主要產地	西班牙、法國、義大利
揮發速度	高～中

貼心提醒

妊娠初期應避免使用。

關 鍵 字

調整呼吸系統、抗菌、利尿

 漢方芳療

五　　性	涼
五　　味	辛、鹹
歸　　經	肺、腎

關 鍵 字

活血、利溼、解毒、解表、補氣、
補腎、理氣、衛氣、通經、補益肺
氣、固攝、行水、平喘

精油特質

　　絲柏精油有種木質香氣，聞起來清爽、舒適，且令人振奮，可使人感覺寬心，並具有鎮定怒氣、提升專注力，使情緒沉穩的功效。

　　絲柏精油在漢方芳療的應用上主要對應的是「肺」，它可以強化低落的肺功能，提高衛氣，有補益肺氣的作用，可增強全身的防禦機制，提升免疫力。對於因肺氣虛所造成的咳嗽、喘鳴，能有鎮咳、緩和氣喘症狀的效果；面對風熱犯肺所造成的鼻腔乾燥、呼吸不順或咽喉腫脹等，也都能發揮舒緩的功用。又因肺部是與汗腺和毛孔相關的器官，所以絲柏可緊緻皮膚，並發揮抑汗效果。

　　此外，絲柏精油還能作用於調節體內的水分，具有排出體內老廢物質、消除水腫的功效，能改善身體水腫、橘皮組織的狀況。

　　絲柏精油有絕佳的固攝功能，除了可發揮制汗效果及降低水腫外，也可減輕出血，改善蜂窩性組織炎，並且有收縮血管，減緩靜脈曲張的作用。

　　絲柏精油也可有效改善氣的循環，除了可改善肌肉或關節疼痛之外，還可「補腎」，以調整荷爾蒙的平衡，尤其對於改善女性內分泌失調的問題特別顯著，能鞏固腎氣，減緩月經問題，化解臉部潮紅、易怒等更年期障礙，或調節因過勞而導致的白帶量過多、經期紊亂、不順等現象。

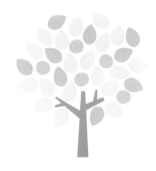

07 尤加利
Eucalyptus

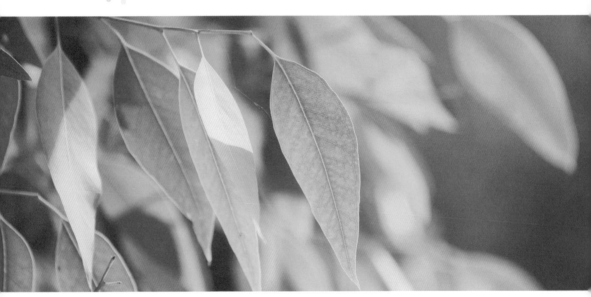

 西洋芳療

學　名	*Eucalyptus radiate*
科　名	桃金孃科
萃取部位	葉
萃取法	水蒸氣蒸餾法
主要產地	澳大利亞
揮發速度	高

貼心提醒
敏感肌膚者使用時須注意。

關鍵字
增強免疫力、恢復精神、抗感染、殺菌

 漢方芳療

五　性	溫
五　味	辛
歸　經	肺

關鍵字
化痰、解表、散寒、補氣、補陽、補益肺氣、行水

精油特質

　　尤加利精油有清涼舒爽的薄荷香氣，並夾雜淡淡的香草味，香氣略為嗆鼻，並具有穿透力，所以常有人在鼻塞、鼻子不適時使用。正因為尤加利精油有這樣的特質，因而常被用於補益肺氣；它可以幫助呼吸，提升肺部功能，使人呼吸時更輕鬆，消除內心的鬱悶，並且能有效改善肺部的痰、支氣管炎、副鼻腔炎等呼吸系統的症狀。

　　尤加利精油有提高肺部的功能，有利深呼吸，可提升肺氣，去除鬱氣，對於痰或黏膜炎等呼吸系統問題也可發揮效果，想要避免感冒的病毒或花粉入侵身體的人都可以使用它來預防感冒及花粉症。如果有鼻塞現象，或是鼻水造成鼻子呼吸不順時，尤加利的通鼻功用能使呼吸變得更順暢。

　　尤加利精油對於因多餘水分積留體內造成體內溼氣凝聚、身體虛冷所導致的肌肉疼痛或骨骼僵硬也很有幫助，常用在罹患風溼性關節炎的患者上，有鎮痛、舒緩發炎性疼痛或抗肌肉痙攣的效果。

　　全台都面臨 PM2.5 細懸浮微粒的問題，當空氣品質越來越不好，最常聽到的就是顧客反應跑了一整天的外務，只要隨意拿個衛生紙一擦，就能擦出一層黑灰；再不然就是辦公室的空氣品質不好，感覺人體變成空氣清淨機了。面對這些覺得需要好好呼吸的顧客，我會特別在按摩油中調入尤加利精油，透過調和後的精油進行按摩可以補益肺氣，提升肺部的淨化功能，讓呼吸更開闊，多數顧客也都覺得使用後胸口變舒暢，心情也隨之愉悅了起來。

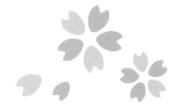

茴香
Fennel

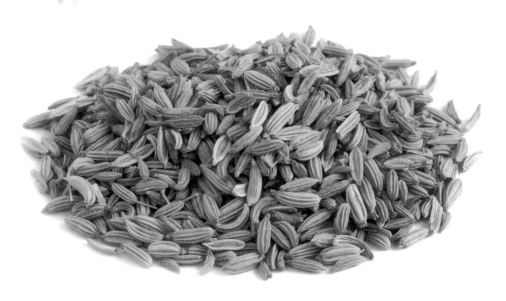

 西洋芳療

學　　名	*Foeniculum vulgare*
科　　名	繖形科
萃取部位	種子
萃 取 法	水蒸氣蒸餾法
主要產地	義大利、法國
揮發速度	高～中

貼心提醒

妊娠中應避免使用；少量即可，多量會引發毒性；敏感肌膚者使用時須注意。

關 鍵 字

調整消化系統、利尿、恢復活力、排出身體廢氣

 漢方芳療

五　　性	溫
五　　味	辛、甘
歸　　經	肝、脾、肺、腎

關 鍵 字

化痰、利溼、健脾、通便、補腎、補陽、理氣、通經、疏肝、止嘔、和胃、散寒、行水、解鬱、平喘、排毒

精油特質

　　茴香具有淡淡的花草香與辛香氣味，在中醫裡被稱為「小茴香」，常被廣泛使用。

　　茴香精油的功能性很廣，常被使用於減緩腸胃不適，這是因為它具有溫暖消化系統與脾胃的功能，所以身體受寒而產生的噁心、嘔吐、消化不良、腹痛、腹瀉等都能起到緩和的作用，可以使消化系統的氣流通，使脹氣、打嗝等狀況消除。由於它會使人具有飽足感，所以也被運用於減肥上；不過茴香精油的利尿效果，才是幫助消除脂肪的主因。也由於茴香精油的利尿成效佳，可以除去體內多餘水分，因此對於消水腫、橘皮組織等也有幫助。

　　茴香常搭配使用於腸胃藥或鎮痛藥等中藥處方上。茴香精油同樣也有暖主消化系統的脾功能，因此對於腹部受寒導致的腹痛、或身體受寒導致消化不良等皆有效果。身體內部的氣流暢了之後，肚子中脹氣、打嗝等症狀皆可隨之消除。茴香還可去除脾臟多餘水分具有利尿作用，因此對於水腫、橘皮組織、肥胖等皆有一定效果，非常適合新陳代謝差，身體存留過多水分的人，尤其是寒性體質而體態豐滿者用於減重。

　　茴香精油也有助於肝的排毒，可以說是淨化身體的利器，對於因飲食或飲酒過量所造成的肝氣滯結有很好的排除效果，可藉此減輕體內負擔或酒精毒素等，以運用茴香精油的能量來排解肝氣不流通所帶來的壓力。

　　茴香精油含有接近雌激素的成分，因而常被認為可強化生殖系統的腎功能，可調節性腺荷爾蒙的分泌，改善生殖器官功能，緩解經前症候群，與婦女更年期時的身體不適。此外，能刺激乳腺，分泌乳激素，有助於乳房發育；對於產後婦女有通乳、幫助哺育、促進乳汁分泌的功效。對於女性月經來潮時的經血量也能有所調節，並且對體寒女性的手腳冰冷症狀發揮作用，產生改善。

　　茴香對於主呼吸系統的肺也有促進運作的作用，可以止咳化痰，幫助呼吸道暢通，強健支氣管功能。

09 乳香
Frankincense

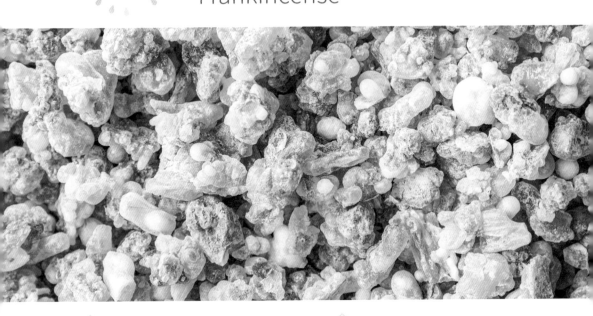

 西洋芳療

學　　名	*Boswellia carterii*
科　　名	橄欖科
萃取部位	樹脂
萃 取 法	水蒸氣蒸餾法
主要產地	索馬尼亞、中東、印度、衣索匹亞
揮發速度	中～低

貼心提醒

妊娠初期應避免使用。

關 鍵 字

強化免疫力、穩定精神、維持皮膚美麗、調整呼吸系統

 漢方芳療

五　　性	涼、平、溫
五　　味	苦、辛、甘
歸　　經	肝、心、脾、肺

關 鍵 字

安神養心、活血、補陰、止痛、固攝、消腫生肌、伸筋活絡、平喘、祛風、解鬱、潤肺、補氣、理氣、健脾

精油特質

　　乳香精油是從樹脂中所萃取而出，帶有木質的香味，也夾雜淡淡檸檬的香氣，聞起來可使人心靈穩定，所以常在寺院與宗教儀式中使用。若當作薰香使用，可去除雜念，安定人心。

　　乳香精油具有清肺的功能，能夠順暢氣能流動，舒緩胸部的緊張，和緩心靈的鬱氣，使焦躁不安、混亂通通落定，讓人能從過去的情感中解脫，並且具有提高專注力的效果，氣喘、支氣管炎或呼吸不順的患者也可使用；透過深呼吸，深深吸入乳香精油的香氣，可使氣血流通，讓呼吸更順暢，心就會有一股安穩的感覺浮現。當呼吸順暢了，元氣也會恢復，疲勞也能得以改善，輕微的感冒所造成的鼻塞、鼻涕、咳嗽也會獲得舒緩。

　　也由於乳香對肺部的功能明顯，而皮膚又與肺相關，所以乳香精油對於皮膚修護十分有幫助，不僅可活化細胞，使細胞再生，可減緩妊娠紋、皺紋，並且能改善肌膚鬆弛、斑點問題，也能預防乾燥肌、溼疹等問題的發生。

　　乳香精油還可用於幫助氣血流通並緩和疼痛。因為可幫助氣血流通，所以具有補氣與理氣的效果，不僅可疏通血瘀，也可使肝氣流通緩和焦慮、減輕壓力；用於疏通心氣上，可穩定內心，提供安定的力量，強壯心臟；當脾功能低落時，乳香精油也能補充脾氣。

　　乳香精油還具有收斂的特質，所以有「固攝」的作用，對於女性子宮出血或經血過量，能減緩其症狀；在分娩時，具有安撫作用，且可協助減緩產後憂鬱，以及減輕乳房發炎情形。

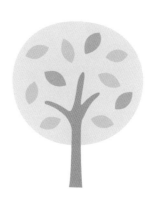

10 德國洋甘菊
Chamomile German

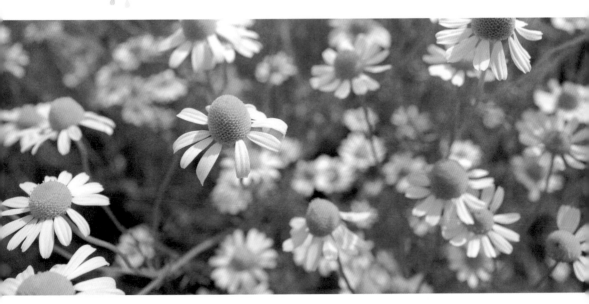

 西洋芳療

學　名	*Matricaria camomilla*
科　名	菊科
萃取部位	花
萃取法	水蒸氣蒸餾法
主要產地	埃及、摩洛哥、匈牙利、南斯拉夫
揮發速度	中

貼心提醒

妊娠初期應避免使用，對於菊科花卉過敏者需特別注意。

關鍵字

　　鎮痛、止癢、抗發炎、鎮騷癢、調整消化器官、失眠、精神不安

 漢方芳療

五　性	涼
五　味	苦、甘
歸　經	肝、心、脾

關鍵字

安神養心、解表、健脾、清熱、平肝、補陰、明目、理氣、止癢、止痛、祛風

精油特質

德國洋甘菊的學名「Matricaria」語源來自拉丁語的「子宮」，因此自古以來就時常被使用來調節生理期不順。

德國洋甘菊精油是一款具有香草類香味的精油，帶有一種青澀卻微甜的氣味，廣泛地被使用於化妝品、保養品及香水中；其香氣可緩和緊張、憤怒等負面情緒，使用後可放鬆心情，令人感到安心。尤其對於皮膚的調理很有幫助，例如皮膚癢、痘痘肌、燒傷，或是敏感肌膚的人想使用這款精油也都不成問題，對肌膚有活化、再生的功能，即使是嚴重曝曬後的肌膚同樣可以使用。

德國洋甘菊具有「理氣」的作用，所以對於「氣滯」所引起的焦躁、情緒不穩或失眠等現象有調節的作用，可以安定神經，使緊張的情緒獲得舒緩。此外，德國洋甘菊對於「肝」的調理特別有效果，無論是要滋補肝血或是疏泄氣，也都可以使用此款精油；比如壓力過大所造成的肝氣鬱結，會導致肝火旺盛，而有肩頸僵硬、心情起伏不定的症狀，就可以使用德國洋甘菊來改善類似的現象。而肝所對應的器官是眼睛，如果因為用眼過度，使得眼睛疲勞，造成肝血不足，也可以藉由這款精油進行修護。

另外，德國洋甘菊對於過熱的脾、胃有降溫的作用，所以暴飲暴食或食欲異常時，也可以藉由德國洋甘菊精油來調節。

在平時，我特別喜歡使用這款精油來提供給剛下班且壓力大的顧客，這些顧客通常會有因面對龐大壓力所造成的臉頰發紅、頭和耳朵燙燙的，且眼睛有血絲等狀況，而大部份有類似情形的顧客都是連續忙了好幾天，身心消耗且過度疲勞、晚睡，再加上過大的壓力而讓肝、心、脾的氣血流動不暢，這時如果以德國洋甘菊為主要精油，將可以提供平定肝火的能量，以冷卻像乾燒鍋子一樣的不適感，往往都會有很好的效果。

11 天竺葵
Geranium

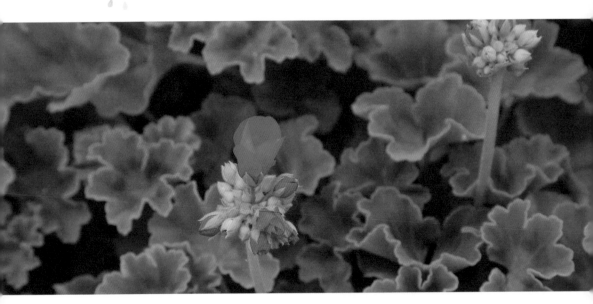

 西洋芳療

學　　名	*Pelargonium graveolens*
科　　名	牻牛兒苗科
萃取部位	葉
萃 取 法	水蒸氣蒸餾法
主要產地	法國、法國留尼旺島、埃及
揮發速度	中

貼心提醒

妊娠初期及生產前後的婦女應避免使用。

關 鍵 字

抗憂鬱、調整賀爾蒙、皮膚保溼、更年期障礙、利尿、消炎

 漢方芳療

五　　性	涼
五　　味	甘
歸　　經	心、腎

關 鍵 字

安神養心、補陰、補氣、補腎、通經、固攝

精油特質

　　天竺葵的香味有幾分類似玫瑰，所以廣受女性朋友喜愛。這種香草自古以來在非洲、歐洲就被廣泛運用，除了用於驅蟲以外，也常見於化妝品和香水的原料中。天竺葵的香氣是與玫瑰相似的女性味道，可以穩定起伏不定的情緒，也可以促使直覺變得敏銳，提升感受性和創造力，所以天竺葵精油是一款非常適合女性使用的精油。

　　在漢方芳療裡，天竺葵的香氣用於療癒「腎」的不適，「腎」與生殖有關，所以使用天竺葵精油有助平衡荷爾蒙，改善經前症候群、經期不順、更年期焦慮，和更年期的焦躁與熱潮紅等婦科症狀。天竺葵精油也會用於調節「腎陰虛」，以補腎的陰，對於腎陰耗損的人來說，天竺葵精油不僅可以補腎氣及固攝功能，還可以使人放鬆，解決失眠問題，對於生理功能更是有特別有幫助。若是腎陰虛的症狀嚴重者，會因為體內滋養和濡潤功能減弱，長久下來就會造成身體發熱、上火，這時就可以使用天竺葵精油來進行調節。

　　天竺葵精油常用於「補陰」，所以因熬夜、太過疲累所導致的「陰虛」，造成體內的津液不足時，就可用天竺葵精油來滋潤身體；因此，若是因為太勞累所導致的腎陰不足，運用天竺葵精油來補腎陰，也會有調節情緒的作用，可以幫助恢復精神狀態，解決失眠問題。

　　此外，天竺葵精油具有促進氣和血液循環的功效，並能有效調節神經痛、關節痛，而以天竺葵精油按摩，可以調節神經作用和荷爾蒙分泌。許多保養品也會添加天竺葵精油，因為天竺葵具有收斂、降熱、抗發炎的功效，並具有保溼的效果，所以非常推薦給乾燥性肌膚的人使用，乾癬、溼疹或痘痘肌、粉刺的朋友也都可以使用。

12 薑
Ginger

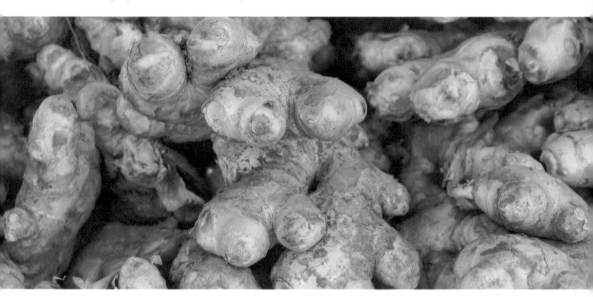

 西洋芳療

學　名	*Zingiber officinale*
科　名	薑科
萃取部位	根莖
萃取法	水蒸氣蒸餾法
主要產地	印度、中國、非洲、馬達加斯加
揮發速度	中～低

貼心提醒

敏感性肌膚使用時須特別注意。

關鍵字

增溫、調整消化器系統、提升免疫力、擴張血管

 漢方芳療

五　性	熱
五　味	辛、甘
歸　經	心、脾、肺、腎

關鍵字

化痰、解毒、解表、健脾、散寒、補氣、補腎、補陽、止嘔、和胃、行水、祛風

精油特質

　　薑一直以來在飲食生活上都扮演極重要的角色，它是非常重要的食材，也是占有一席之地的辛香料。當我們受到風寒，感到快要感冒時，長輩常會要我們盡快喝下一碗熱呼呼的薑茶，可見薑對於「驅寒」有很大的療效。薑精油的顏色呈現淡淡的琥珀色，並具有香草的香氣，可以溫潤身心，有益提高生命能量，使人產生行動力，且其可刺激五感的芳香，有助提升精神、專注力和記憶力，非常適合使用於工作場合和學習上。

　　薑精油可以促進血液循環，使身體暖和，如用於心氣虛或心陽虛的患者，可使原本發冷、畏寒、手腳冰冷的徵狀獲得緩解，這是因為薑精油可以溫煦心氣，恢復心陽。

　　除了用於心的調節外，薑精油也可用於暖脾、胃、肺、腎。脾氣虛時，使用薑精油，可以滋補脾胃功能，溫暖胃部，改善脾氣虛所造成的食欲不振、腹瀉或便祕等情形，以補充元氣、恢復體力。當肺受到外邪時的「風寒犯肺」徵狀，也是最常使用薑精油的情形之一，可透過薑精油來提高身體的溫度，促進排汗，藉以驅逐體內邪氣、寒氣侵肺的症狀。薑精油也被用於補腎陽，對於緩解下背痛與增強性欲，也有功效。

　　薑精油具有抗感染、發炎與鎮痛的功效，因此可使用在傷口和潰瘍上。但是，要特別注意的是，薑精油可能會妨礙睡眠，使用時必須留意。

13 肉桂
Cinnamon

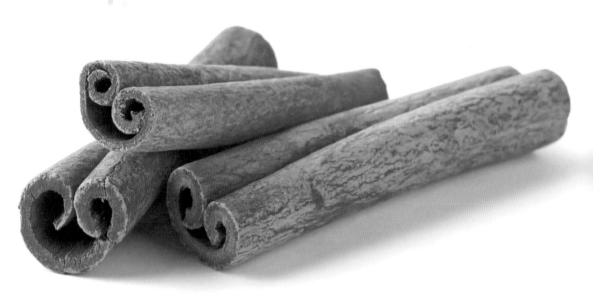

 西洋芳療

學　　名	*Cinnamomum zeylanicum*

科　　名　楠木科

萃取部位　葉或樹皮

萃 取 法　水蒸氣蒸餾法

主要產地　馬達加斯加、印度、斯
里蘭卡、印尼

揮發速度　低

貼心提醒

對肌膚刺激非常敏感者請勿使用、
孕婦請勿使用或少量使用。

關 鍵 字

加溫、促進血液循環、強壯、鎮痛

 漢方芳療

五　　性　熱

五　　味　辛、甘

歸　　經　心、脾、肺、腎

關 鍵 字

活血、健脾、散寒、補氣、補腎、
補陽、通經、止痛、固攝、祛風

精油特質

　　肉桂葉擁有沉穩的香氣，也是寺院經常使用的薰香植物，由於肉桂具有使心情恢復平穩、正向的特性，所以對於走不出過去陰霾、感到孤獨的人非常適合使用。

　　此外，肉桂因其特性，還有許多其他的功能，如：肉桂的香草氣味因為可以引發食欲，所以被廣泛運用於料理上；又由於其具有抗菌的功效，也可用於消除環境異味；除此之外，肉桂成分內所含的「丁香酚」具有抗黴菌的特性，放入鞋櫃、衣櫥，不但可以防蟲，還能預防黴菌生長，尤其特別適合在梅雨季節時使用。

　　在漢方芳療的使用上，肉桂精油具備超強的祛寒功能，可以說是感冒的特效藥，對於容易感到手腳冰冷、畏寒等屬於陽虛體質的人，都可以使用肉桂精油來調整體質。而對於剛受到風寒，有些微頭暈、鼻水、咳嗽的人就可盡快使用肉桂精油按摩。肉桂精油的能量可以使身體增溫，溫暖身體後可提升體內的陽氣。

　　肉桂精油具有消除寒冷的作用，可用於溫暖脾胃，所以有「陽虛」的人，可運用肉桂精油來改善症狀，讓身體溫潤，使氣血活化，也就可改善手腳冰冷等症狀。腸胃受寒所引起腹痛、食欲不振、嘔吐及腹瀉等也能有所改善；腸胃虛冷所引起的嘔吐、腹瀉、畏寒等亦有功效。此外，許多「氣虛」的徵狀都可以藉由肉桂精油的運用而獲得調理，又如「腎氣虛」，經由肉桂精油的能量，可以補充腎氣，活化固腎功能；用於改善「脾氣虛」，則可調節脾的統血與固攝功能；對於生殖系統的功能也有加強的作用，如性冷感、勃起功能障礙、早洩等。

14 葡萄柚
Grapefruit

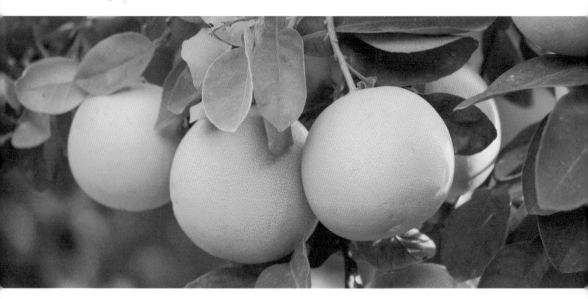

 西洋芳療

學　　名	*Citrus paradisi*
科　　名	芸香科
萃取部位	果皮
萃 取 法	壓搾法
主要產地	以色列、美國
揮發速度	高

貼心提醒

具有光毒性，使用後的十二小時內，請勿讓肌膚接觸到紫外線或曬太陽。

關 鍵 字

促進消化、抗憂鬱、恢復精神、減肥

 漢方芳療

五　　性	涼
五　　味	酸、苦
歸　　經	肝、脾

關 鍵 字

利溼、健脾、通便、理氣、疏肝、解鬱、祛風

精油特質

葡萄柚的味道清爽，在甜酸香味中又帶點微微的苦味，是非常受歡迎的柑橘類精油。

葡萄柚精油可去除心靈疲憊和沮喪感，令人精神煥發，產生出激發正面積極的能量；這是因為葡萄柚精油能促進氣在體內的循環，對於「氣滯」很有幫助，能改善焦躁、易怒及失眠狀態。

長期的壓力累積最容易導致肝氣不流通，這時就會形成肝氣鬱結，使得肝火旺盛，因而造成心情鬱悶、不舒暢，這時就需要葡萄柚精油來幫忙推進體內「氣」的循環。透過葡萄柚精油發揮其作用來改善鬱滯的肝氣，可以降肝火，因此緩和情緒上的焦躁與不安。當我們改善肝火太旺的情形後，對於月經不順、經痛，或是肩頸僵硬、反覆的便祕及腹瀉等情形也都有幫助，可見葡萄柚精油間接也對想減重者能提供一些助益。

當人體的脾氣虛時，最常見的身體反應就是「水腫」。體內的水分代謝與脾息息相關，當脾的功能減弱時，身體就容易蓄積多餘的水分造成水腫；此時，就可以混合使用能幫助排出多餘胃腸水分的廣藿香精油進行按摩最為合適。

除此之外，葡萄柚精油對於減緩「脾胃溼熱」的狀況也很有效果，當連續多日的雨天或梅雨季，以及炎炎夏日所造成的水分在胃中滯留情形，就可以藉由葡萄柚精油將體內多餘的熱氣及溼氣排出體外，以恢復脾胃的功能，使消化吸收的循環通暢，也有助於利尿。

在皮膚的保養上，葡萄柚精油可用於改善痘痘肌，還可用來消除異味。由於具備抗菌性，因此很適合在夏天時使用於泡澡或足浴中。

15 永久花
Immortelle

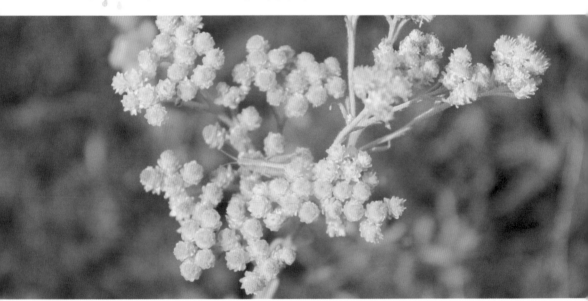

 西洋芳療

學　　名	*Helichrysum italicum*
科　　名	菊科
萃取部位	花
萃 取 法	水蒸氣蒸餾法
主要產地	義大利、法國
揮發速度	中

貼心提醒

妊娠期間應避免使用。

關 鍵 字

抗憂鬱、抗發炎、促進血液循環

 漢方芳療

五　　性	涼
五　　味	苦、辛、甘
歸　　經	肝、肺

關 鍵 字

化瘀、活血、清熱、理氣、補益肺
氣、疏肝、固攝、解鬱

精油特質

　　永久花，又稱為「蠟菊」。有人喜歡永久花有種帶著近似覆盆子的香味，但也有人認為它的香味苦甜參半，近似咖哩的辛香味。無論如何，永久花具有強大的消炎功能，因而常被用於皮膚調理上。

　　在漢方芳療的使用上，由於永久花精油可以「理氣」，所以能疏通原本不順暢的氣血循環，自然能改善因肝氣鬱結所造成的脾氣暴躁、情緒不穩，進而舒緩因壓力緊張所造成的肩頸與肌肉痠痛，使內心平和、療護心靈。

　　此外，它能促進「血」的循環，所以對於「散瘀」也有明顯療效，常用於改善瘀血、紅腫，及不小心擦撞所產生的傷口，並且具有美白、淡斑、淡疤的功能，是許多皮膚保養品特別喜愛的成分。而永久花精油的舒暢血流作用，也被認為可以消除因氣血循環不佳所造成的各種疼痛，如頭痛、經痛、肩頸痛等，也可有效改善身體的血液流通狀態惡化時，所產生的靜脈腫大等。

　　另一種常見的使用方式，是將永久花精油使用於處理主呼吸系統的肺部問題，它不僅可減緩呼吸道的不適，提高肺部功能，還能提高呼吸系統面對各種類型的感染時的防禦力，並降低胸腔壓迫感，特別適合於感冒或流感流行期間使用。

　　在進行按摩保養時，對於氣虛型體質的顧客，尤其是想要處理深層極僵硬的肌肉或痠痛的顧客，因為體質的關係，她們往往在精油按摩後，因深層的血瘀從體內代謝而產生不太美觀的瘀青，所以我會特別在調配的配方中加入具有化瘀功能的永久花精油。過往的經驗告訴我，永久花精油有很強的固攝及化瘀的效果，可以保護並避免血液從血管中洩出。可見其會增強統血作用，永久花精油的活血化瘀功能會對氣虛型體質的顧客發揮作用，能夠快速代謝瘀青。

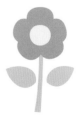

16 茉莉
Jasmine

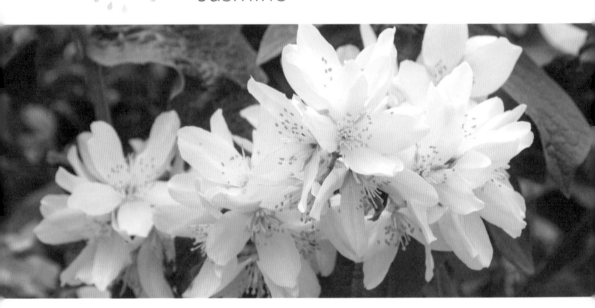

 西洋芳療

學 名	*Jasminum grandiflorum*
科 名	木犀科
萃取部位	花
萃 取 法	溶劑萃取法
主要產地	印度（北部）、埃及、法國、摩洛哥
揮發速度	中～低

貼心提醒

妊娠中婦女請勿使用。

關鍵字

強壯、強化生殖功能、促進情欲、安眠

 漢方芳療

五 性	平
五 味	甘
歸 經	心、腎

關鍵字

安神養心、補氣、補腎、通經、固攝

精油特質

　　茉莉是常見的植栽植物，因其具有濃烈的香味，且香氣非常優雅、持久，且具吸引力，其香味甚至被譬喻為精油中的「寶石」，所以在茉莉精油的使用上，即使少量使用，也可以展現相當的效果，由於香氣強烈，價格與玫瑰和橙花精油不相上下，自古以來就廣受歡迎。相較於玫瑰有「精油女王」之稱，茉莉則有「精油之王」的美稱，只要使用一點作為芳香劑，就能使人心情變開朗。

　　茉莉精油可以讓人恢復自信，使人重新擁有勇氣，獲得積極正面的態度；當感到情緒紛亂時，可以緩和情緒的不安、緊張、恐懼，使情緒恢復至平衡狀態。由於它有穩定精神的功能，所以對於調節心氣很有幫助，勞心勞力所造成的「心氣虛」而有心悸、胸悶、氣喘、疲倦無力與心神不寧，就可經由茉莉精油來幫助放鬆與支持心臟氣能，更甚者，則須以茉莉精油來溫補心陽，使我們的心情能恢復，並感到愉悅。

　　除了用於穩定情緒外，茉莉精油對於生殖及泌尿系統也有幫助。茉莉精油可促進「腎」的運作，而被視為具有「催情」的功效，可以釋放人類的原始需求，讓情欲達到深層放鬆，所以對於因太勞累，或壓力太大等因素所造成的經前症候群、性冷感、勃起功能障礙、早洩、改善更年期狀況等調節荷爾蒙的生殖系統問題，都可以獲得良好的調節，使性功能恢復協調。對於剛分娩後的婦女，茉莉精油還能幫助分泌乳汁，與改善產後憂鬱的情形。

　　茉莉具有保溼和抗炎效果，也是非常適合用來保養肌膚的精油。

17 杜松
Juniper Berry

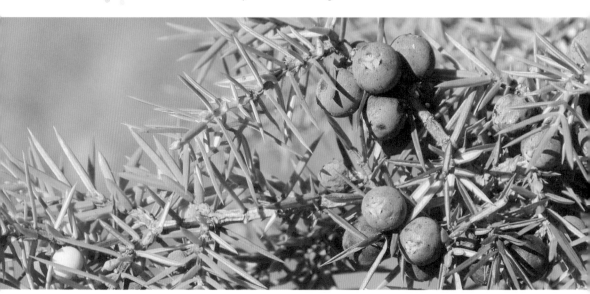

 西洋芳療

學　　名	*Juniperus Communis*
科　　名	柏科
萃取部位	漿果
萃 取 法	水蒸氣蒸餾法
主要產地	法國、義大利
揮發速度	高～中

貼心提醒

腎臟疾病患者、妊娠中婦女請勿使用。

關 鍵 字

利尿、排毒、消水腫、淨血

 漢方芳療

五　　性	熱
五　　味	鹹
歸　　經	腎

關 鍵 字

利溼、補氣、補陽、通經

精油特質

　　杜松精油帶有沉穩的木質香氣，令人彷彿沐浴在森林之中，其芳香可以淨化心靈，鎮定不穩的情緒，提高精神專注，使人獲得冷靜思考的力量，非常適合使用於工作場合或讀書上；也可以用於舒緩緊張，重新恢復活力與自信。

　　自古以來，杜松就被廣泛應用於各種場合，在法國，杜松還會被用來淨化醫院內的空氣。也由於其淨化精神的功效，因此常被使用於宗教祈禱儀式中。

　　就身體而言，杜松具有產生身體熱能的功效，所以可以溫暖、刺激身體。在漢方芳療的使用上，常把杜松精油用於利尿、排毒與消水腫，若身上的水分新陳代謝差、水液停滯，需要利溼時，杜松精油就會是個不錯的選擇；又比如腰痠腳冰冷的下肢水腫，就很適合用杜松精油來調理，可以改善口腔或身體溼黏、頭痛不適、身體浮腫的狀況。當身體有虛冷症狀時，如果是因為腎的保暖功能不好所引起的，就是腎陽虛的徵狀，這時也可以使用杜松精油，可以去除溼氣與改善虛冷的現象。

　　就肌膚的保養方面，杜松精油具有淨化的功效，可以抑制油性肌膚的皮脂分泌，並且能預防發炎和抵抗痘痘。然而，特別要提醒的是購買杜松精油時要格外注意，某些價格較便宜的杜松精油是萃取自針葉和木材，因此品質、香氣都較差，不建議使用於芳香療法中。

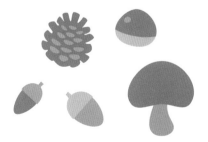

18 薰衣草
True Lavender

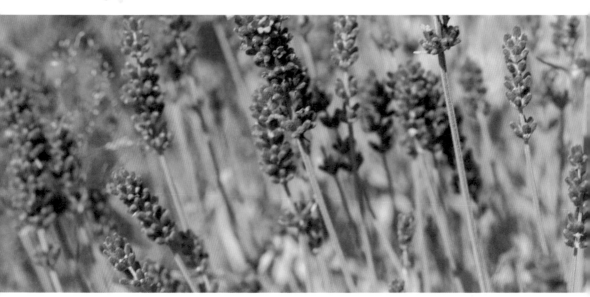

 西洋芳療

學　　名	*Lavandula angustifolia*
科　　名	脣形科
萃取部位	花、葉尖端
萃 取 法	水蒸氣蒸餾法
主要產地	法國、義大利、保加利亞
揮發速度	高～中

貼心提醒

妊娠初期應避免使用；大量使用時可能會有亢奮作用需特別注意。

關 鍵 字

鎮靜、抗憂鬱、抗菌

 漢方芳療

五　　性	涼
五　　味	苦、甘
歸　　經	肝、心

關 鍵 字

安神養心、活血、解毒、清熱、補氣、補血、理氣、通經、疏肝、止痛、解鬱、消腫生肌、舒筋活絡

精油特質

　　薰衣草精油是芳香療法中最常見的精油，也稱為「萬能精油」，使用範圍相當廣泛。它的香氣非常特殊，可以說是綜合了草本植物與花的香味，建議第一次體驗漢方芳香療法的人可以選擇薰衣草精油。

　　薰衣草精油是一款具有補血和理氣功效的精油。以補血功能而言，薰衣草精油可以加強血的運輸功能，所以血虛的人都可以使用薰衣草精油來讓體內的血液恢復正常功能。比如經血量少的女性朋友可以藉由薰衣草精油來補血，使血液循環變好；對於月經不順或有經前症候群的人也都能產生幫助。在理氣的作用上，薰衣草精油也能讓氣的循環變好，氣血若留滯於體內會造成身體疼痛，所以使用薰衣草精油可以有效緩解疼痛，尤其在心氣功能上，薰衣草有顯著的補益心氣功能，強化補血與理氣的作用，可以修正因心氣不足所產生的氣喘、胸悶與無力感。對於消除疲累與不適很有幫助，也能協助穩定情緒並統整思緒，鎮定心氣來幫助情緒恢復平靜。

　　薰衣草精油能活化副交感神經，調節自律神經的平衡，因而常用於使心靈平定，對於舒緩緊張和不安有很強大的放鬆效果，所以也常使用於一夜難眠、多慮、精神不穩的情形。薰衣草精油可以強化心臟功能，讓精神集中，並鎮定亢奮的心情；同樣地，對於肝氣不流通所造成的鬱結，也能產生暢通的效果，讓原有的緊張、易怒情緒可獲得平緩。

　　由於上述的這些特質，使得薰衣草精油常被認為是非常適合失眠、心悸或患有高血壓的人使用。除了可以補血理氣外，還能恢復神經的平衡，也能讓焦躁的情緒獲得控制。而它特有的消炎、鎮痛、使肌膚再生的功能，常被使用於舒緩肌肉痠痛、胃痛、經痛等，以及有效減緩燒傷帶來的疼痛，並且能使傷口較不易留下疤痕，即使是肌膚敏感的人也很適合使用。

19 檸檬
Lemon

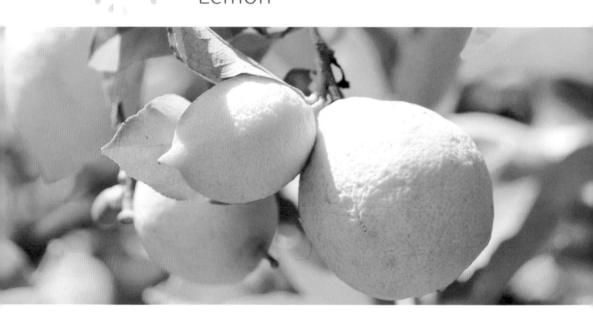

 西洋芳療

學　　名	*Citrus limon*
科　　名	芸香科
萃取部位	果皮
萃 取 法	壓榨法
主要產地	義大利、美國、西班牙
揮發速度	高

貼心提醒

光毒性，敏感肌膚需注意，使用在肌膚後避免日曬。

關鍵字

促進消化、便祕、強化肝臟、消除鬱結

 漢方芳療

五　　性	寒、涼
五　　味	酸、甘
歸　　經	肝、脾、肺

關鍵字

化痰、活血、利溼、健脾、清熱、通便、平肝、理氣、補益肺氣、疏肝、破氣消積、解鬱、排毒、祛風

精油特質

　　檸檬有著微酸卻清新、舒爽的香氣，可以強化肝功能，降低主情緒的肝火，使原本可能因工作勞累或壓力累積的肝火燥熱平息，具有「平肝」的作用，可以改善原有的焦躁不安的情緒。檸檬能強化肝功能，提高肝的氣血循環，當原本鬱結的肝氣能順利循環後，身體內的毒素也得以排除，所以也有很好的排毒效果。

　　檸檬精油還具有增強體內的氣流、血液循環的作用，可以提升免疫力，促進血液和淋巴的流動，排出老廢物質，活化白血球，改善高血壓，對於因血液循環不佳所造成的靜脈曲張與痔瘡的狀況也能獲得舒緩。

　　由於肝有助長主消化器官的脾功能的運作，因此當肝氣通順了，則脾氣也通順了，有助於排解因暴飲暴食、消化不良所產生的燥熱，減緩腸胃的淤滯，幫助排便順暢。

　　檸檬精油具有補充肺氣的功能，可藉此提高身體的防禦力，其具有極佳的抗菌力，可作用於空氣中的細菌；清新的香氣也有除臭功效，可以淨化屋內的空氣，使人維持神清氣爽，可預防感冒、流感、咽喉炎。若搭配茶樹精油或尤加利精油還能預防感冒。

20 紅桔
Mandarin

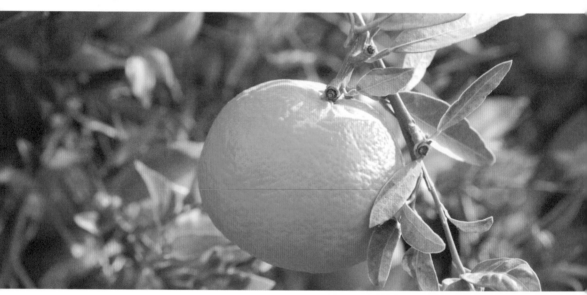

 西洋芳療

學　　名	*Citrus reticulate*
科　　名	芸香科
萃取部位	果皮
萃 取 法	壓搾法
主要產地	義大利、巴西、西班牙
揮發速度	高～中

貼心提醒

具有光毒性，使用後避免直接接觸
陽光或紫外線照光。

關 鍵 字

促進消化、舒緩焦慮、利尿

 漢方芳療

五　　性	溫
五　　味	酸、苦、甘
歸　　經	肝、心、脾

關 鍵 字

化痰、健脾、補氣、補陽、理氣、
疏肝、止嘔、和胃、行水、解鬱、
破氣消積

精油特質

　　酸酸甜甜的香味使得紅桔精油有種讓人覺得溫暖的感覺，其鎮定交感神經的功效特別強，可使精神穩定。在感到不安、困惑、失去自信心時，紅桔精油可以給予力量，使人變得開朗。

　　紅桔精油具有補氣與理氣的特性，所以很適合中氣不足的人用它來補充益氣，尤其用於主消化的脾氣虛時，沒有食欲、全身無力的狀況，營養也無法傳送到全身，尤其上半部，而導致頭暈目眩的情形，這時就可以使用紅桔精油來溫補脾氣、增進食欲、活化代謝，讓身體恢復健康。

　　紅桔精油也可用於補心氣，具有舒緩焦慮、放鬆的效果，常用於舒緩產後憂鬱，如果內心緊張、不安，或者因心事重重而有焦慮感，紅桔精油也能緩解急躁，讓心中多一點穩定的力量。因此，若有因壓力累積所造成的肝血、心血不足，導致低落失意的情緒需要一點平緩時，都可以使用紅桔精油穩定內心的精、氣、神。

　　紅桔精油還有軟化肌膚的作用，可以讓皮膚細緻光滑，促進肌膚再生，讓皮膚更健康。由於其味道溫和，是款無論老人、小孩、孕婦都可以使用的精油，深受許多人喜愛。

　　紅桔精油有一種神奇的功效，它有很好的調氣作用，所以到店的顧客正好因為上一個行程而忙到上氣不接下氣時，我就特別喜歡使用紅桔精油，可以使顧客內心頓時感到安全與溫暖，而且紅桔精油的香氣是無論男女老少都喜歡的，絕對可說是用來面對壓力的最佳精油。

21 馬鬱蘭
Marjoram Sweet

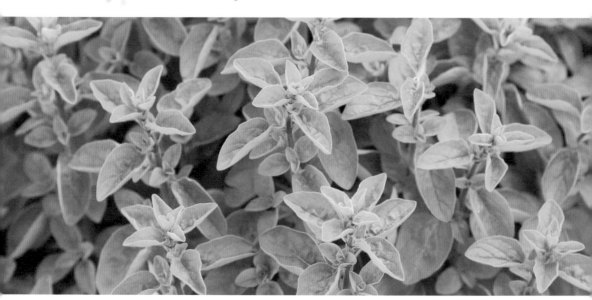

 西洋芳療

學　　名	*Origanum majorana*
科　　名	唇形科
萃取部位	葉、花、全株
萃取法	水蒸氣蒸餾法
主要產地	法國、埃及、突尼西亞
揮發速度	中

貼心提醒

應特別注意避免使用過量，以免產生麻痺；妊娠初期須避免使用。

關鍵字

鎮痛、鎮靜、加溫、調整消化系統

 漢方芳療

五　　性	溫
五　　味	辛、甘
歸　　經	心、脾、肺

關鍵字

安神養心、化痰、解表、健脾、散寒、止咳、補氣、補陽、通經、補益肺氣、平喘、祛風

精油特質

　　有著清新的香草氣息，還帶點微甜的木質香味是馬鬱蘭的特徵，它的香氣可以鎮定精神，緩和緊張和不安，讓心靈達到深度放鬆的狀態，想讓身心解放或是想舒服地睡上一覺時都可以使用馬鬱蘭精油。

　　馬鬱蘭精油可用於補陽氣，溫和的化解身體寒冷的症狀，還能改善因身體虛冷所造成的腹瀉、便祕、胃下垂等腸胃問題，並補充脾氣與脾陽；因為馬鬱蘭精油對於「脾」的作用明顯，所以對於脾氣虛所帶來的全身乏力與疲憊也能產生改善的作用，可以幫助身體恢復活力，讓因壓力而思緒過多的現象得以緩解並恢復平靜，使夜晚能安心入眠，所以馬鬱蘭精油也有安神作用，可使內心平靜、鎮定心臟的悸動，並促進血液迴圈，降低高血壓。

　　馬鬱蘭精油也能促進體內的氣血循環，減緩因身體寒冷所造成的肌肉疼痛、關節炎等問題，並且能調節月經週期，也有抑制性欲的作用。

　　當身體有強烈的受寒症狀時，馬鬱蘭精油可以補肺氣，加強呼吸系統的防禦功能，預防肺部感染，幫助去痰，減緩咳嗽、喘氣與支氣管不適等，使呼吸更加舒暢。

　　吃了太多生冷食物像是生魚片或是較寒的瓜類蔬果，導致腸胃寒冷、腸胃不適而消化不良；或是因寒冷所導致的肌肉緊繃，有類似這些症狀的時候，我最喜歡用馬鬱蘭精油來處理，它有暢氣的功能，處理「寒證」最適合不過，不但可以溫暖身體、促進氣能流動，也很適用於寒氣入體而寒顫不止的感冒初期呢！

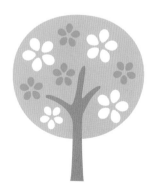

22 香蜂草
Melissa

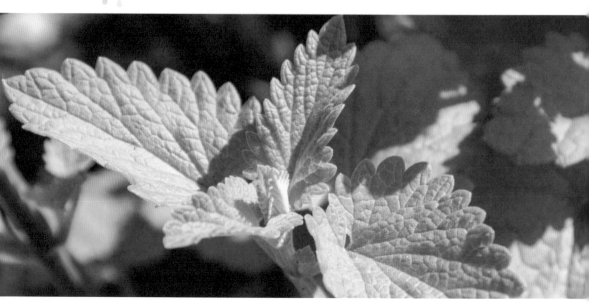

 西洋芳療

 漢方芳療

學　　名	*Melissa officinalis*
科　　名	脣形科
萃取部位	花、葉
萃 取 法	水蒸氣蒸餾法
主要產地	義大利、法國、英國、愛爾蘭
揮發速度	中

貼心提醒

妊娠中應避免使用；青光眼患者使用時需注意；對皮膚具有刺激性，請以低濃度使用。

關 鍵 字

鎮靜、助眠、鎮痛、抗發炎

五　　性	涼
五　　味	酸、甘
歸　　經	肝、心、脾

關 鍵 字

安神養心、化瘀、活血、健脾、清熱、平肝、補氣、理氣、疏肝、止痛、止嘔、和胃、解鬱

精油特質

　　有「檸檬香脂」美稱的香蜂草，具有香甜及與檸檬相似的清爽香氣。因為香蜂草中的檸檬香脂具有安神作用，因而這款精油常被使用於處理心臟的問題，並藉此提供平靜與穩定的睡眠。運用香蜂草精油來幫助主神智的心是很聰明的作法，香蜂草有幫助心氣平衡，促進血液循環的作用，讓營養可以順利運補到全身，以減緩身體的疲憊，使氣血通順，讓心臟可以正常且規律的跳動，舒緩心悸、降血壓，使人能安穩入眠。因年齡增大或疲勞所造成的體力下滑，或因焦慮感強烈而身體無力所產生的情緒低落，都可藉由香蜂草精油來使身體的氣血調和，以恢復開朗的心情。

　　因肝氣鬱結所造成的易怒、焦慮、鬱悶、緊張，或情緒不穩、煩躁，甚至胸悶、肩頸僵硬等情形，香蜂草精油也能藉由疏通肝氣，使身體的這些症狀獲得緩解；此外，因肝氣不流通而產生的經期不順或更年期不適等，也能因此獲得改善，可調節月經週期，幫助調節女性的經期排卵正常。在漢方芳療的使用上，也會把香蜂草精油運用於安撫情緒、減緩沮喪，使人心靈平和、穩定。

　　香蜂草精油也有助於主消化系統的脾功能，可以改善因為壓力而導致的食欲不振、胃痛、下痢或便祕等消化系統相關問題，有助於胃部的消化功能，幫助減輕反胃、消化不良、脹氣、嘔吐等情形。

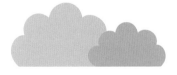

23 橙花
Neroli

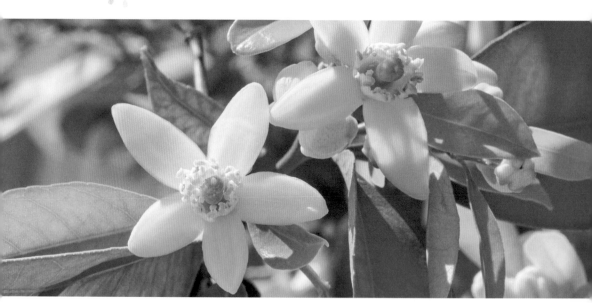

 西洋芳療

學　　名	*Citrus aurantium*
科　　名	芸香科
萃取部位	花
萃 取 法	水蒸氣蒸餾法
主要產地	西班牙、突尼西亞、摩洛哥、義大利
揮發速度	高～中

貼心提醒

妊娠初期請謹慎使用。

關 鍵 字

鎮靜、抗焦慮、保養皮膚、促進消化

 漢方芳療

五　　性	涼、平
五　　味	酸、苦、甘
歸　　經	肝、心、脾

關 鍵 字

安神養心、健脾、補陰、補氣、理氣

精油特質

　　橙花精油屬於柑橘系精油，價格不斐。橙花精油有香甜的花香味，且具有柑橘系精油的清爽和明亮感，同時又兼具花朵的優雅別緻，是經常使用在肌膚保養上的精油，有助於肌膚的新陳代謝。

　　想要使身心放鬆、感覺愉快或好好入眠時，建議使用橙花精油以去除體內的滯氣，因為橙花精油可以促進體內氣的流通，改善體內的氣流，尤其是長年的壓力累積，導致肝氣鬱滯，使用橙花精油就可以減緩焦慮與失眠的症狀，舒緩生活型態所帶來的疲憊、壓力等，讓全身重新充滿新能量，所以橙花精油對於安定心神很有幫助；對於有心血虛、心陰虛等症狀的人，使用橙花精油將有助於改善心悸、心煩、盜汗、臉部潮紅等症狀，可以補心血、心陰，並冷卻過熱的心火。

　　因壓力而導致肝發生異常時，主消化器官的脾功能也會開始下降，使消化吸收功能減弱，而造成脾氣虛的現象，而有食欲不振、消化不佳、身體疲累的狀況，透過橙花精油，對於脾胃不適也能有所改善，可減緩便祕、胃痛、腹瀉及食欲不振等問題。

　　由於橙花精油具有促進皮膚新陳代謝的功效，因此可用來預防老化、色素沉澱、改善敏感症狀，使得橙花精油在肌膚保養方面也可發揮功效，並且常用於減少妊娠紋與靜脈曲張。

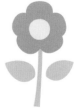

24 甜橙
Orange Sweet

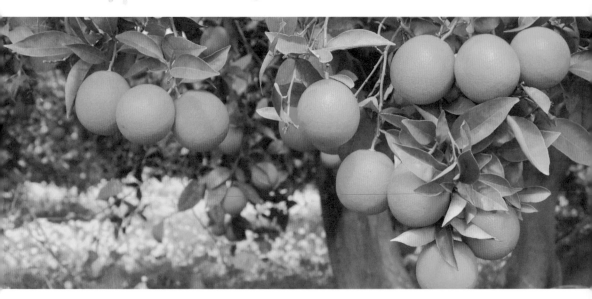

西洋芳療

學　　名	*Citrus sinensis*
科　　名	芸香科
萃取部位	果皮
萃 取 法	壓榨法
主要產地	義大利、巴西、西班牙
揮發速度	高

貼心提醒

敏感性肌膚注意使用。

關 鍵 字

促進消化、恢復精神、增強活力、
釋放憂鬱的情緒

漢方芳療

五　　性	平、溫
五　　味	酸、甘
歸　　經	肝、脾

關 鍵 字

健脾、補氣、理氣、疏肝、解鬱、
祛風

精油特質

　　甜橙原產於中國，一直被當作是重要的藥用植物使用，新鮮柑橘的酸甜香氣最能幫助鬱悶的心靈馬上充滿活力、恢復元氣，可以讓人精神快速放鬆，對於舒緩肌肉痠痛也能提供幫助。

　　甜橙具有補氣與理氣的效用，用於補肝氣，可以舒暢淤塞的肝氣，如有因壓力而引起的肝氣鬱結而出現焦燥、易怒、情緒不穩與緊張等現象，就可以使用甜橙精油來使精神穩定，壓力獲得緩解。當自律神經失調時，也可以使用甜橙精油來讓自己的精神狀態恢復平衡，可漸進的舒緩因焦慮而產生的失眠狀況。

　　除了補足肝氣外，甜橙精油也有促進滋補肝血的作用；當肝與心血不足時，精神狀態容易失去穩定，這時就需要穩定肝氣來讓身體恢復精神、氣的循環能暢通，以避免夜晚難以入眠。尤其肝氣因壓力而氣滯時，可能連帶產生食欲不振、消化不良等症狀，這樣的症狀即為「肝氣犯胃」，當壓力過大時，容易引起肝火過旺，導致脾功能低下造成反覆便秘或拉肚子、食欲不振等腸胃問題，由於肝功能又與脾胃相關，使用甜橙精油也將有助於改善鬱滯的肝氣，紓解脾胃問題。

　　若是遇到肝氣犯胃的狀況時，我喜歡運用甜橙精油搭配香蜂草精油進行調配，並以調配後的精油幫顧客進行全身按摩。

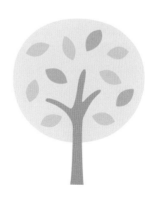

25 廣藿香
Patchouli

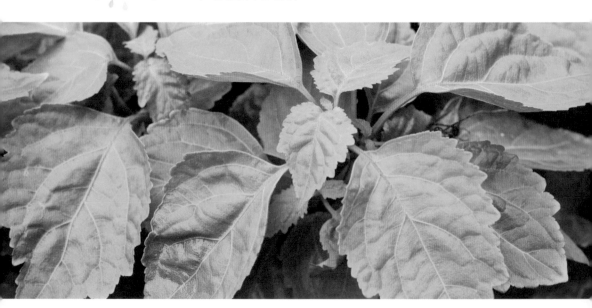

 西洋芳療

學　　名	*Pogostemon cablin*
科　　名	脣形科
萃取部位	葉
萃　取　法	水蒸氣蒸餾法
主要產地	印度、馬來西亞、印尼、馬達加斯加
揮發速度	低

貼心提醒

少量有鎮靜作用，多量則可達刺激或產生亢奮作用。

關　鍵　字

袪溼、噁心、下痢、便祕、增強淋巴活力

 漢方芳療

五　　性	平、溫
五　　味	辛、甘
歸　　經	心、脾、肺

關　鍵　字

安神養心、利溼、健脾、通便、補氣、止癢；固攝、止嘔、和胃

精油特質

　　廣藿香對於歐美人士而言是具有東方異國情調的香味。因為香氣濃郁，帶有類似泥土的土地味道，所以並非是每個人都喜歡的氣味，不過，對於喜歡這種味道的人而言，其實是非常療癒的味道。由於香氣帶有土地的感覺，具有穩定的功效，可以緩解因緊張或擔心憂慮而緊繃的心理狀態，令人重拾心靈活力，變得積極，更可促進展現創造力。

　　廣藿香精油用於「祛溼」療效明顯，對於水分滯留的排除與利尿特別明顯，尤其適合用於高溫多雨的季節。例如在身體內外都很溼的梅雨季或雨天，常常會有累累的、做事很不帶勁的感覺，因為身體溼氣重，使得食欲不振、精神頹靡，甚至有腹瀉、便祕等情形，其實這就是溼氣造成體內的脾也太溼的情形。脾喜歡乾燥，使用廣藿香精油來除溼是最好不過的！可減緩腸胃水分太多的情形，並且改善噁心感、消化不良，或腹瀉、便祕等情形。

　　廣藿香精油也可加強肺功能，所以對於與肺相關的皮膚也很有幫助。廣藿香亦具有抗菌及抗發炎作用，有收斂與促進傷口結疤的功能，因此可改善痘痘肌和泡疹問題，有效鎮定皮膚發炎，以及抑制皮膚搔癢及溼疹、靜脈瘤。

　　這是我很常用在顧客身上的一款精油，尤其是溼氣很重且精神顯得懶洋洋的顧客，他們往往吃得不多，但是卻又瘦不下來。遇到這種身材微胖類型的顧客，我就會使用廣藿香精油來調節他脾胃之氣不足的情形，透過強健脾胃來去化身體過多的溼氣。這種具有溼寒困脾體質的顧客，通常在保結束後會特別想跑廁所尿尿，此外，保養後多會反應身體受得比之前靈活許多呢！

26 薄荷
Peppermint

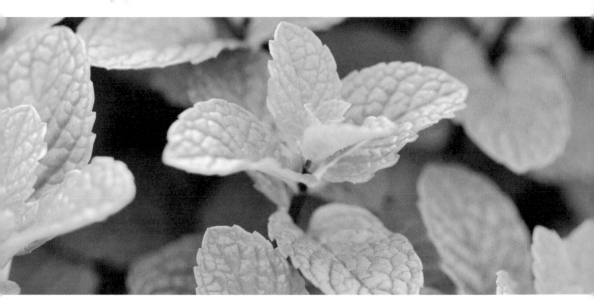

 西洋芳療

學　　名	*Mentha x piperita*
科　　名	脣形科
萃取部位	葉、全株
萃 取 法	水蒸氣蒸餾法
主要產地	義大利、法國
揮發速度	高

貼心提醒

妊娠中或哺乳期應避免使用；高血壓、癲癇者請勿使用；對於肌膚的刺激性較強，建議少量使用。

關 鍵 字

調整消化系統、調整體溫、鎮痛

漢方芳療

五　　性	寒、涼
五　　味	辛、甘
歸　　經	肝、脾、肺

關 鍵 字

化痰、解表、健脾、清熱、明目、理氣、疏肝、和胃、解鬱、利咽、祛風

精油特質

　　薄荷精油的香氣爽快、充滿清涼感，是廣為使用且被熟知的一款精油，屬於日常生活中普遍且味道非常強烈的精油。

　　薄荷精油特質是熱時清涼、冷時暖身，這樣的特性使得使用剛開始使用薄荷精油時會覺得身體暖和，但由於其為涼性，所以最後會使身體變冷，讓情緒爽快，可以抑制發燒與黏膜發炎，並且促進身體排汗，以驅散感冒。因而在漢方芳療的使用上，薄荷精油常被用於辛涼解表上，可幫助降火，讓心情變得愉快。亦可用來驅散風熱、清爽頭腦、疏肝解鬱、暑邪等，也常使用於擴張血管並促進發汗，並用於對抗感冒，所以薄荷精油對於發熱性的感冒初期，或因發熱造成的呼吸器官問題皆可發揮作用。也由於薄荷精油有這樣的特質，所以被認為是有益於呼吸道的精油，除了感冒外，對於鼻塞、鼻涕黏稠、鼻竇炎、支氣管炎、肺炎等也都能產生幫助。

　　薄荷精油的另一個主要功能是在消化系統上，它可以促進肝氣循環並作用於脾，如有脾胃溼熱的情形，造成口腔溼黏且有苦味，並且有食欲減退、噁心想吐、腹部悶痛不舒服的狀況；或是因暴飲暴食而造成脾胃熱火上心所帶來的消化不良、反胃、噁心等，都可以使用薄荷精油，藉由其能量發揮作用來調節脾臟功能，避免溼氣與熱邪阻礙脾胃的正常運作。除此之外，對於因壓力所造成的腹瀉、胃腸絞痛等也都有舒緩的作用。

　　由於薄荷精油的味道可以令人清醒、抑制怒氣、穩定情緒，還可以活化腦部，對於需要長時間開車的人而言，可以說是最佳良伴，感到疲憊時，薄荷精油具有提神醒腦的效果，可以發揮立即的作用力。再加上薄荷精油還可以促進體內氣體循環，改善頭痛、發熱、肌肉疼痛，具有抗菌功效；就皮膚而言，它具有抑制發炎的功效，可在日曬後使用，也難怪薄荷精油可說是最被大眾所熟知的一款精油。

27 松針
Pine Needle

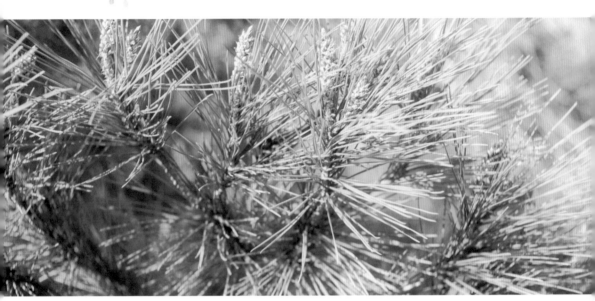

 西洋芳療

學　　名	*Pinus sylvestris*
科　　名	松科
萃取部位	針葉
萃 取 法	水蒸氣蒸餾法
主要產地	芬蘭、法國、奧地利
揮發速度	高～中

貼心提醒

孕婦、哺乳期婦女應避免使用；肌膚敏感者，請斟酌使用。

關 鍵 字

提升免疫力、殺菌、呼吸系統疾病、增強體力

 漢方芳療

五　　性	溫
五　　味	辛
歸　　經	肺、腎

關 鍵 字

化痰、利溼、解表、止咳、補氣、補腎、補益肺氣、止痛、行水

精油特質

　　松樹自古以來就是日常生活中重要的木材，松針精油即是由松樹的針葉所萃取而出；然而稱為松針精油的種類有很多種，購買時請務必確認學名為「Pinus sylvestris」，以免使用到具有毒性的精油。

　　松針精油具有清新、舒適的香氣，聞起來宛如沐浴在森林浴中，可以洗滌心靈，使人打開心胸，一掃悲觀情緒，並重拾自信。

　　在漢方芳療的使用上，松針精油主要可用於改善呼吸器官，加強肺部的防禦功能，並有提高免疫力的作用，預防感冒，減輕鼻部呼吸不順暢，包含鼻炎、支氣管炎、鼻塞、鼻水，或咳嗽，也有清肺與化痰的功能，可在使用松針精油時試著深呼吸，讓呼吸系統更順暢。

　　既然松針精油可有效幫助肺功能，肺又與皮膚密切相關，所以對於改善肌膚上，松針精油也能發揮其效能，其抗炎、殺菌功效，可以有效緩和異位性皮膚炎、溼疹等症狀。

　　松針精油亦可對腎功能提供幫助，如改善泌尿系統、生殖器官的不適症狀，對於膀胱炎、攝護腺炎也有幫助，還能刺激腎上腺，讓身體重新充滿力量。

　　除了上述之外，松針精油還有「利溼」的功效，可以將體內多餘的水分排除，有利尿、排汗的作用，可以將體內的病邪透過排泄的方式，將病邪排出體外。

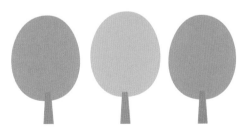

28 羅文莎葉
Ravintsara

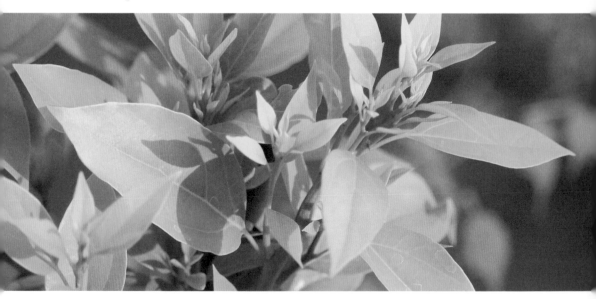

 西洋芳療

學　名	*Cinnamomum camphora ct.* *1.8-cineole*
科　名	楠木科
萃取部位	葉
萃 取 法	水蒸氣蒸餾法
主要產地	馬達加斯加、澳大利亞
揮發速度	高

貼心提醒

妊娠期間避免使用。

關 鍵 字

增強免疫力、抗發炎、恢復精神

 漢方芳療

五　性	溫
五　味	辛、甘
歸　經	心、肺

關 鍵 字

安神養心、化痰、解表、止咳、補氣、衛氣、補益肺氣、散寒

精油特質

第一次聞到羅文莎葉精油，不了解的人可能會誤以為是尤加利，因為兩者的氣味有幾分神似；羅文莎葉精油氣味是帶著辛香，同時具有溫和感的香草氣息。

羅文莎葉精油最常用於主呼吸系統的肺部調節上，可以杜絕因寒風侵襲造成的感冒症狀，對於已經感染的感冒，也能和緩感冒的症狀，如緩解感冒時的鼻塞、打噴嚏等身體不適，具有補充肺氣的作用，增強防禦系統與免疫力。尤其出現感冒初期的畏寒、手腳冰冷等感冒症狀，及早使用羅文莎葉精油就可以達到預防的效果；面對流行性感冒的急性症狀時，則能緩解氣喘、支氣管炎、咳嗽等問題。

想要補充心氣，使氣血循環功能順暢時，也不要忘記羅文莎葉精油。它對於發冷、虛冷，血液循環不順暢的女性，具有促進循環和紓解肌肉疼痛的作用。由於羅文莎葉精油也能在主神智的心功能方面發揮作用，所以如果有因焦慮不安、壓力、慢性身心疲勞而失眠的狀況時，可藉由羅文莎葉精油的能量達到鎮定、平穩情緒的效果，使人能安穩入睡。若遭遇重大的精神壓力或打擊時，心靈上因驚嚇、害怕而情緒不穩定，亦可透過羅文莎葉精油來補足心氣，加強心臟的運作，以增強勇氣與信心，面對外來的各種刺激。

除了補充肺氣與心氣外，羅文莎葉精油也常用於抑菌、殺菌，它能抵抗病毒，常用於減輕各種泡疹所帶來的疼痛，如口唇泡疹、帶狀泡疹，以及生殖器的泡疹病毒。

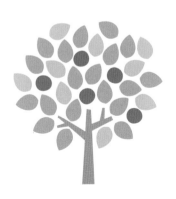

29 迷迭香
Rosemary

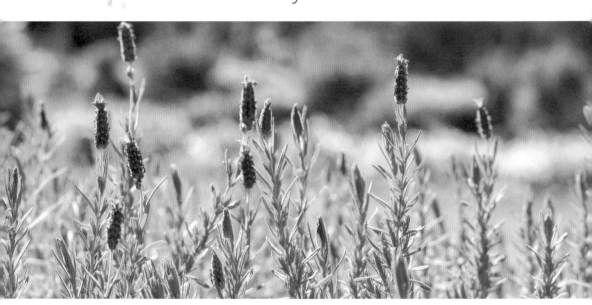

 西洋芳療

學　　名	*Rosmarinus officinalis*
科　　名	脣形科
萃取部位	花、莖葉
萃 取 法	水蒸氣蒸餾法
主要產地	法國、摩洛哥、突尼西亞
揮發速度	中

貼心提醒

高血壓者需注意使用量，妊娠初期盡量避免使用，嬰幼兒、癲癇者請勿使用。

關 鍵 字

促進血液循環、提升記憶力、免疫力

 漢方芳療

五　　性	溫
五　　味	苦
歸　　經	肝、心、脾、肺

關 鍵 字

化痰、活血、健脾、補氣、補陽、理氣、衛氣、通經、和胃

精油特質

　　迷迭香具有強烈的香氣，它的最大特色是香氣清新，具有醒腦效果。所以，自古以來就被視為是種可以提高專注力與記憶力的植物，即使少量也能發揮醒腦的強大功效。另外，也可強化主神智的心氣，讓腦部的氣血循環暢行無阻、動腦快速且思緒清明，也因此常被運用於頭部的相關產品，如洗髮精，藉以改善頭部的血液循環。若是心陽虛所造成的疲倦、無力感，也可使用迷迭香來補足心陽，以獲得改善。

　　迷迭香也常運用於氣血循環。因循環不良所導致的心悸，或氣色不佳，也可透過迷迭香來調整身體，保暖身體，增強體內的陽氣，強化心臟的脈動，因此也具備改善心臟疲勞、手腳虛冷、肩頸痠痛、肌肉僵硬、低血壓與風溼痛、經痛的功效。

　　此外，迷迭香還具有加強免疫力的功能，強化肺部並去痰，可以保護支氣管，避免吹風受到外邪的傷害，減少手腳冰冷的不適感。

　　當面對臉色暗沈或脣色不佳的顧客時，我會先詢問以了解他近期的生活狀況，若是屬於血瘀型的顧客，就常見因血液循環不佳導致身體肌膚了無生氣，那麼整體氣色就會顯現不好的狀態。遇到這樣的顧客時，我常會使用迷迭香精油搭配永久花精油，因為永久花精油具有可促進血液循環的特質，所以兩者相加之下，對於血液循環的作用相得益彰，將其塗抹於全身並加以按摩，可使血液循環變得順暢，具有強化活血的功能。

30 玫瑰
Rose Otto

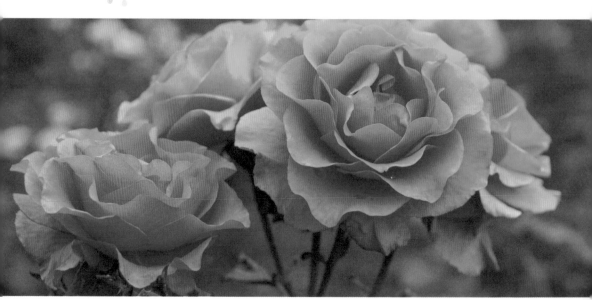

 西洋芳療

學　名	*Rosa damascena*
科　名	薔薇科
萃取部位	花
萃取法	水蒸氣蒸餾法
主要產地	保加利亞、土耳其
揮發速度	中～低

貼心提醒

低溫時會硬化，避免在懷孕、哺乳期間使用。

關鍵字

調整荷爾蒙、保養肌膚、活化細胞、增加性功能

 漢方芳療

五　性	涼
五　味	苦、甘
歸　經	肝、心、腎

關鍵字

安神養心、活血、平肝、補陰、補腎、理氣、通經、疏肝、止痛

精油特質

玫瑰有「花之女王」的稱號，由於玫瑰的香氣常被認為洋溢著幸福的味道，而被認為是愛情的象徵，可以撫慰心靈，使人感到無限幸福。情緒低落時，可有助於提升情緒，放鬆心情。玫瑰精油的使用範圍廣泛，常運用於芳香療法、肌膚保養、頭髮保養、香水及泡澡中。

除了心靈之外，對於身體和肌膚也可產生良好效果。如可刺激腦下垂體和丘腦下部，調整荷爾蒙平衡，強化子宮健康。在女性的一生中，無論是青春期、成人期、懷孕、更年期及老年期皆受用，是一種可以強化生殖功能的精油，可以減緩老化，對於不孕或勃起障礙也有幫助。

此外，玫瑰精油還適用於各年齡層的肌膚，可恢復肌膚 Q 彈度，保持潤澤，有效調理痘痘肌、乾燥肌，改善皺紋、斑點、色素沉澱等問題肌，尤其可使熟齡肌變得年輕，提升美肌力！

玫瑰精油還可以穩定心智，使思緒安定，協助冷卻因壓力而產生的心火與肝火，安撫情緒低落的心情，避免憂鬱、煩躁感。且有促進血液循環，淨化血液的作用，可改善經痛與月經不順的情形。

31 花梨木
Rosewood

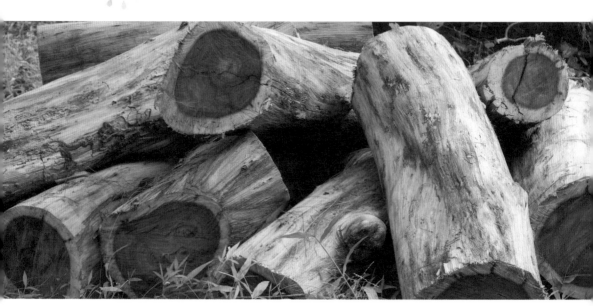

 西洋芳療

學　名	*Aniba rosaeodora*
科　名	樟木科
萃取部位	木部
萃取法	水蒸氣蒸餾法
主要產地	巴西
揮發速度	中
關鍵字	

肌膚保養、增強免疫力、鎮靜

 漢方芳療

五　性	涼
五　味	辛、甘
歸　經	心、肺、腎
關鍵字	

安神養心、補陰、補氣、補腎、衛氣、通經

精油特質

　　花梨木的氣味是一種清爽的木質香氣，且充滿生命的力量，具有補氣與增強身心的能量，可以幫助振奮低落的情緒。當感到沮喪時，可以使人從過去的困擾中釋放出來，恢復精神，且變得積極開朗，所以有鎮定心智的功能，使人產生愉悅與放鬆的感受。若是因生活作息不正常，或是壓力太大、睡眠不足，也都可以藉由花梨木精油來進行調整，可以補充身體所需的正能量，幫助回復元氣。

　　花梨木精油還可以強化主生殖的腎，改善泌尿器官與女性的婦科問題，提高生殖機能，是很好的催情劑，能有效提高性欲，增加受孕能力。

　　花梨木也能加強肺功能，對於支氣管等呼吸系統問題也能進行修護，可以紓解喉嚨發癢不適等症狀。

　　此外，花梨木精油還可用在肌膚保養上，可以有效鎮定發炎的肌膚，改善皮膚炎、痘痘肌，並減緩肌膚老化、皺紋、妊娠紋增生等問題，維護肌膚的光澤與彈性。

　　花梨木精油時常被我拿來運用在更年期或是熟齡肌的顧客身上，這些顧客的肌膚表現呈現老化現象，這是由於面對更年期前後，身體的陰不足，顯現身體呈現「陰虛」的狀態，不僅缺少水分的滋潤，而且喪失光澤。這時就可以使用花梨木精油搭配玫瑰精油來進行臉部保養按摩，透過這兩種精油的搭配，可使肌膚恢復滋潤。最另人欣慰的是，這種溫和而芬芳的香氣，顧客不但非常喜歡，更重要的是，在保養後總會感受到滿滿的幸福感。

32 檀香
Sandalwood

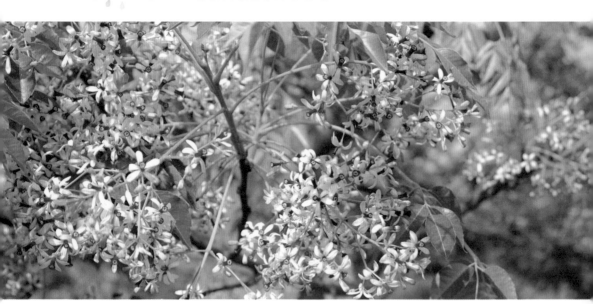

 西洋芳療

學　　名	*Santalum album*
科　　名	白檀科
萃取部位	材心
萃取法	水蒸氣蒸餾法
主要產地	印度、印度尼西亞
揮發速度	低

貼心提醒

妊娠初期應避免使用；香氣持久，較難以消除，建議酌量使用。

關鍵字

鎮靜、利尿、舒暢心靈

 漢方芳療

五　　性	涼、平、溫
五　　味	辛、甘
歸　　經	心、脾、肺、腎

關鍵字

安神養心、化痰、活血、利溼、健脾、止咳、補氣、補腎、理氣、止痛、固攝、行水、祛風、化瘀

精油特質

　　檀香精油具有濃厚而甘甜的木質香氣，其香味容易使人聯想到靜謐的氛圍，因此檀香精油也可說是最能緩和緊張的精油之一。許多與冥想相關的課程，會將檀香作為薰香使用，希望能藉此使心靈達到深度的平靜。

　　檀香精油可改善氣與血的循環，有調節身體水分平衡並改善津液循環的功能，有補陰與利溼的作用，無論是針對身體的氣、血、水都能發揮作用。

　　檀香精油具有潤肺的功能，當肺部因不夠溼潤，尤其是燥性感冒所引起的喉嚨痛或乾咳等呼吸系統的問題時，就可使用檀香精油來改善。對於胸腔感染所引發的支氣管炎，或黏膜發炎時，檀香精油也能緩解不適。

　　因心血循環不良、血脈閉塞，而導致的無力感或倦怠感，造成元氣喪失、血液循環變差，感到呼吸困難或畏寒時，或總是思慮太多感到焦慮而情緒浮躁無法靜下心時，這些因心血瘀阻而產生的症狀就可藉由檀香精油的能量，來產生活血化瘀的作用，可以緩解頭痛、失眠等精神興奮狀態，讓心靈沉穩下來，對於緊張的神經也有鎮定的功能。

　　由於其活血化瘀的功能，當面對脾不統血時，檀香精油可以益氣攝血，如有皮下容易出血、瘀青，或有流鼻血、牙齦、痔瘡出血、月經過多等現象時，也可使用檀香精油改善這些症狀。

　　檀香精油還能滋補主泌尿與生殖功能的腎，對於補足腎陰有很大的幫助，其影響所及除了改善泌尿系統外，還可清血抗炎，並有催情的作用，可改善性冷感與性無能，對於男性可減緩早洩症狀，對於女性則能促進陰道濕潤，並使經血量正常。

　　檀香精油還能強化負責消化系統的脾，進而改善消化不良、嘔吐、反胃、腹絞痛的情形。

33 茶樹
Tea Tree

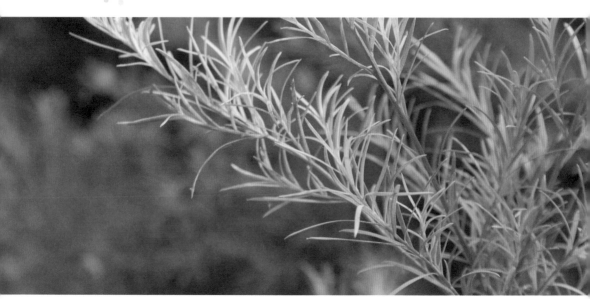

 西洋芳療

學　　名	*Melaleuca alternifolia*
科　　名	桃金孃科
萃取部位	葉
萃 取 法	水蒸氣蒸餾法
主要產地	澳大利亞
揮發速度	高

貼心提醒

對皮膚可能會造成刺激，塗抹於身上的敏感部位時需特別注意。懷孕初期建議避免使用。

關 鍵 字

提升免疫力、抗菌、殺菌消毒

 漢方芳療

五　　性	溫
五　　味	苦、辛
歸　　經	心、肺

關 鍵 字

活血、解毒、補氣、理氣、補益肺氣

精油特質

　　乾淨、清爽的清新香氣使茶樹有許多用途，最常見於淨化空間，打造良好的居住環境。

　　在漢方芳療中，茶樹與薰衣草都是最常使用、非常重要的精油，對多數人而言，也可說是比較容易熟悉上手的精油。

　　茶樹精油不僅可補肺氣、促進體內氣的流動、促進血液循環，提升免疫力，並且可預防感冒和流感，擊退病毒，提升呼吸功能，增強身體防禦能力。當身體因肺部功能減弱而產生咳嗽、氣喘、喘鳴等情形，都可以使用提升身體氣能的茶樹精油來改善。又如肺部受到風寒時，茶樹精油則具有良好的抗菌、抗病毒功效，可以驅走入侵的病邪，避免呼吸系統的感染症狀，並抑制病原體，如流感、感冒。此外，像花粉期、季節交替時節，都可以使用茶樹精油來保護肺部，補充肺氣，避免花粉及病毒傷害肺部及身體。

　　茶樹精油強烈的抗菌效果常被使用於肌膚保養上，茶樹精油對皮膚的刺激性較小，如可有效解決細菌和真菌引起的皮膚炎、化膿傷口、痘痘肌等問題。在被蚊蟲叮咬後，推薦可用茶樹精油來保護肌膚、消除紅腫。一些婦科或泌尿器官受到感染的症狀，如陰道念珠菌感染、膀胱炎等，不妨也使用茶樹精油來對抗病菌。

　　在我的個人經驗中，茶樹精油還能預防感冒。在感冒初期、覺得快被家人或同事傳染感冒時，或是感覺喉嚨怪怪的，這些時候都可以使用茶樹精油嗽口（比例為茶樹精油：水＝1滴：150ml），不僅可以強化肺氣，還能避免病毒入侵身體；尤其在感冒初期，我不太建議進行任何的按摩，因為病邪在表，若在這時按摩身體反而可能會加快病邪入裡，所以使用茶樹精油漱口反倒成了一種溫和又便利的預防妙方。

34 百里香
Thyme

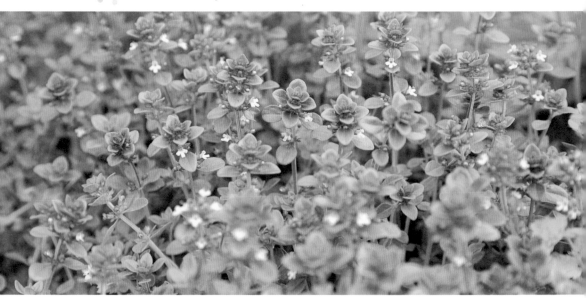

 西洋芳療

學　名	*Thymus vulgaris ct. linalool*
科　名	脣形科
萃取部位	花、葉尖
萃取法	水蒸氣蒸餾法
主要產地	義大利、法國
揮發速度	中

貼心提醒

妊娠初期請勿使用。

關鍵字

增強體力、活化免疫系統、提升記憶力和專注力

 漢方芳療

五　性	熱
五　味	辛
歸　經	心、脾、肺、腎

關鍵字

化痰、活血、解表、健脾、補氣、補腎、補陽、補益肺氣、和胃、散寒、祛風、通經

精油特質

　　具有辛辣感卻微帶香甜的香氣，是百里香最重要的特徵之一。

　　百里香精油是維護主身體呼吸系統的肺功能的良伴，更可說是預防肺部感染的絕佳武器，還可改善各種呼吸道感染，以及口腔、喉嚨的感染。遇到「風寒犯肺」的狀況時，百里香精油可以幫忙提供活化肺功能的能量，以驅逐想要侵入體內的病邪，可提升身體的防禦功能，加強免疫力，因而常用於初期的感冒、咳嗽和喉嚨痛的修護，也可以暖和因寒氣不斷打冷顫的身體，避免或減輕肺部的感染症狀。

　　百里香精油的另一個特點是可補足心陽，當心氣不足所造成的精神不繼、工作無法專注等情形，甚至手腳冰冷、無力且倦怠時，都可以藉由百里香精油來補充氣血，讓心臟的氣血循環順暢，讓血壓平穩，使精神恢復，以消除疲憊的狀態，如此一來才能使腦細胞活化，增強大腦功能，提高專注力和記憶力，也能提升生命動力。這樣也將使神經系統的運作能重新喚醒蘊藏的能量，有助於維持積極向上的精神狀態。

　　百里香精油亦有暖腎的功能，所以對於泌尿與生殖系統的強化也能提供幫助，除了其本身的抗菌效果可用於尿道炎和膀胱炎外，也可溫暖子宮，對於經期不順，或改善月經失調，與經血的調節上也能發揮功效，更年期婦女亦可用於改善更年期時的不適應。

　　此外，百里香精油也有暖脾的效果，可以幫助消化，加強腸胃功能，還能促進食欲等。

35 伊蘭
Ylang Ylang

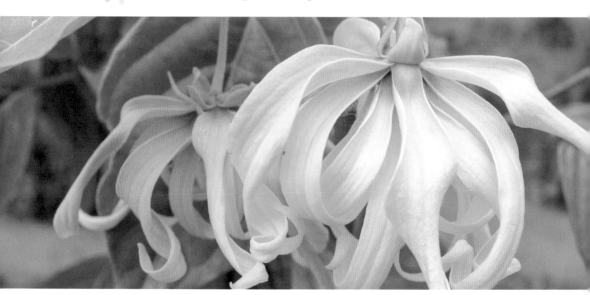

 西洋芳療

學　　名	*Cananga odorata*
科　　名	番荔枝科
萃取部位	花
萃 取 法	水蒸氣蒸餾法
主要產地	馬達加斯加、
	印度尼西亞
揮發速度	中

貼心提醒

香氣較濃烈，建議只需少量使用即可。

關 鍵 字

調整荷爾蒙、鎮靜、促進情欲、抗憂鬱

 漢方芳療

五　　性	涼
五　　味	苦、甘
歸　　經	心、腎

關 鍵 字

安神養心、補陰、補氣、補血、補腎、通經

精油特質

伊蘭花開在熱帶地區，特別具有異國情調的南洋清甜香氣，可以舒緩緊張和不安，其名為「伊蘭」，在馬來語中正意味著是「花中之花」。伊蘭因其具有特色的香氣可以提高官能感覺，產生催情作用；而濃厚又充滿異國情調的香氣，可以令人感到幸福、更容易入眠。

在漢方芳療上，當身體過熱，津液不足，有上火、口渴、手腳盜熱、顴骨臉頰泛紅，極有可能是因為陰虛的身體乾燥所導致，也就可以使用伊蘭精油來降溫、補心氣、滋潤身體。伊蘭精油還具有補血的功能，當血虛造成的新陳代謝變差、記憶力衰退、貧血、頭暈目眩的現象，也可以使用伊蘭精油來補足氣與血，活化身體能量。當身體補足能量，自然而然也就能改善失眠與肌膚的乾燥問題。此外，伊蘭精油有助於「血」的運行，讓血液循環順暢，所以對於心悸或高血壓等血液循環問題也有效用。由於伊蘭精油有滋潤身體，補「心」的作用，所以對於改善「心氣虛」的症狀很有幫助，可緩和心氣不足、心悸氣短、運血無力等現象，使情緒平穩，心情愉快。

伊蘭精油的濃烈香氣具有催情與調情的功能，所以被認為可以強化與生殖系統有關的「腎」功能，當精力衰退，有勃起問題、性冷感、性功能障礙時，也可以使用伊蘭精油來促進情欲，幫助生理週期順暢、減輕經前症候群、緩和生理痛和腹部疼痛，使人恢復精神，尤其也可有效緩解更年期女性身心不適、肌肉痠痛及發炎症狀。

由於伊蘭精油可以調整皮脂平衡，因此也可使用於肌膚保養上，具有調節皮脂分泌的功效，可有效改善乾燥肌和油性肌膚的皮脂分泌狀態。

5
CHAPTER

依體質訂做常見
問題的保養處方帖

壹 常見的按摩招式一學就上手

※ 正確使用精油按摩好處多多，不妨讓它變成日常生活的保養方式吧！

　　許多人存在的觀念是，按摩也不過就是按一按、推一推罷了！但真正深入了解後才發現，原來如同在廚房做菜，按摩可也是一門大學問呢！按摩不僅可以依功能性而有不同的分類，更建議你可以學習起來，把它作為居家的生活保養方式。

一‧輕擦法 ▸▸

　　「輕擦法」是指利用較輕的觸壓來刺激皮膚，重點在於用一定的壓力從末梢神經按摩起，並逐漸按摩至中樞神經的手技方式。相較於重擦法，輕擦法多用於按摩開始和結束時，可有助於減輕疼痛或不適感。

　　透過各個指頭與手掌輕輕擦拭、滑過想要加強按摩的部位，再加上將摩擦手掌而生的熱能傳遞給皮膚，不僅可以刺激皮膚的神經、促進血管擴張，並使血液得以順利回流至心臟，同時亦可以促進靜脈的血液或淋巴液等流動與新陳代謝，排出多餘的老廢角質。此外，輕擦法也常被認為能有效舒緩緊繃的肌肉，達到去除疼痛的效果。

二‧揉捏法 ▸▸

　　「揉捏法」通常多用於四肢、臀部等肌肉較厚的部位。藉由幫助筋肉組織活動的方式，可以有效排除累積於肌肉上的壓力所生之倦怠感、疲勞感。此外，捏揉筋肉並給予適度的刺激可以促進血液循環，尤其對於減緩肩頸痠痛，與淨化排除體內多餘老廢物質、排解疲勞及消除四肢浮腫等，也皆有顯著的效果。

　　除了筋肉組織外，若針對腹部施以捏揉按摩法，有助於促進腸道消化、消解便祕等的整腸作用呢！但須注意的是，揉捏法雖然也是按摩的基本手法之一，仍然需要注意力道的控制，千萬不可太過用力，也不要過分牽扯周圍皮膚，否則嚴重時可是會造成筋肉組織或筋肉纖維受傷喔！

三・輕敲法 ▶▶

在美容院等待修剪頭髮或燙髮時，美容師常會使用扣打法輕輕地「咚—咚—咚—」的按摩客人的頭部及肩頸。

「輕敲法」是把手輕握，並以規律的節奏輕打，以刺激身體的各個部位。施以輕敲法時盡量避免太大力、否則可能會刺激到內臟深處而有負面效果。整體的敲打時間則是依照實施輕敲法的目的來增減，斷續地刺激有助於人體的神經或筋脈的活動，也可以促進血液循環，調整各個內臟機能。

此外，依照施以輕敲法的方式不同，也可以鎮靜過於興奮的神經或筋脈，還有排解壓力、紓緩緊繃情緒的效果。最重要的是，這種按摩方法不需要使用特別的器具，無論在辦公室或家裡都可以輕鬆施行，十分方便！

四・強擦法 ▶▶

「強擦法」是種深部的按摩方式，雖然名稱有「擦」這個字，但其實這個按摩法的手技方式是融合上述的揉捏法與輕擦法的特性，以指頭或整個手掌按摩肌肉組織的深層處。

強擦法不僅可以使多餘的皮下脂肪及體內的老廢物質排出，還可以促進血液代謝，提高內臟運作機能，舒緩較為緊繃痠痛的肌肉組織。

五・指壓法 ▶▶

「指壓法」，主要是利用手指頭按壓身體部位的按摩方式。指壓法可依照不同的按壓方式，來復活身體循環系統與神經系統的機能，對於過於活潑的神經機能亦有抑制性的作用。

若是「間歇性的按壓」，將有助於血液及淋巴液的循環功能；而「持續性按壓」則可以鎮靜異常興奮的神經，改善神經痛等相關問題。

使用手指進行指壓法時，盡量集中在較小範圍的「點」給予刺激；若使用手掌壓迫法時，則是以較廣的「面」按壓，將壓力以分散、較溫和的方式按摩。

貳 體（Body Care）

一・肩頸痠痛 ▶▶

現代人因為日常生活繁忙緊湊，常常容易因為各種壓力、姿勢不良、運動不足，以及過度使用 3C 產品，或由於長期熬夜，使得眼睛及內臟疲倦等，這些不好的生活習慣都會使得我們的肩頸容易僵硬痠痛。

在漢方芳療裡，肩頸痠痛與我們體內的氣、血及水的流通程度皆有相當大的關聯性，只要這三者有堆積滯留的狀況，都有可能會造成肩頸僵硬且痠痛的症狀。而其中又可以分為急性型肩頸痠痛、積水型肩頸痠痛、壓力型肩頸痠痛以及血液循環不良所導致的肩頸痠痛。建議大家可以按照下方的檢測方法來初步了解自身不適的症狀是屬於哪一型肩頸痠痛，讓改善效果更為加倍喔！

（一）肩頸痠痛的類型檢測

可根據以下各種症狀進行勾選，有相似症狀者可於□打 √，再依據勾選的結果，統計最多 √ 的即為具有該類型的肩頸痠痛（也有可能有兩種以上的肩頸痠痛類型）。

 急性型肩頸痠痛（風寒、氣虛型）：

□從頭部至後肩頸部位僵硬疼痛　　□疲勞時加重痠痛
□長時間維持相同姿勢
□過度使用手機、電腦等 3C 產品
□畏寒顫抖
□流鼻水、打噴嚏等類似感冒的症狀
□頭痛

2　積水型肩頸痠痛（水滯停滯型）

☐頭暈目眩
☐肩膀沉重
☐早晨起床筋肉僵硬
☐身體容易水腫
☐食欲不振
☐軟便
☐容易腹瀉
☐下雨、潮溼的天氣容易覺得身體不適

3　壓力型肩頸痠痛（肝氣鬱結型）：

☐長時間累積壓力、個性容易緊張
☐從頭部背後牽引到肩膀、背部的僵硬不適感
☐腹部脹氣
☐睡眠品質不佳
☐心浮氣躁
☐喉嚨不舒服
☐經前症候群

4　血液循環不良所導致的肩頸痠痛（血瘀、血虛型）

☐按壓頭部肩頸會有刺痛感
☐經期不順、生理痛
☐臉部肌膚暗沉
☐皮膚產生瘀青及斑點
☐畏寒
☐手腳冰冷

（二）針對「肩頸痠痛」的漢方芳療與生活建議

1 急性型肩頸痠痛（風寒、氣虛型）

建議精油處方

· 茶樹精油 1 滴
· 薑精油 1 滴
· 甜橙精油 2 滴
· 基底油 10ml

建議按摩處方

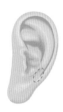

有助於改善肩頸痠痛的耳朵穴道多集中在耳垂上部或外側部分，建議有肩頸不適的朋友可以多多按壓這附近的穴道。

建議使用拇指及食指揉壓耳垂上部及外部，一次約按壓二至三分鐘來刺激穴道。但若太過刺激會使得耳朵腫脹，請適當的拿捏力道。

居家保養

主要是因為寒邪、風邪入侵體內，或長時間使用電腦等外在因素所引起，需要特別注意不良的生活習慣會容易導致慢性疾病。屬於這種類型的人容易在寒冬或冷氣房中容易感受到肩頸痠痛。這種痠痛症狀常常也是感冒的初期症狀，需要格外注意身體保健。此外更年期的朋友也要注重因為身體的氣、血容易不足，邪氣也更容易入侵身體，使得這種急性肩頸痠痛的症狀很有可能變成一種長期性的身體症狀。

對付急性型肩頸痠痛可以著重在多拉筋骨、促進體內血液循環等重點。建議可以從簡單的按摩肩頸、舒展體操，以及把握工作空擋時間做些穴道按摩，或在晚間入浴時用熱水沖洗肩頸以促進血液循環，這些方式都將有助於改善氣虛所造成的痠痛症狀。

2 積水型肩頸痠痛（水滯停滯型）

建議精油處方

· 絲柏精油 1 滴
· 廣藿香精油 1 滴

・葡萄柚精油 2 滴

・基底油 10ml

建議按摩處方

同「急性型肩頸痠痛」的按摩處方，可多多按摩耳朵穴道的耳垂上部或外側部分。

居家保養

因飲食過度油膩，或者好吃重口味、飲酒過度，以及運動量不足等生活習慣而引發的「積水型肩頸痠痛」，常常會都是上述因素而導致體內痰溼，有過多的水分堆積，血液混濁不清，使得體內血液循環不良，這些都是產生「積水型肩頸痠痛」的成因。

此外，這種症狀多發生在內臟脂肪過多的肥滿體型身上，尤其混濁的血液也讓腦梗塞的發生機率更高，因此建議避免攝取過多的生冷食物、暴飲暴食、不規則的飲食習慣，並搭配上適度的運動讓水分在體內不容易堆積，也能避免高血壓等相關的成人病發生。

 3 壓力型肩頸痠痛（肝氣鬱結型）

建議精油處方

・薰衣草精油 1 滴

・羅馬洋甘菊精油 1 滴

・佛手柑精油 2 滴

・基底油 10ml

建議按摩處方

同「急性型肩頸痠痛」的按摩處方，可多多按摩耳朵穴道的耳垂上部或外側部分。

居家保養

個性較容易緊張的朋友們特別容易有「壓力型肩頸痠痛」的問題，因為這種症狀的形成原因是由於壓力及疲勞的累積，而導致體內的氣流動不順暢，引發肩頸痠痛的現象，按摩可以促進氣的流動。

建議可以著重在攝取有助於通氣的食物。此外，檸檬及蜂蜜也有消除疲勞的效果，而紅豆及玉米有整氣的作用，也建議可以多加食用。

避免讓自己累積太多情緒上的壓力，應盡量以平常心來看待各個事物。此外，在房間或泡澡時可以多多使用柑橘類、薄荷類的精油來舒緩身心，或是使用熱毛巾放在後頭來幫頭部與肩頸部位加熱。最後，搭配規律且簡易的運動，配合清淡的飲食等，皆有助於改善氣滯型的肩頸痠痛。

4　血液循環不良所導致的肩頸痠痛（血瘀、血虛型）

建議精油處方

- 迷迭香精油 1 滴
- 肉桂精油 1 滴
- 紅桔精油 2 滴
- 基底油精油 10ml

建議按摩處方

同「急性型肩頸痠痛」的按摩處方，可多多按摩耳朵穴道的耳垂上部或外側部分。

居家保養

「血液循環不良所導致的肩頸痠痛」是因為體寒、壓力、生活作息等因素所導致的血液循環惡化、混濁，或血量不足所引起的肩膀筋肉緊縮、疼痛問題。

建議洗澡時可先泡半身浴或足浴來溫熱身體，藉此促進體內的血液流動。如果長時間維持同一個姿勢，最好每一至兩小時就適度休息，可以站起來活動活動筋骨，並且維持一週三次以上運動的頻率，以減少血液淤積在體內的可能性。

飲食上，生薑、蒜頭、韭菜等食物都有溫熱身體的效果，透過改善飲食習慣及規律運動提高基礎代謝率，都有助於讓血液流通能夠更為通暢。

二‧頭痛 ▶▶

　　頭痛的症狀可說是十分常見，漢方芳療則把頭痛的症狀分類得更精細，且依照其成因將頭痛分為血瘀型頭痛、氣滯型頭痛、血虛型頭痛、氣虛型頭痛，及陽虛型頭痛等類型，並針對各種症狀來加以預防。

　　「血瘀型頭痛」代表的是血液滯留、不通順，多發生在容易緊張的人身上；而「氣滯型頭痛」則是因為肝系統機能低落，導致氣血流動的停滯；「血虛型頭痛」則是因為體內造血能力不佳，血液量不足而讓腦部缺乏養分；「氣虛型頭痛」是因為體內氣血不足；「陽虛型頭痛」多半是由於陽氣不足所導致的無力、頭痛感。

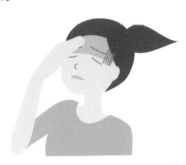

（一）頭痛的類型檢測

　　可根據以下各種症狀進行勾選，有相似症狀者可於□打 √，再依據勾選的結果，統計最多 √ 的即為具有該類型的頭痛（也有可能有兩種以上的頭痛類型）。

 血瘀型頭痛：因為血液循環不良所形成。

　　□肩頸痠痛
　　□長時間頭痛
　　□皮膚顏色暗沉
　　□臉部容易生成斑點
　　□頸部僵硬
　　□女性生理痛、經血呈現深色塊狀，或有血塊

2 氣滯型頭痛：體內氣血能量堆積滯留所引發。

□睡眠品質不佳
□排氣次數多
□暴躁易怒、心浮氣躁
□情緒起伏大
□女性經前胸脹不適
□經期長短不穩定、月經不順

3 血虛型頭痛：血量不足、血液品質亦不佳。

□畏寒
□皮膚乾燥、蒼白
□容易頭暈目眩
□手腳冰冷、麻木
□髮絲乾燥無光澤、頭髮易斷
□失眠、不安感
□皺紋多
□女性經血量過少、色淡
□月經期間過短或是遲到

4 氣虛型頭痛：因體內能量攝取不足或消耗過多所導致。

□無法集中精神
□感到疲憊
□容易感冒
□早晨難以清醒
□飯後打瞌睡
□容易水腫
□腸胃機能衰弱
□女性經期出血量多、時間長

5 陽虛型頭痛：因為勞累過度使得陽氣虧損而出現的頭痛症狀。

☐ 耳鳴、頭痛

☐ 畏寒

☐ 容易浮腫

☐ 在夏季也感到寒冷

☐ 天氣冷或進入冷氣房就會感到身體不適

☐ 常跑廁所

☐ 女性白帶過多

☐ 月經量少、色淡；月經週期長或無月經

（二）針對「頭痛」的漢方芳療與生活建議

1 血瘀型頭痛

建議精油處方

・迷迭香精油 1 滴

・永久花精油 1 滴

・佛手柑精油 2 滴

・基底油 10ml

建議按摩處方

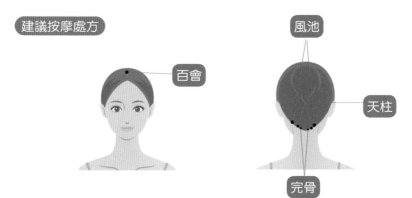

頭痛時可以按摩位於頭頂部的「百會穴」；此外，後頸部正下方凹陷處、斜方肌外側凹處的「天柱穴」，以及耳朵後方的「風池穴」，和耳後骨頭隆起處下方的「完骨穴」等，皆可以和緩頭痛的症狀。

1. 洗澡後，使用梳子梳頭皮可以促進血液循環。 2. 使用手指指腹按摩頭部。 3. 利用兩手的手指在接近髮根的部位按摩頭皮，讓頭皮向前後徹底伸展。	
4. 利用兩手的拇指根部按壓在鬢角的周圍，沿著耳後的範圍按壓，再慢慢移動帶到上方，繞一圈後再回到鬢角的部分。可以重複這個圓圈按摩的動作約三次。	
5. 利用拇指按壓脖子後方，接近髮根周圍的部分，並由下往上畫半圓約三至五次。	
6. 利用拇指按壓脖子後、髮根周圍部分，由下往上畫數個小圓，同時慢慢往上方按壓至頭頂部分。	
7. 由上述步驟按壓至頭頂後，利用全部的手指壓住頭皮全體，邊按摩邊用力往上拉提。	

居家保養

體內「氣」與「血」的循環惡化是血瘀型頭痛的主因，因為血液及血管的健康狀況不良導致血流惡化，這種情形常見於生活容易緊張的人身上。此外，常吃生冷食物、偏食或過勞等生活習慣也會讓血行不順，引發血瘀。這種頭痛類型好發在高血壓、糖尿病等慢性病患者身上，有這些慢性病病史的人須特別注意。

建議藉由適度的運動來促進血液循環，並注意不要攝取過多的生冷食物。容易生理痛或手腳冰冷的朋友可以多健走。把握通勤時間走路到車站，或在休息時間到附近散步，也都是不錯的改善方式。有臉色不佳、頭痛、肩頸痠痛煩惱的朋友，則建議可以做改善上半身血液循環的運動，例如將手掌張開，用力伸展並上下甩動。

 2　氣滯型頭痛

建議精油處方

· 德國洋甘菊精油 1 滴
· 香蜂草精油 2 滴
· 佛手柑精油 1 滴
· 基底油 10ml

建議按摩處方

同「血瘀型頭痛」的按摩處方，可多多按摩百會穴、天柱穴、風池穴、完骨穴等，皆可以和緩頭痛的症狀。

居家保養

肝臟是將蓄積的血與氣運送到全身各處的臟器。若氣血的流動停滯，也會讓頭痛症狀加劇，因此肝臟的機能也與頭痛十分相關。而肝臟容易受到生活壓力的影響，如果接收過多壓力源也會使得肝臟機能耗損、低下，若肝臟受損則會讓氣血流動惡化，進而形成反覆頭痛症狀的惡性循環。

改善「氣滯型頭痛」的重點在於日落而息，打造令自己舒適的生活環境，以及排解壓力，避免不規則的生活習慣。此外，也可以把握時間進行「呼吸法」，大口吸進新鮮空氣後慢慢地吐出，將有助於排除各種壓力，或在房間內使用柑橘系的香氛精油來打造出可以放鬆的空間環境。

血虛型頭痛

建議精油處方

· 歐白芷精油 2 滴
· 薰衣草精油 2 滴
· 基底油 10ml

建議按摩處方

同「血瘀型頭痛」的按摩處方,可多多按摩百會穴、天柱穴、風池穴、完骨穴等,皆可以和緩頭痛的症狀。

居家保養

「血虛型頭痛」是因為體內能量、血液不足。有「血虛型頭痛」的人常會感到疲憊、使不上力氣、體質虛冷的症狀。

血液有供應全身營養的作用,如果血虛則會造成頭部及腦髓營養不足產生「不榮則痛」的症狀,因此「補血」及「補氣」就是改善血虛頭痛的重點。

建議可以將菠菜及麻油一起拌炒,或多食用肝臟類的食物,皆有助於體內養血作用的進行。

 氣虛型頭痛

建議精油處方

· 快樂鼠尾草精油 2 滴
· 薰衣草精油 2 滴
· 基底油 10ml

建議按摩處方

同「血瘀型頭痛」的按摩處方,可多多按摩百會穴、天柱穴、風池穴、完骨穴等,皆可以和緩頭痛的症狀。

居家保養

氣虛係指身體包含內臟、筋肉、賀爾蒙機能衰弱所引起。先天體質或自律神經功能低下、貧血,以及飲食不平衡而導致的營養不足所造成的能量低下、內臟功能低下,即為漢方芳療中所指的「氣虛」狀態。

氣虛會讓腦內的循環血液量減少，此時會下達指令要求擴張血管以吸收更多營養，而此時血管擴張的動作就會產生頭痛不適感。

建議有「氣虛型頭痛」症狀的朋友早餐必須要準時吃才能補充營養，避免過度勞累，以及要保持充足的睡眠習慣。也因為氣虛不適合從事短時間爆發力強的運動，因此建議盡量避免匆匆忙忙上班、跑上階梯等動作，請盡可能保持時間充裕有餘、慢條斯理。

 陽虛型頭痛

建議精油處方

・馬鬱蘭精油 3 滴
・杜松精油 1 滴
・基底油 10ml

建議按摩處方

同「血瘀型頭痛」的按摩處方，可多多按摩百會穴、天柱穴、風池穴、完骨穴等，皆可以和緩頭痛的症狀。

居家保養

陽虛體質主要是因為身體無法溫潤，即使從體內或體外給予溫暖，也無法讓身體呈現溫熱的狀態。也因為陽虛問題而使得身體各種器官機能低下，其中，「陽虛型頭痛」的症狀則是有耳鳴，而且常會出現稍有勞累就頭痛、無力等困擾。

建議陽虛體質的人避免食用生冷食物，應該多食用辛、溫類食物（例如大蒜、生薑等），尤其是女性在生理期間更應該避免食用涼性食物。

在生活習慣上，需特別注重身體的溫潤，尤其是天氣寒冷時，可以集中按摩有助於生熱的穴道，或將可貼在皮膚上的暖暖包放置在尾椎或下腹部等位置加強保暖。入浴也是重點之一，洗澡時，可以放溫水來浸泡身體，讓身體中心慢慢散發熱能。女性朋友還要特別留意在生理期時應盡量避免穿裙子以免受寒喔！

三‧虛冷症 ▶▶

在寒冷的天氣中，人體透過毛孔的開合來發汗、代謝能量，以及經由筋肉的震動來產生熱能、調節體溫；炎熱時，則是透過流汗將體內的熱能散發出去。藉由上述一連串的功能交錯可以將人體體溫維持在一個均衡的狀態，但這個維持系統也與我們的自律神經，包含交感神經及副交感神經息息相關。因此只要自律神經失調，調節體溫的功能也會難以進行，甚至產生虛冷症的症狀。此外，血壓過低或體內血液營養素及氧氣不足時亦會導致虛冷症。

（一）虛冷症的類型檢測

可根據以下各種症狀進行勾選，有相似症狀者可於□打 √，再依據勾選的結果，統計最多 √ 的即為具有該類型的虛冷症（也有可能有兩種以上的虛冷症類型）。

1 低血壓型虛冷症（氣虛型）

□蹲下起立會頭暈
□低血壓　　□手腳冰冷
□腸胃機能弱、容易腹瀉或便祕
□早晨很難清醒
□運動不足　□黑眼圈深
□頭痛、腰痛

2 自律神經失調型虛冷症（陽虛型）

□容易感到疲憊
□精神不振　　□無氣力感
□時常感到呼吸困難
□個性一絲不苟
□肩頸痠痛或偏頭痛
□無法熟睡、身體沉重
□生活不規則

3 貧血型虛冷症（血虛型）

☐貧血症狀　☐飲食不均衡
☐容易疲憊　☐臉色不佳
☐全身冰冷
☐毛髮稀疏
☐皮膚粗糙
☐不正確地減肥

4 賀爾蒙失調型虛冷症（血瘀型）

☐寒冬中仍時常冒汗
☐生理不順
☐身體潮熱感
☐時常跑廁所
☐皮膚粗糙
☐人際關係面臨困難
☐時常感到憂鬱

（二）針對「虛冷症」的漢方芳療與生活建議

1 低血壓型虛冷症（氣虛型）

建議精油處方
· 尤加利精油 2 滴
· 雪松精油 2 滴
· 基底油 10ml

建議按摩處方
　　氣虛型虛冷症的朋友可以按摩氣海穴及足三里穴。「氣海穴」位於肚臍下方兩指處，按摩此穴將有助於增生體內之氣，建議可常用溫暖的手輕壓此處。而按壓在膝蓋附近的「足三里穴」則有助於恢復元氣，在洗澡時用溫水沖洗此處也同樣能產生不錯的效果喔！

「低血壓」是指心臟運送血液的輸送力不足,而低血壓所引發的虛冷症也與自律神經有關。自律神經是由交感神經(血管收縮)及副交感神經(血管擴張)所組成。低血壓的人是因為副交感神經較為活躍,使得血管時常處於持續擴張的狀態,血壓也會隨著降低、血液循環跟著衰弱而導致虛冷症。

建議低血壓型虛冷症的朋友可以著重於調整飲食,避免過度減肥,也應避免只攝取某一種食品而導致營養不足,使得氣虛症狀越加嚴重。維持營養均衡,提高身體的抵抗力可減少低血壓的產生。

在運動方面,可以選擇較為平和的瑜珈、太極拳、體操、伸展等來「養氣」,或是可以把握零碎時間練練呼吸法;若做過於激烈的運動反而會讓體內之氣越來越虛喔!除了著重運動外,充足的睡眠也是養氣的要件之一!

食物方面則可以食用穀類、根菜類、豆類、菇類、蝦子、韭菜、羊肉及生薑等有助於補氣溫身,提升免疫力的食材。吃飯時應謹記「多咬幾下、吃八分飽」的口訣,若吃太快或太多,使得消化困難、胃腸機能低下,也會造成氣虛、身體冰冷問題。

2 自律神經失調型虛冷症(陽虛型)

建議精油處方

- 杜松精油 1 滴
- 茴香精油 1 滴
- 薑精油 2 滴
- 基底油 10ml

建議按摩處方

陽虛型的人可以多按摩肚臍下的「關元穴」、腰後的「腎俞穴」及腳踝的「太谿穴」,不僅有助於恢復元氣、補充陽氣,還可以達到改善虛冷畏寒的作用。

居家保養

在人體中,「陽」代表交感神經,陽氣則表示交感神經的強度;而陰氣則是代表副交感神經的強度,若自律神經失調即是代表「陰陽失調」。交感神經負責讓心跳加速、血壓上升,以及體溫增高,故自律神經失調型的虛冷症即是

代表體內陽氣不足、交感神經虛弱，進而讓體溫無法增高。此外，自律神經也容易受壓力影響，而讓交感神經緊繃、血管緊縮，使得血液循環惡化，造成身體虛冷的現象。

　　建議有「自律神經失調型虛冷症」的人應該先調整生活習慣，讓自律神經恢復到正常平衡的狀態，並且一邊補充血液及體液，一邊改善虛冷症狀。飲食必須要避開生冷食物，多食用溫熱及有積蓄腎陽的食材，如牛肉、山藥、櫻桃及鰻魚等。

 3　貧血型虛冷症（血虛型）

建議精油處方

- 歐白芷精油 1 滴
- 肉桂精油 2 滴
- 薰衣草精油 1 滴
- 基底油 10ml

建議按摩處方

　　血虛體質的人可以常常按摩小腿的「三陰交」穴位，不僅有助於補血也可以改善血液循環；泡個暖暖的足湯也不失為是個好方法！或是可以用拇指按壓膝蓋內側骨三根指頭上面的「血海」穴位。「血海」正如其名，是具有造血、改善血虛問題的穴位。

居家保養

　　貧血代表血液中的血紅蛋白量不足，讓氧氣無法輸送，使得身體無法產生熱量。雖然「貧血型虛冷症」的症狀會較陽虛型輕微，手腳冰冷的問題也比較不明顯，但仍舊可以從全身冰冷、肌膚及嘴脣乾燥、臉色不佳、頭暈，或月經時經血量過少等特徵觀察出來。然而「氣虛」時常會導致血液循環惡化，因此，貧血型虛冷症也時常與氣虛並存，所以在處理這樣的虛冷症狀時千萬也要記得補氣喔！

　　要特別提醒的是，血液是在夜裡製造的，因此切記不要熬夜，否則會影響身體的造血功能。此外，用眼過度也會使得血液消耗過快，所以應該避免半夜看電視、電腦，或滑手機，要讓雙眼能獲得充分地休息。

建議可以在睡前兩小時洗澡，並使用間接照明，或燈燭打造亮度較低、可以好好放鬆的環境，不僅有助於提升睡眠品質，也能讓身體獲得充分的休息。

飲食方面，建議盡量避免太油、纖維質太多、太重口味的辛香料，讓胃腸獲得較好的消化。推薦大家可以在早餐喝些清粥或清淡的湯品，搭配補氣血的南瓜、菠菜、紅蘿蔔、雞肝、黑芝麻等都有益於溫潤腸胃。

4 賀爾蒙失調型虛冷症（血瘀型）

建議精油處方

- 迷迭香精油 2 滴
- 肉桂精油 2 滴
- 基底油 10ml

建議按摩處方

按摩血海、三陰交及太衝穴位都有助於改善血瘀體質。「血海穴」有生血運血、養血養肝，以及活血化淤的功能；而「三陰交穴」則有補血活血、促進血液循環的功能。位在足背上的「太衝穴」則是體內氣血交流的要處，按摩這裡同樣具有化解血瘀的功能。

居家保養

賀爾蒙分泌過多或過少等因內分泌失調所導致的「賀爾蒙失調型虛冷症」，常見的特徵有：容易發汗、生理期不順、臉部潮紅等。一般而言，女性比男性更容易有賀爾蒙失調所導致的虛冷症狀，且多發生在青春期或更年期。此外，女性在生理期、懷孕分娩等賀爾蒙變化較劇烈時，會因為賀爾蒙影響血管的控制，進而發生手腳冰冷的虛寒症狀。中醫還認為血瘀的血液滯留情形與賀爾蒙平衡及潮紅反應有相當大的關係，所以應該著重體內的代謝功能，因此要能多補養腎臟，提高腎臟的水分代謝力，進而得以改善這種血瘀型虛冷症狀。

飲食方面，建議可以多攝取纖維較多的青菜類來促進排便，減少外食機會，並注重營養均衡，避免營養過剩，或營養不良。健康的飲食習慣可以使黏濁的血液變得清澈，血流也較為通順。如果是運動量不足的人，也請多把握運動機會，如多走樓梯、少搭電梯，或傍晚去外面走走，輕鬆散步也是不錯的選擇喔！

四 · 腰痛 ▶▶

　　近年來，有腰痛困擾的年齡層越來越低了，幾乎成了全民的健康問題。從物理上來看，引起腰痛的原因主要是支撐脊椎前後的腹筋及背筋逐漸衰弱所導致。在日本，有人以「腰是身體的主幹」來形容腰部對於人體具有絕對的重要性。腰痛時，身體的動作將無法流暢，然而，慢性的腰痛則有可能是因為營養無法送達體內各處所導致。

　　以中醫的角度來看，腰痛主要是由於氣血的不流暢，導致長期堆積在體內，而難以順利通過腰部的經絡（膀胱經、肝膽經、督脈、衝脈等）所生腰痛症狀；此外，因為氣血遭受阻礙的「不通則痛」（例如因外邪、風溼寒），以及因為氣血不足所生的「不榮則痛」（例如腎虛、脾虛、血虛）皆有可能使我們產生腰痛的症狀，這時可以適度舒緩以避免腰痛造成生活上的各種不便。

（一）腰痛的類型檢測

　　可根據以下各種症狀進行勾選，有相似症狀者可於□打 √，再依據勾選的結果，統計最多 √ 的即為具有該類型的腰痛（也有可能有兩種以上的腰痛類型）。

1 風寒型腰痛（實證）

　　□急性型腰痛
　　□腰部僵硬難受
　　□有抽筋的痛感
　　□身體發熱、怕冷
　　□有感覺快感冒的寒氣
　　□頭部疼痛
　　□肩頸或是背部疼痛
　　□全身有痛感
　　□舌苔薄且色白

2 風寒溼痺型腰痛（實證）

□急性或慢性的腰痛
□腰部寒冷且沉重疼痛
□疼痛感忽強忽弱，症狀逐漸惡化
□溼度高的陰天或雨天不適感會惡化
□運動困難
□舌苔白膩

3 腎虛型腰痛（虛證）

□慢性且持續性腰痛
□按摩或休息會獲得舒緩
□疲勞時腰痛會惡化
□腰部有無力感
□腳步沉重
□呼吸急促且氣短
□覺得身體沉重
□頭暈目眩
□耳鳴
□落髮
□腳跟疼痛
□夢遺、性無能
□月經不順、不孕

（1）陽虛型

□身體畏寒、四肢寒冷
□缺少活力
□動作遲鈍
□尿量多、頻尿

（2）陰虛型

□臉部潮紅
□睡覺時冒汗
□過於好動
□舌頭紅潤且乾燥、舌苔少

4　脾虛痰溼型腰痛

□腰部寒冷疼痛
□背部與腋下牽引疼痛
□下雨時疼痛情形會惡化
□容易腹瀉

5　血虛型腰痛

□腰部悶痛
□全身無力
□一到傍晚疼痛情形會惡化
□疲勞時疼痛會惡化

6　肝氣鬱結型腰痛

□從腰部到側腹部有大面積的疼痛
□疼痛點不限於一處
□精神上的壓力加重時疼痛會惡化
□心浮氣躁
□憂鬱感
□食欲不振或亢進
□反覆腹瀉及便祕

（二）針對「腰痛」的漢方芳療與生活建議

1 風寒型腰痛（實證）

> **建議精油處方**

- 百里香精油 2 滴
- 肉桂精油 2 滴
- 基底油 10ml

> **建議按摩處方**

可以使用拇指的指腹，以按壓時會產生微痛感的力道來按摩命門、腎俞、志室及大腸俞這四個穴位。

倒適量的精油在手心，再塗抹於腰部疼痛處，並用手掌畫大圓來按摩皮膚。接著從腰椎旁依序慢慢畫小圓按摩臀部和臀部側面的上方。

也可以用手握拳的方式，利用手指關節處沿著腰椎來回按壓給予輕微的刺激，能有助於舒緩腰痛不適。

建議在洗完澡後，依上述方式按摩約十至十五分鐘，不過腰部是較為脆弱敏感的部位，可千萬不要太用力，以免刺激過度，反而會使情況更加惡化。

> **居家保養**

如果是因為風寒之邪侵入體內，使得腰部的血液流動不順，而引發急性的腰痛症狀，就要避免遭受風寒。可以在寒風時，預先做好防風、防寒的準備，如洋蔥式穿搭、隨身攜帶防風外套等。在剛洗完澡、運動完後，如果有流汗、體溫還較高時，應避免直接吹到冷風。睡覺時也要注意有無著涼；夏季時，冷氣的溫度應控制在二十六至二十八度左右即可。食用具有散寒發汗作用的食物也是個好方法，像是生薑、大蒜、香菜、黑糖、蔥等。

2 風寒溼痺型腰痛（實證）

> **建議精油處方**

- 杜松精油 1 滴
- 檀香 1 滴
- 薑精油 2 滴
- 基底油 10ml

建議按摩處方

同「風寒型腰痛」的按摩處方，可以使用拇指的指腹，以按壓時會產生微痛感的力道來按摩命門、腎俞、志室及大腸俞這四個穴位。

居家保養

風寒溼痺型的腰痛與風寒型腰痛一樣，都是因腰部血液流通不順所引起的症狀，不同的地方在於風寒溼痺型腰痛是屬於慢性的症狀，通常會從臀部刺痛到下肢，還伴隨著些微麻痺感，而且會因為季節及天候而有所影響。此外，其特徵還包含了只要身體一有動作，腰部就會有強烈的疼痛感，但持續一段時間後，這種疼痛感就會漸漸不明顯。

在漢方芳療裡，風寒溼痺型腰痛被認為是結合風邪、寒邪及溼邪所導致的腰痛，改善方法應以散寒行溼、溫經通絡為主。若是風邪較強時，就可以使用去風溼、止痛的改善方法；寒邪較強時，則要去風溼、溫經散寒；溼邪較強時，則應用去風溼、利溼的方法。

冬季的寒冷天氣是引發風寒溼痺型腰痛的誘因之一，因此要做好身體保暖的準備，尤其女性若需穿著短裙時，要注意不要讓膝蓋、腰部及下腹部受寒。此外，保持生活規律以及適度的運動皆有助於提高抵抗力，讓風邪、寒邪及溼邪不會趁虛而入。

 腎虛型腰痛（虛證）

建議精油處方

（1）腎陽虛型
- 百里香精油 1 滴
- 雪松精油 2 滴
- 茉莉精油 1 滴
- 基底油 10ml

（2）腎陰虛型
- 花梨木精油 1 滴
- 天竺葵精油 2 滴
- 伊蘭精油 1 滴
- 基底油 10ml

建議按摩處方

同「風寒型腰痛」的按摩處方，可以使用拇指的指腹，以按壓時會產生微痛感的力道來按摩命門、腎俞、志室及大腸俞這四個穴位。

居家保養

腎虛是一種老化現象，而我們人體的先天之氣通常都儲存在腎臟中，當這些氣逐漸散失到一定程度以下時，即為「腎虛」。

長期維持坐姿、站姿的人，或久病不癒、耗費氣力的病患，或生育許多孩子的婦女，抑或是性生活過度的人，都有較高的機率有腎虛的問題。因此建議要保持生活的規律性且不偏食，產後婦女也要注重養生，因為腎臟是主管人類生長、發育及生殖的臟器，一定要好好呵護喔！

漢方芳療認為腎虛的改善方法可以分為陽虛型與陰虛型兩種。陽虛型宜使用溫補腎陽，而陰虛型宜使用滋補腎陰的治法。常見可以用來溫補腎陽的食物有羊肉、韭菜、栗子等；而需要滋補腎陰的朋友則可以選擇黑豆、黑芝麻、豬皮、豬蹄及鰻魚等。

 4 脾虛痰溼型腰痛

建議精油處方

- 檀香精油 1 滴
- 馬鬱蘭精油 1 滴
- 薑精油 2 滴
- 基底油 10ml

建議按摩處方

同「風寒型腰痛」的按摩處方，可以使用拇指的指腹，以按壓時會產生微痛感的力道來按摩命門、腎俞、志室及大腸俞這四個穴位。

居家保養

這是種因為脾虛而受到痰溼等溼邪侵入腰部所引起的腰痛。「痰飲」代表體內津液的停滯，或因水分攝取過量，使得溼邪堆積在體內形成「內溼」。痰飲若在腰部堆積，會使腰部的氣血流通受到阻礙，而產生腰痛的症狀。

建議配合按摩合谷、足三里、陰陵泉等穴道，因為脾虛，記得千萬不要吃

生冷食物，有助於溫暖身體的食材則可多多食用，在沒有食欲時，也不要勉強自己進食。睡眠保持充足，在白天時多運動身體，讓身體基礎代謝率提高，以產生更多能量。

 血虛型腰痛

〔建議精油處方〕
・歐白芷精油 2 滴
・肉桂精油 1 滴
・百里香精油 1 滴
・基底油 10ml

〔建議按摩處方〕
同「風寒型腰痛」的按摩處方，可以使用拇指的指腹，以按壓時會產生微痛感的力道來按摩命門、腎俞、志室及大腸俞這四個穴位。

〔居家保養〕
若因為肝血虛而讓筋肉無法獲得足夠的血液滋養時，不僅會有疼痛麻痺、關節運動機能低下等症狀，還會有腰部刺痛感，且疼痛點多為固定，亦有很高機率會引發急性閃腰的問題。

夜晚是造血活動的時間，所以應在晚上十二點前上床睡覺，睡前盡量不要做太花腦筋的事情，避免消耗腦部的血液量。建議可以做些瑜伽或伸展運動、短跑、游泳等活動來鍛鍊筋力。此外，也可以多攝取綠色與黃色蔬菜、黑木耳、核桃、腰果、葡萄等有助於造血的食物。

 肝氣鬱結型腰痛

〔建議精油處方〕
・花梨木精油 1 滴
・天竺葵精油 1 滴
・佛手柑精油 2 滴
・基底油 10ml

建議按摩處方

同「風寒型腰痛」的按摩處方，可以使用拇指的指腹，以按壓時會產生微痛感的力道來按摩命門、腎俞、志室及大腸俞這四個穴位。

居家保養

長時間及過度的精神緊張會使得肝臟機能衰弱，進而產生血液循環不順所造成的腰痛。容易有神經質、情緒不穩定、不安感等憂鬱傾向的人會更容易助長肝氣鬱結的症狀，因此應該要學習如何釋放壓力。建議可以藉著運動流汗或唱歌來發洩負面情緒，或配合將柑橘類精油滴入浴缸中泡澡來放鬆心情。此外，也可以多吃紫蘇、芹菜、茉莉花茶、蘿蔔、蜜柑等可以排解堆積之氣的食材。

五·便祕 ▶▶

漢方芳療一直非常重視人體的排便狀態，透過排便的狀況就可以大略了解身體的健康情形。正常的排便頻率約為一至兩天一次，若三天以上未排便，或是一週內排便次數未達兩次則可稱為「便祕」。

便祕是大腸的傳導機能失調，排便期間間隔的延長，或排便困難，無法將糞便排乾淨的病症。在日常生活和臨床上也是十分常見的症狀，若要改善便祕問題就必須要正視生活習慣。相較於西醫，漢方芳療減緩便祕的方式就特別著重在體質的改善、胃腸機能調整等，以排除便祕的根本性原因。此外，漢方芳療還將便祕形成的原因分成五種類型，包含因為身體有熱氣造成體液減少，而使得腸管中糞便的水分過度吸收導致硬便的「熱祕」；因身體的寒氣過剩，使得代謝及腸道機能遲鈍的「寒祕」；沒有固定排便習慣、糞便乾燥難排出的「燥祕」；因自律神經失調及賀爾蒙不平衡所導致的「氣祕」；以及因體內「氣」不足所導致的「虛祕」。

（一）便祕的類型檢測

可根據以下各種症狀進行勾選，有相似症狀者可於□打√，再依據勾選的結果，統計最多√的即為具有該類型的便祕（也有可能有兩種以上的便祕類型）。

1 熱祕（胃腸實熱）

☐ 糞便硬且氣味臭
☐ 臉色赤紅　☐ 燥熱
☐ 心浮氣躁
☐ 愛好冰冷飲食
☐ 有頭痛、肩頸痠痛症狀
☐ 尿液顏色偏黃且濃
☐ 口乾舌燥
☐ 有明顯口臭
☐ 腹脹，按壓腹部時會痛

2 寒祕（腎陽虛）

☐ 沒有元氣
☐ 剛排便時糞便較硬，後續為軟便
☐ 排便困難　　☐ 腹部疼痛
☐ 四肢冰涼　　☐ 腰膝痠痛
☐ 臉色蒼白　　☐ 排尿量細少、夜間頻尿
☐ 天氣一暖和症狀即減緩

3 燥祕（血虛）

☐ 沒有定時排便習慣
☐ 糞便顆粒狀
☐ 肌膚沒有光澤
☐ 肌膚和嘴唇容易乾燥龜裂
☐ 頭暈目眩　　　☐ 手腳腫脹發熱
☐ 睡覺時冒汗
☐ 頭髮乾燥易裂

4 氣祕（肝鬱氣滯）

☐反覆腹瀉與便祕　☐心煩氣躁、沒耐性
☐腹部脹氣　　　　☐肛門垂墜感
☐排便不順、有殘便感
☐糞便細長

5 虛祕（脾肺氣虛）

☐數日間未排便但無腹痛感
☐排便時出汗且氣虛
☐排便後疲勞無力感
☐脫肛

（二）針對「便祕」的漢方芳療與生活建議

1 熱祕

建議精油處方

‧薄荷精油 1 滴
‧檸檬精油 2 滴
‧廣藿香精油 1 滴
‧基底油精油10ml

建議按摩處方

　　為了刺激腸道循環，可以使用最簡單的方式：沿著腸道形狀按壓。從正面看腹部時，腸管是以日文平假名「の」的形狀走向連結到肛門處。因此，可以以坐著的姿勢腰部墊一個坐墊，將上半身輕輕向前傾，使用拇指以外的四隻指頭，從肚臍周圍慢慢地以寫「の」的筆順順時鐘方向輕柔按摩，一次約按壓三十回即有促進腸胃循環及排便的作用。

　　通常糞便會容易堆積在乙狀結腸的腸道彎曲處，這種症

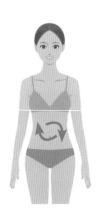

狀又被稱為「腸阻塞」，此時如果觸摸左下腹部可以感受到腸道膨脹，也就表示有糞便堆積在這裡。

　　建議有這種困擾的朋友可以將手握拳，以手指關節處按壓結腸的部分，連續維持約二十秒的按壓，即可以刺激腸道，促進排便機率。

居家保養

　　熱祕是一種因為熱氣累積在腸胃無法排出而形成的便祕症狀。容易上火或喜愛喝酒、辛辣燒烤、重鹹、油膩食物的朋友，都容易由於身體熱能過多，體內水分減少，加上腸道吸收水分後，而造成糞便僵硬難以排出的狀況。

　　改善熱祕的重點在於降下體內火氣、促進腸胃蠕動，避免吃高油、高鹽的食物，以及少吃肉類，並注意隨時補充水分。此外，有熱祕症狀的朋友通常血液會較為混濁、黏膩，因而若是有較高的機率患上高血壓、糖尿病，就需要從平時養成適度的運動習慣來預防這些疾病的發生。

　　想減緩熱祕，在飲食上可以多食用香蕉、鳳梨、蘆薈等，促使排便順暢。

 2　寒祕

建議精油處方
- 茴香精油 2 滴
- 廣藿香精油 1 滴
- 薑精油 1 滴
- 基底油 10ml

建議按摩處方
同「熱祕」的按摩處方。

居家保養

　　寒祕又稱為冷祕，這種症狀多發生在血液循環不良、手腳冰冷的人，或喝太多牛奶、啤酒，吃太多西瓜、冷飲、冰淇淋等寒涼、生冷食物的朋友，也會因為腹部受到寒涼之邪，造成腸胃運行機能遲緩，排便也跟著受到影響。

　　女性便祕多為寒祕類型，建議可以多加強腹部與手腳的保暖禦寒措施來預防寒祕的發生。此外，也可以搭配按摩腰後部的腎俞、命門穴位，運用泡澡來讓身體升溫。還要提醒女性朋友生理期時盡量不要穿裙子以免受寒。

在飲食方面則建議可以多食用熱帶水果及蔬菜，少吃寒涼性食物；料理時則可以多使用蒜頭、韭菜、洋蔥等具有溫熱身體效果的食材調味。

3 燥祕

建議精油處方

- 檀香精油 1 滴
- 天竺葵精油 2 滴
- 甜橙精油 1 滴
- 基底油 10ml

建議按摩處方

同「熱祕」的按摩處方。

居家保養

起因於血液及腸胃水分消耗過多、滋潤度不足而糞便乾燥難以排出，多發生於產後婦女、大病初癒的人或慢性病患者及高齡者身上，特徵是糞便多為顆粒狀。

改善燥祕的生活方式應該著重在滋潤腸胃上，多注意身體水分的補充，也可以多食用堅果、松果類等具有油分、有助於潤腸的食物。而睡眠不足及過度疲勞也會使得血液消耗迅速，應該避免這些不良的生活習慣。

4 氣祕

建議精油處方

- 檸檬精油 2 滴
- 快樂鼠尾草精油 1 滴
- 薄荷精油 1 滴
- 基底油 10ml

建議按摩處方

同「熱祕」的按摩處方，可以試試運用精油搭配「の」字形按摩法來改善便祕。

居家保養

　　在西洋醫學中屬於痙攣性便祕，多發生於情緒不穩、壓力大、容易胡思亂想或久坐少動的人身上，因為這些負面情緒累積會影響身體，使得體內肝氣鬱結、脾臟運化功能失調，氣也無法流動造成腸氣鬱滯、糞便乾燥而形成氣祕。因此要改善氣祕症狀應從改善氣之流動方面下手，例如盡量避免久坐在椅子上，坐著一段時間就應該站起來走動一下；面對壓力或不順心的事也試著用正向積極的態度來排解負面緊張的情緒，搭配上適度的運動促進腹部機能就可以輕鬆排除便祕症狀喔！

　　食物方面則可多食用芹菜、春菊等有助於胃腸運動，避免食用纖維太粗、難以消化的芋頭或牛蒡等。建議可以按摩連結肝經的太衝穴，以及連結任脈的中脘穴位來疏調氣機。

 5　虛祕

建議精油處方

· 馬鬱蘭精油 1 滴
· 乳香精油 1 滴
· 廣藿香精油 2 滴
· 基底油 10ml

建議按摩處方

同「熱祕」的按摩處方。

居家保養

　　因為疲勞、產後或內傷所導致脾氣不足、胃腸功能低下且胃腸蠕動能力不佳，或因腸內津液量少不夠滋潤所引起的便祕均屬於虛祕。中醫多認為要改善虛祕應以「健脾益氣、潤腸通便」為主。建議日常飲食清淡易消化，減少腸胃負擔；此外生冷食物也會阻礙腸胃功能進行，建議主食以穀類及蔬菜為重心，並多食用蔥、蒜、洋蔥等辛香料，及海藻類、蕈菇類、魚肉類來溫暖身體，促進食欲。日常生活中注意不要過度排汗，並隨時注意補充水分。切忌暴飲暴食，以八分飽為佳，運動選擇溫和並且不會過累的程度進行。

六‧生理痛 ▶▶

女性的生理問題很容易受到平時的生活習慣和環境變化的影響，從經期時的生理痛、PMS（又稱經前症候群），到經期中期時生理痛惡化等，常常都困擾著現代許多女性的生活。

從漢方芳療的角度來看，生理痛與體內氣血有相當大的關係。在漢方芳療中所謂的「血」不僅僅只是指血液，而是包含賀爾蒙等各種運行機能，所以也與妊娠息息相關。在正常的生體機制中，血是流暢地循環在整個體內，能滋潤身體，並給予全身充足的養分，所以一旦我們人體的氣血流動停滯就會顯現疼痛的症狀。血液滯留的狀態又稱為「血瘀」，也是引發各種婦人病的原因之一，生理痛即是其中的一種徵狀，而產生女性在月經期間會發生有如痙攣般的腹痛、腰部刺痛、腹瀉，或是噁心想吐等不適感。

（一）生理痛的類型檢測

可根據以下各種症狀進行勾選，有相似症狀者可於□打 √，再依據勾選的結果，統計最多 √ 的即為具有該類型的生理痛(也有可能有兩種以上的生理不順類型)。

1 血不足型生理痛（血虛型）

□經血顏色淺且量偏少
□月經延期、不固定
□經痛時按壓腹部會改善疼痛
□月經結束前到結束後會疼痛
□肌膚及頭髮乾燥
□臉色蒼白、沒有光澤
□容易疲憊
□頭暈目眩、步履蹣跚

2 血行不良生理痛（血瘀型）

- ☐ 經血顏色深且量多
- ☐ 排出血塊
- ☐ 有強烈的經痛，且按壓腹部時疼痛感會增加
- ☐ 受寒後疼痛感惡化
- ☐ 容易有瘀青
- ☐ 肩頸痠痛及頭痛
- ☐ 皮膚乾燥

3 壓力型生理痛（肝氣鬱結型）

- ☐ 月經週期不規律
- ☐ 月經前到月經期間胸部滿脹
- ☐ 經期前容易感到緊張
- ☐ 壓力大
- ☐ 心浮氣躁、易生氣
- ☐ 排便不規則
- ☐ 喉嚨及胸口有悶塞感

4 寒冷型生理痛（陽虛型）

- ☐ 腹部冰冷且疼痛
- ☐ 經期時腰部無力且倦怠
- ☐ 經血顏色偏深且量少
- ☐ 經期延遲或無月經
- ☐ 手腳及身體軀幹冰冷
- ☐ 容易腹瀉
- ☐ 白帶量多

5 燥熱型生理痛（熱邪型）

- □經血顏色呈現鮮紅色且黏稠、量多
- □經期多半提早
- □經期較短
- □容易長生理痘
- □便祕
- □容易面部潮紅或充血
- □食欲佳

6 水分過剩型生理痛（溼邪型）

- □生理期前容易水腫
- □白帶量多
- □全身倦怠
- □腸胃不適、易腹瀉
- □容易出汗
- □下半身容易浮腫

（二）針對「生理痛」的漢方芳療與生活建議

1 血不足型生理痛（血虛型）

建議精油處方

- ·歐白芷精油 1 滴
- ·薰衣草精油 3 滴
- ·基底油 10ml

建議按摩處方

因為體內血虛所造成的生理痛或有生理不順的症狀時，可以嘗試按摩位於膝蓋周圍的「血海穴」、頭頂上的「百會穴」，其他還有「三陰交穴」及「公孫穴」位。建議可以邊配合深呼吸，以及提升腳部溫度的方式來改善血虛症狀。

居家保養

血虛型的女性朋友容易因體內血液不足而導致月經不順或生理痛、頭暈，也容易因體內必要的營養分以及滋潤度不足，而引起皮膚、髮絲乾燥，及乾眼症狀、指甲易斷等問題。

要改善這種類型的生理痛應該要從強健胃腸、補充體內良好造血環境的方向著手。建議血虛型的女性千萬不可以不吃早餐及偏食，此外，熬夜通宵會過度使用眼睛及腦部，也會讓血液不足。可以多吃乾果、堅果類，及肝臟、牛肉、牡蠣、菠菜、雞蛋等能補血的食材。

 血行不良生理痛（血瘀型）

建議精油處方

· 玫瑰精油 1 滴
· 迷迭香精油 1 滴
· 檸檬精油 2 滴
· 基底油 10ml

建議按摩處方

「血海穴」及「三陰交穴」不僅可以使血液增生以改善血虛，還可以促進血液循環，避免血液堆積滯留。

使用兩手的拇指按壓大腿上的血海穴，建議力道可維持在按壓時能產生輕微疼痛感即可。按摩三陰交時也同樣使用雙手拇指用力按壓，可以每天早晚各一次，養成按壓穴道的習慣後不僅能讓生理痛說再見，還可以改善虛寒體質，也有機會減少更年期症候群的發生。

居家保養

因為寒涼或血液混濁將使得血液循環惡化，讓經血排出變得困難，且這些混濁的經血多呈現塊狀，顏色多為深紅色或暗紫色，有這種症狀的女性朋友常有腹部定點強烈疼痛的症狀。

建議有血瘀型生理痛的女性，在冷氣房裡要多注意腰部及腹部的保暖；避免長時間維持相同姿勢，或穿著過緊的衣物，否則血行惡化將會讓生理痛更明顯；可以腰部為中心做些簡單的伸展運動來減緩不適感。飲食上則建議食用黑木耳、青江菜、鯖魚、蔥、茄子、醋、肉桂等可以促進血液循環順暢的食物。

3 壓力型生理痛（肝氣鬱結型）

建議精油處方

- 紅桔精油 2 滴
- 花梨木精油 1 滴
- 羅馬洋甘菊精油 1 滴
- 基底油 10ml

建議按摩處方

可以按壓三陰交、陽陵泉、太衝、期門、氣海等穴位，其中「陽陵泉穴」位於膝蓋外側下方骨頭隆起處下方，按摩陽陵泉穴可以改善全身氣流循環，減輕因為生活壓力過大所造成的生理痛。「三陰交穴」是與全身體液循環相關的肝、腎、脾三個經絡的交叉點，因此藉由按摩來刺激三陰交穴有助於消解鬱結之氣。此外，按壓太衝穴、合谷穴及陽陵泉穴，也對體內氣的循環有所幫助喔！

居家保養

現在女性時常因生活壓力過大使得體內氣血循環惡化、賀爾蒙失調，進而產生月經不順的問題。經期不規律則心情容易受到影響，這也是壓力型生理痛的特徵。

要提醒有壓力型生理痛的女性們，平時應該放鬆心情，可多進行喜歡的運動及休閒活動來排解壓力源，並維持良好的生活習慣。日常生活中，可以使用香草、香氛或柑橘類等香氣來幫助平和心情。飲食上可多吃些蜆類、蛤蠣、荔枝、芹菜、紫蘇葉及薄荷，這些食材都對氣血流通很有幫助。

4 寒冷型生理痛（陽虛型）

建議精油處方

- 肉桂精油 1 滴
- 甜橙精油 2 滴
- 雪松精油 1 滴
- 基底油 10ml

建議按摩處方

　　按摩腰背部左右邊的「腎俞穴」不僅能促進腎臟的運行機能，對於腰痛或生理痛也有緩和的作用。可雙手叉腰，用雙手大拇指或掌心進行指壓按摩，或將可以貼在皮膚上的暖暖包放在腎俞穴上加溫也十分有效。

　　此外，位於肚臍下方四隻手指的「關元穴」是主掌人體升高體溫的原動力，在按摩此處時盡量不要太大力，可以用暖暖包輔助加溫。最後還可以按摩腳部的「太谿穴」，可增強腎臟功能、改善陽虛體質。平時還可以多按壓「足三里穴」及「三陰交穴」來改善氣虛。

居家保養

　　因為寒冷所導致身體全體性地機能低下，新陳代謝及血液循環也隨之惡化。月經期間除了經痛之外，還容易引發腹痛、腰痛及頭痛等問題。

　　寒冷型生理痛的朋友需要特別重視下半身的保暖，此外，夏天開冷氣時有可能會因此著涼而讓生理痛惡化，請記得在冷氣房內準備一件薄外套禦寒喔！

　　飲食上，也應該盡量避免喝太多冷飲及食用生冷食物。可以藉由食補來維持體內的溫暖，建議食材有蔥、洋蔥、韭菜、羊肉、雞肉、生薑及大蒜等。

 5 　燥熱型生理痛（熱邪型）

建議精油處方

- 德國洋甘菊精油 1 滴
- 花梨木精油 2 滴
- 檀香精油 1 滴
- 基底油 10ml

建議按摩處方

　　建議可以按壓腿外側的「豐隆穴」，每天按摩約一到三分鐘，以輕微疼痛感的力道進行。或按摩「陰陵泉穴」，有助於清利溼熱、健脾理氣；而按壓手部的「魚際穴」也有助於散發脾之熱，改善因熱邪所導致的生理疼痛不適感。此外，按壓後頸部的「天柱穴」則有消解積在頭部熱邪的作用。

熱邪型女性朋友的經血多為黏著且容易成固體狀，隨著年齡增長還容易有高血壓或糖尿病的問題，請努力從平時養成固定的運動習慣來預防吧！但是因為燥熱型的人容易潮熱、亢奮，會有「明明身體疲倦卻感受不到疲累感」的感受，而誤以為自己還有許多體力，反而容易有運動過度的反效果，所以運動時也應注意量力而為。

太油的食物或吃太多的肉類都會讓熱邪在體內堆積，特別提醒不要暴飲暴食，避免酒精類飲料或攝取過量的辛辣的食物。建議可以吃一些番茄、小黃瓜、茄子、海菜、豆腐等有助於排除熱邪的食物。

 6 水分過盛型生理痛（溼邪型）

建議精油處方
- 紅桔精油 2 滴
- 馬鬱蘭精油 1 滴
- 松針精油 1 滴
- 基底油 10ml

建議按摩處方

可以多按摩足三里、內關以及陰陵泉穴位。

膝蓋內側的「陰陵泉穴」有助於促進體內水分的代謝，而按摩手腕上的「內關穴」不僅可以消解溼邪問題，還能緩解疼痛、胸部或是胃部的不適感，甚至調節精神狀況喔！按摩膝蓋外側的「足三里穴」則有改善胃腸機能、進而促進水分循環的作用。

居家保養

此種類型的人因水分代謝不佳，在下雨日、氣壓低、溼度高的氣候時，容易有身體不適及倦怠感，還會有浮腫、暈眩及想吐等症狀。

要改善溼邪症狀必須要先從矯正飲食習慣開始，盡量避免水分攝取過度、飲酒，或是食用太多生冷、甜度過高及太油的食物；可以多食用蕎麥、昆布、海苔、奇異果、紅茶等有助於排除多餘水分的食物。

七‧胃腸不適 ▶▶

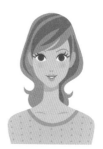

　　胃痛、脹氣或消化不良等胃腸不適的症狀，主要是因為體質上的問題或生活環境壓力所引發。胃腸是吸收人體必要營養、殺除食物中病原菌的重要消化器官，且十分敏感，容易受到疲勞感、心煩氣躁等精神上的情緒影響；一般來說，腸胃不好的朋友多半都有一絲不苟、自我要求過高，或追求完美的性格。

　　比起探討胃腸虛弱等各種病名，應該要更重視引起這些症狀的背後原因，所以在漢方芳療的觀點中，會將胃腸不適的引發因素分為氣候、環境、情緒起伏過高、氣血不足、水分滯留、水分代謝，或五臟六腑的異常；其他原因則有與從事何種工作或職場，及日常居住狀況等都有相關。

（一）胃腸不適的類型檢測

　　可根據以下各種症狀進行勾選，有相似症狀者可於□打 √，再依據勾選的結果，統計最多 √ 的即為具有該類型的胃腸不適（也有可能有兩種以上的胃腸不適類型）。

 脾胃氣虛型（氣虛）

　　□少量進食仍會消化不良
　　□糞便偏軟
　　□頻尿
　　□不會感到肚子餓
　　□疲倦無力
　　□飯後會馬上想睡
　　□聲音無氣力
　　□容易出汗

2 脾腎陽虛型（陽虛）

□空腹時腹部疼痛，進食或按壓腹部會減緩痛感
□喝冷飲或吃涼性、生冷食物會肚子痛
□食欲不佳　　　　　　　　　□手腳冰冷
□足部及腰部時常有無力倦怠感　□早晨易腹瀉

3 肝氣犯胃型（肝氣鬱結）

□腹部脹氣、疼痛
□時常打嗝或放屁
□心煩氣燥時腸胃不適症狀會惡化
□全身都容易感到僵硬不適
□喉頭有堵塞感
□眼睛充血

4 脾胃溼熱型（溼熱）

□消化不良
□吃油膩食物就會胃酸過多、想吐或腹瀉
□糞便多為軟爛而且黏著
□口臭　　　□全身無力
□小便濃且偏黃色

5 胃陰不足型（陰虛）

□未進食但無飢餓感
□胃部悶痛
□糞便乾硬、時常便祕
□體重減輕　□口乾舌燥
□肌膚乾燥

（二）針對「胃腸不適」的漢方芳療與生活建議

 脾胃氣虛型（氣虛）

建議精油處方

· 檀香精油 1 滴

· 乳香精油 1 滴

· 馬鬱蘭精油 2 滴

· 基底油 10ml

建議按摩處方

用於改善腸胃不適或食欲不振的穴道有中脘、天樞及神闕等穴道，且這些穴道都集中在我們的腹部區域。

「中脘穴」位於人體的上腹部，從胸骨下端到肚臍連接線中間點即是中脘，按壓這個穴道可以改善消化系統問題，如腹脹、腹痛、胃痛等，透過刺激中脘穴可以增強腸胃蠕動，及提升身體免疫能力。可使用兩手的食指及中指，以不會感到疼痛的力道進行按壓，每按壓三秒就休息三秒，但剛吃飽時請不要刺激這個穴道。

「天樞穴」位於肚臍兩邊的外側三隻手指處，具有保健脾胃腸的作用，可改善便祕、腹痛及消化不良等消化系統症狀。可用拇指頂在天樞穴的位置，加以繞圓按摩即可。

「神闕穴」即位於人體的肚臍處。可在睡前用搓熱的雙手交疊於此處，順時鐘揉轉；或者將手指按在肚臍上，藉由調整按壓力道及配合自己的呼吸數，每次進行約一百下即可。

此外，躺在床上時可以從胃部開始，在整個腹部的上方以日文字「の」順時針按壓，大約按摩三圈就會慢慢的有睡意。

居家保養

脾胃氣虛型的人在疲倦時食慾會跟著低下，在重度勞動或是激烈運動過後也會有體內氣不足的問題。若在吃飽睡足後，「氣」仍難以恢復，即會變成慢性的氣不足狀態，就是「氣虛」。

體內之氣主要是藉由胃腸消化、吸收我們所吃的食物後所形成，因此若胃腸機能衰弱也很容易造成氣虛的問題。建議脾胃氣虛的朋友要注重睡眠時間充

足，而且從早餐就要注重營養均衡，因為早餐是一整天的活力來源，但也別攝取過量，吃點容易消化的清粥是早餐的好選擇，如果早餐常沒有胃口的話，最好減少些前一天的晚餐量，或是提早一點吃晚餐。此外，也要盡量避免會導致胃腸消化吸收機能低落的生冷、油膩食物，與暴飲暴食的不良飲食習慣。有助於補氣的食物有牛肉、雞肉、雞蛋、鰻魚、山藥等；而南瓜、生薑、蔥及菇類則有助於胃部消化機能及新陳代謝。

2 脾腎陽虛型（陽虛）

建議精油處方

· 肉桂精油 1 滴
· 薑精油 1 滴
· 紅桔精油 2 滴
· 基底油 10 ml

建議按摩處方

同「脾胃氣虛型」的按摩處方，可多多按摩用於改善腸胃不適或食欲不振的中脘、天樞及神闕等穴道。

居家保養

陽虛與平時的生活模式密切相關，例如在夏季冷氣房中穿無袖、涼鞋，或吃太多寒涼食物等，當這些太受寒的習慣相加起來就容易有陽虛的問題，所以必須要隨時注重身體保暖，尤其是腹部、腰部、手腳等容易受寒的部位更要防禦寒邪的入侵。

非常鼓勵進行適度的運動，不僅可讓身體發熱，同時也可以提升精力，但盡量避免游泳等水上活動。另外，泡澡可以提高體溫、暖和身子，平時也可多泡澡。

在日常飲食上，喝飲料時不要加冰塊、少吃冰品；許多水果及夏季蔬菜都有降火氣的作用，也請小心不要攝取過量；想要改善寒涼體質就要養足體內的「陽氣」，建議可以多吃蝦類、羊肉、雞肉及牛肉，也可以運用熱湯或鍋類料理來調理食材；此外，也可以使用肉桂、薑黃、茴香、胡椒、八角、大蒜等有補溫效果的辛香料來入菜喔！

3 肝氣犯胃型（肝氣鬱結）

建議精油處方

- 甜橙精油 2 滴
- 薄荷精油 1 滴
- 檸檬精油 1 滴
- 基底油 10ml

建議按摩處方

同「脾胃氣虛型」的按摩處方，可多多按摩用於改善腸胃不適或食欲不振的中脘、天樞及神闕等穴道。

居家保養

肝氣犯胃又稱為肝胃不和，這種胃部反覆的脹氣現象，是因為平時壓力累積，或緊張情緒讓肝氣鬱結、疏肝機能低下，而引起的胃氣阻滯狀態。

胃部通常是負責「通、降」功能，但是如果無法疏洩肝氣則會導致胃功能失調，產生口苦、反胃、打嗝。若有持續性的憤怒、憎恨或興奮等情緒起伏，也都會引發肝火旺盛、擾亂胃氣，甚至會從肝氣犯胃變成肝火犯胃等嚴重的症狀。

漢方芳療中改善肝氣犯胃的方法是以「疏肝和胃」的方式，提醒有這種症狀困擾的朋友，平時對自己的工作表現要求不要太高，學習釋放緊張的情緒，在閒暇時間多做自己喜愛的休閒活動來排解苦悶，也有助於改善肝氣窒塞對於腸胃的負面影響喔！

平時飲食上可以多選擇洋蔥、蜜柑、豆腐、納豆、味噌等食材入菜，肉類可以食用脂肪較少的雞肉、牛肉及豬肉的腰內肉或大腿肉等部位；避免火腿、香腸或培根等脂肪過多的加工食品，減少腸胃的消化負擔。

4 脾胃溼熱型（溼熱）

建議精油處方

- 檸檬精油 2 滴
- 廣藿香精油 1 滴

- 薄荷精油 1 滴
- 基底油 10ml

建議按摩處方

同「脾胃氣虛型」的按摩處方，可多多按摩用於改善腸胃不適或食欲不振的中脘、天樞及神闕等穴道。

居家保養

脾胃溼熱是因水分堆積滯留在胃部，使得胃腸運行功能衰弱，而胃中的水分也會因為熱氣讓人身體不適。這種類型的朋友在梅雨季節或潮溼悶熱的天氣時，腸胃不適的症狀會更加惡化；因此，建議在溼氣較強時應該使用除溼器或是冷氣來調整室內溫度及溼度。此外，也可以多做運動，因為運動後出汗也有助於人體的體溫調節。倘若工作是需要長時間站立、容易腿部浮腫的朋友，睡覺時可以在腿部墊個小枕頭，讓腿部能在高處獲得舒緩，可以促進血液及水分循環。

脾胃溼熱的人會有口渴、想喝冷飲的反應，但仍要控制水分補給的速度及水量，避免一次攝取過多水分，少吃重口味或過度調味的食物；飯後則可以吃些水分較多的水果來幫助消化。

5 胃陰不足型（陰虛）

建議精油處方

- 檀香精油 1 滴
- 廣藿香精油 1 滴
- 甜橙精油 2 滴
- 基底油 10ml

建議按摩處方

同「脾胃氣虛型」的按摩處方，可多多按摩用於改善腸胃不適或食欲不振的中脘、天樞及神闕等穴道。

居家保養

　　因胃部的陰液不足，使得胃腸無力，腸胃消化吸收機能不佳，而有想吃東西但吃不下的狀況。

　　由於陰虛的問題常發生在因中暑所導致的脫水、因慢性病而消耗體內津液的人，以及年紀大的長輩身上。漢方芳療在改善胃陰虛的方式是以滋養消耗過剩的陰液、去除熱氣，及提高腸胃功能的「滋養胃陰」為主。這類型的朋友，不建議泡澡泡太久或做桑拿，因為都會排汗過多，如果很喜歡泡澡或桑拿，也應盡量減少次數喔！

　　建議三餐要定時定量，可以食用白木耳、白芝麻、雞蛋、鴨蛋、豬肉、牛奶、起司、草莓及扇貝等有助於胃經的滋陰類食物；少吃酸辣、油膩及生冷食物，和咖啡、酒精類等消耗體液的飲料。

八・水腫 ▶▶

　　常常會覺得小腿十分緊繃又容易水腫嗎？許多人因工作必須要長時間站立或久坐在電腦桌前，因此大多有血液循環不佳和腿部水腫的困擾。水腫雖然大多是因為水分堆積所導致，但你知道水分滯留的原因是什麼嗎？血液循環不好時，體內的血液或淋巴液等水分就無法順利回收循環，於是這些水分就會堆積在血管外，造成腿部浮腫的情形。此外，因為腿部位置距離心臟最遠，最容易血液流動不順暢，也因此是最容易浮腫的部位。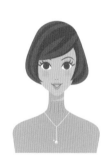

　　從漢方芳療的觀點來看，水腫反應了身體的狀況，要改善水腫症狀就必須要從背後的原因著手才有效果。然而，不只上述的原因會造成水腫，還可以依照各種虛症，將腿部水腫根據不同的症狀反應作區分，有氣虛型、氣滯血瘀型、寒溼及溼熱等類型的水腫。

（一）水腫的類型檢測

　　可根據以下各種症狀進行勾選，有相似症狀者可於□打 √，再依據勾選的結果，統計最多 √ 的即為具有該類型的水腫（也有可能有兩種以上的水腫類型）。

1 氣虛水腫型

□雙腿浮腫　　□臉色蒼白
□早上難起床　□容易流汗
□容易疲憊
□食欲不振、腸胃消化不佳
□聲音小、吸氣急促
□容易感冒生病
□胃痛、腹痛

2 氣滯血瘀型

□雙腿浮腫　　□容易便祕
□肩膀疼痛
□心浮氣躁、焦慮不安
□有壓力時症狀會惡化
□眼睛疲勞　　□四肢易麻
□手腳容易冰冷
□生理不順
□失眠心悸

3 溼熱困脾型

□口腔黏膩、有苦味
□腹部悶痛　□食欲減退
□噁心想吐
□糞便成泥狀
□女性分泌物多
□身體沉重
□皮膚呈現亮黃色
□體溫上下浮動

4 寒溼困脾型

☐ 頭和身體沉重

☐ 口腔黏膩、口水多

☐ 食欲減退

☐ 噁心想吐

☐ 腹痛

☐ 軟便腹瀉、泥狀便

☐ 體重上升

☐ 皮膚呈現暗黃色

（二）針對「水腫」的漢方芳療與生活建議

 氣虛水腫型

建議精油處方

・廣藿香精油 1 滴

・松針精油 2 滴

・雪松精油 1 滴

・基底油 10ml

建議按摩處方

　　因為氣虛所導致的水腫可以藉由按摩氣海、足三里、關元等穴位來進行改善。其中，「氣海穴」所掌管的是人體元氣及腎臟精氣；而「足三里穴」則是有補中益氣的功能，可以整體性的改善體內代謝異常症狀、提升免疫力。按摩「關元穴」時建議使用手掌按揉，注意不可以過度用力。

居家保養

　　胃腸虛弱的氣虛通常也會引起水腫的症狀，主要是因為胃腸功能不佳而無法順利地將所吸收的營養轉換成能量，且讓多餘的老廢物質堆積在體內，導致小腿等部位容易浮腫。

　　改善方法包含飲食上不要吃太甜的餅乾糖果，少吃辛辣刺激的食物或乳製品，飲食以蔬果類為中心，多吃比自己體溫高的食物，可以吃水果乾或堅果類

的零食代替。芋頭、南瓜、豆類、栗子、百合根、雞肉、牛肉及蝦子等食物也有助於補充元氣。吃飯時，一口至少嚼三十下也有助於減輕胃腸消化負擔。

　　此外，在元氣不足時，更要注重休息時間，讓身心適時的放鬆，不要有太多思慮。若有氣虛症狀時，則應盡量減少過於激烈的活動，可以選擇在泳池內慢步等較為和緩的運動來促使體內產生新的氣，以提升抵抗力。

2　氣滯血瘀型

建議精油處方

- 葡萄柚精油 1 滴
- 檀香精油 1 滴
- 檸檬精油 2 滴
- 基底油 10ml

建議按摩處方

　　氣滯血瘀型的朋友可以多按摩腳部的「復溜穴」，不僅能改善手腳水腫，還可以消除身體疲勞，同時也有利尿的作用。早晚各一次使用拇指按摩此處，一次按摩約三至五分鐘，力道平均、柔和，有痠痛感即可。也可以按摩腳拇指下方的「太衝穴」能消除腿部疲勞及浮腫問題，而按摩膝蓋上方的「血海穴」則可以改善血瘀問題，促進血液循環，對於女性的生理問題也有幫助。

　　手部方面則有「內關穴」與「勞宮穴」可以改善氣滯問題、促進上半身的氣血循環，消解上半身的水腫症狀。

居家保養

　　氣滯血瘀型的朋友多有血液及水分的循環容易受到干擾，以及臟器或組織機能低下等困擾，這種症狀的形成原因大多是精神上的壓力，與飲食習慣不佳造成，特別容易發生在責任感強、性格細膩、思慮縝密，或是完美主義的人身上。

　　因為代謝功能低下，易有腿部水腫的特徵，再加上血液流動不佳的「血瘀」問題，讓水腫症狀更加劇烈。想要改善氣滯及血瘀症狀的話，必須先改善氣血循環，可以做些慢跑等運動搭配深呼吸，或是泡半身浴、閱讀自己喜愛的書籍、聽可以放鬆身心靈的音樂等也有助於消除疲勞，讓體內之氣更為流通。此外，還可以做一些伸展筋骨的運動或瑜珈來緩解血液淤積的狀況，促進氣血

循環，水腫問題也會迎刃而解喔！

針對血瘀體質而有水腫症狀的朋友，建議最好要藉由改善飲食習慣，減少油類、糖分及酒精等攝取量，少吃生冷食物及冰冷飲料皆有助於改善血瘀水腫；可以多吃一些青椒、茴香、柑橘類、韭菜、番紅花等有助於淨化血液的食物。

3 溼熱困脾型

建議精油處方

- 檸檬精油 2 滴
- 絲柏精油 1 滴
- 薄荷精油 1 滴
- 基底油 10ml

建議按摩處方

可以多按摩曲池、豐隆、脾俞這幾個穴位。

大腸經的溼氣都會聚集在手肘上的「曲池穴」上，按摩曲池穴不僅可以調理氣血，還能去除溼氣。「豐隆穴」不僅是胃經也是脾經的穴位，按摩豐隆穴對於脾臟與胃部都有調理的作用，也有除溼祛痰、健脾化溼的效果。位於背部上的「脾俞穴」有利溼升清及健脾和胃的效果，建議可以使用雙手拇指用力按摩此處，一日按摩一次，一次約五至十分鐘即可。

居家保養

溼熱困脾主要是溼熱之氣在體內積累，造成中焦受到障礙，亦即溼熱內阻，進而讓脾臟的運化機能受損。造成溼熱困脾的症狀大多是受到溼熱之邪，或攝取過多的油炸食物、脂肪、甜點、酒精類等不良的飲食習慣，導致溼熱產生，造成脾臟運化機能下降。由於只要脾胃的受納運化功能減低，脾氣及胃氣的升降就會跟著異常。溼氣的積累將讓人更易有浮腫、體重增加的問題，所以應以清熱利溼為改善法則。

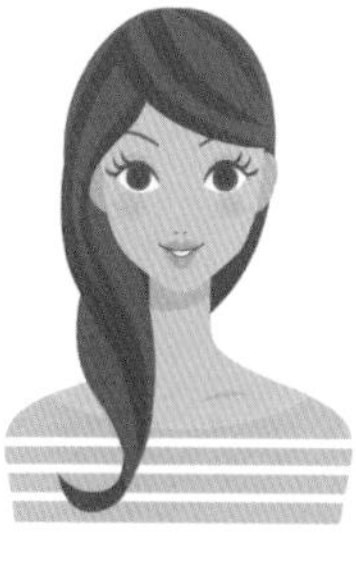

溼熱體質的人不適合思考煩憂太多，可以保持一天一次的運動習慣。多多按摩腹部、多走路運動都是可以促進排便、減緩水腫症狀的好習慣。

在飲食的喜好上，吃飯八分飽即可，睡前三小時就不要再吃東西了，且請

盡量避免辛辣、高糖分及鹽分、動物性蛋白質或過油的料理；另外，像是咖哩、唐辛子料理等辛香料會促進體內生熱，也盡量少吃。多食用食物纖維較多的玄米、穀類、雜糧類、海藻、香菇及蒟蒻；有利尿作用的綠豆、小黃瓜、牛蒡；或是蛤類、白蘿蔔、青椒、洋蔥等食材也都有助於溼熱困脾的人擺脫水腫的困擾喔！

 寒溼困脾型

建議精油處方

· 茴香精油 2 滴
· 馬鬱蘭精油 2 滴
· 基底油精油 10ml

建議按摩處方

按摩足三里、中脘、三陰交及公孫穴位都有助於排除體內老廢物質、促進水分代謝率。

「中脘穴」位於胃袋正上方的位置，按壓中脘穴可以提升體內代謝力，讓消化器官的運作能全面性提升。「三陰交穴」是屬於脾臟經絡、掌控全身的血液流動，只要好好按摩三陰交穴就不怕虛寒問題了！「足三里穴」屬於胃經的穴道，可以改善消化系統的狀況，按摩足三里穴還有健脾和胃的效果。

居家保養

寒溼困脾主要是溼氣影響身體機能，讓體內運化機能低下所產生，尤其是吃太多冰冷或生冷食物、長期待在高溼氣環境的人需要格外注意。

因為寒溼困脾是生活習慣及環境所導致的病症，所以建議要從平時飲食習慣加以改善。建議盡量避免攝取過多酒精飲料、吃太多生魚片等生冷食物，或西瓜、沙拉等涼性蔬果及冰品；飲食宜維持清淡且適量，因為腸胃系統主掌營養及水分代謝，所以均衡飲食並且讓食物好消化十分重要！還可以常常食用蔥、薑、蒜等辛香調味料，讓體內溼氣被逼散出來，甚至逼出汗水，這些都有助於減緩寒溼的症狀。

此外，維持平時生活環境的溼度平衡，避免外在的溼氣入侵體內，尤其建議開窗通風，或雨季時定時使用除溼機。地板的溼氣較重，睡覺時盡量不要直接睡地板。

九 · 經前症候群 ▶▶

　　經前症候群是許多女性的煩惱，在月經來臨前一至二週就會感到情緒起伏波動、容易憂鬱、睡眠障礙、胸部腫脹疼痛、下腹部悶痛、水腫甚至頭痛等精神上及身體上不舒服的症狀。醫學上多半認為這些問題是因為賀爾蒙變化的影響，在排卵期後的黃體素與雌性激素分泌波動的變化息息相關。但在漢方芳療的觀點上來看，人類身體組成可以分為氣、血、水三種元素，這三種元素間的平衡也會互相牽引，若這個平衡系統崩壞則會造成各式各樣的不適症狀產生，其中一種就是「經前症候群」。

　　氣、血、水的平衡中，精神方面的壓力或不規則的生活、飲食習慣等都會造成體內之氣無法順利流通而有「氣滯」及「氣虛」；因寒冷、壓力、過勞等原因導致的血液循環惡化的狀態則稱「血瘀」；無法有效地處理進入體內的水分、水分代謝惡化的情形則稱為「水滯」。這些都是致使產生經前症候群的原因，有可能是單一性的，但也有可能是複合性引起的經前不適。

（一）經前症候群的類型檢測

　　可根據以下各種症狀進行勾選，有相似症狀者可於□打 √，再依據勾選的結果，統計最多 √ 的即為具有該類型的經前症候群（也有可能有兩種以上的經前症候群類型）。

 血瘀型經前症候群

□頭痛、胸痛

□肩頸僵硬

□熱潮紅　　□寒症

□腹部疼痛

□子宮寒不孕

□經痛嚴重

□手腳易麻

□經血呈現深色、塊狀

□生理期週期延遲且偏長

□容易長青春痘

2 水滯型經前症候群

☐容易水腫
☐嘔吐感
☐經前容易發胖
☐痰多
☐食欲不振
☐頭痛、頭暈目眩
☐軟便
☐排尿量少

3 氣滯型經前症候群

☐心煩氣躁
☐不安感
☐時常嘆氣
☐情緒不穩定
☐頻尿　☐經前胸部腫脹疼痛
☐頭痛
☐容易便祕或腹瀉、軟便
☐生理痛
☐經前皮膚變得粗糙、長生理痘

4 氣虛型經前症候群

☐經前有疲勞感、倦怠感
☐經前難以入睡、失眠
☐臉色蒼白
☐心悸、頭暈
☐落髮　☐眼睛容易疲勞
☐月經量少且經血色淺

（二）針對「經前症候群」的漢方芳療與生活建議

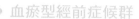
1 血瘀型經前症候群

建議精油處方

・薰衣草精油 1 滴
・香蜂草精油 2 滴
・迷迭香精油 1 滴
・基底油 10ml

建議按摩處方

因為血瘀體質所造成的經前症候群可以透過按摩三陰交、地機、血海、合谷穴位改善。

「三陰交穴」位於腳踝附近，因為這裡是腳部三個經絡合流之處，按壓三陰交穴可以改善血流。「地機穴」是足部太陰脾經的穴道，按壓地機穴可以舒緩月經不順、經血不足、生殖能力低下等症狀。而位於膝蓋骨內側上緣的「血海穴」則是生產體內血液的本穴，尤其對於婦人病特別有效。按壓這幾個穴道可以讓血液循環更為流暢，並有助於改善血瘀問題，不論是在美容或健康上都有非常大的幫助！

居家保養

因為血液循環惡化，而導致血液逐漸混濁，形成「血瘀」。血瘀的主要成因是外界溫度寒涼、運動不足、壓力過勞及偏食等。身體較為虛寒的女性較容易有血瘀的體質，如果不正視血瘀的問題，可能嚴重一點會導致子宮內膜異常或子宮肌瘤等問題。

要改善血瘀型經前症候群的症狀應從生活習慣下手，又以適度的運動為佳，如散步、健走之類的有氧運動，也可以利用通勤時間少搭手扶梯，多走樓梯；或在目的地前一個車站下車，積極地增加步行時間。有頭痛肩頸痠痛的人，則可以搭配肩頸來回繞圈甩動、伸展肩胛骨等伸展運動，可以改善上半部的血液循環不良問題。此外，晚間可用約三十八度的水溫，進行泡澡二十分鐘，在體溫升高且血液循環提升後，接著做點伸展或按摩穴道，對於改善血瘀的效果將更加乘喔！

飲食習慣上要維持一日三餐，適當補充水分，盡量避免喝冰涼的飲料及甜

點，多吃點有助於提升體內溫度的食物，例如茄子、韭菜、黑木耳、芹菜、紅麴、肉桂、醋、南瓜、納豆、鯖魚、沙丁魚、咖哩飯等，皆有助於改善血液循環。

 2　水滯型經前症候群

建議精油處方

- 橙花精油 2 滴
- 紅桔精油 2 滴
- 基底油 10ml

建議按摩處方

腳底板的湧泉穴、小腿側的豐隆穴及背部的腎俞穴都有助於改善水滯問題。

「湧泉穴」與腎臟的代謝相關，可連續按壓數次再配合休息，持續多回後，就可以感覺狀況獲得改善。按摩「豐隆穴」時可以用較大一點的力道按壓，配合呼吸節奏，吸氣時按，吐氣時放。而背部也有許多消解水滯的穴道，例如「腎俞穴」即是有助於活性化腎臟的穴道，可以提高體內水分代謝功能，可使用兩手拇指指節來按壓。

有空時按壓腳部的「太白穴」及膝蓋內側的「陰陵泉穴」也都有助於解消水滯症狀。

居家保養

原本分布在體內的液體平衡失調，而在體內堆積滯留，導致體重增加、身體水腫，或頭暈想吐等都是水滯型經前症候群的症狀。多半是因為睡眠時間過長、運動不足、吃太多甜食或高熱量的食物而引起，因此除了浮腫之外，還有痰多、排便異常等問題。而現代人在酷夏中過度仰賴空調系統，在夏季及寒冬中皆無法正常排汗，控制毛孔的收縮，使得體溫調節能力低落，這些都是形成水滯的原因。此外，因為水分不平衡使得免疫力低下，容易有過敏、氣喘、花粉症等不適反應。

因為容易受到環境溼度的影響，建議在潮溼的天氣時應開除溼機來控制居住環境的溼度。平時即使沒有尿意最好也要兩小時就去一趟洗手間，將多餘的

尿液排出。因為工作關係必須整天待在冷氣房的朋友，則可以在下午茶時間喝點熱飲，入夜後泡熱水澡都有益於身體健康。

　　飲食上則建議有水滯症狀的朋友，沒有食欲時就不要刻意勉強自己進食。少喝冷飲，可以選擇有助於利尿排水、去痰、助消化、補氣及提高腎臟機能的食物，如苦瓜、南瓜、小黃瓜、綠茶、麥茶及海藻類等。

 氣滯型經前症候群

建議精油處方

- 橙花精油 1 滴
- 玫瑰精油 1 滴
- 佛手柑精油 2 滴
- 基底油 10ml

建議按摩處方

　　按壓手部的內關穴、勞宮穴、腳部的三陰交穴及太衝穴，都可以促進人體氣血循環，補充氣血，減緩虛寒問題，改善氣滯症狀，還能調整體內賀爾蒙的平衡。按摩這些穴道還有助於泌尿系統、生殖器系統與腹部不適、自律神經失調的緩解，建議使用讓按壓處能感到些微痛感的力道來長時間按壓搓揉。

居家保養

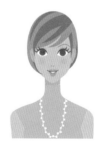

　　一般月經來潮前會有胸部腫脹、疼痛感，西洋醫學認為是因賀爾蒙影響乳腺所形成的疼痛感。而在漢方芳療中則認為這種胸部腫脹是因為體內之氣的循環機能惡化，亦即為「氣滯」所引發。而氣滯的主因是精神上的壓力所造成，憤怒、煩躁也都會影響到肝臟的疏泄功能失調而無法調節氣血的流動。

　　因此，想要解決氣滯症狀，請多深呼吸、靜下心來吧！即使在忙碌的生活中，也請不要忘記「慢」的重要性。偶爾抽點空閒時間到綠意盎然的公園散散步、聽聽音樂，或是和親近的朋友一起喝個下午茶聊聊天。和緩生活及工作壓力所帶給身心上的影響，改變一下心境，睡前冥想也都有助於鎮靜心靈。

　　偏食或吃太多辛辣油膩的食物也會讓氣滯症狀更加嚴重，建議盡量多攝取

含有豐富維他命及礦物質的食物，富含鐵質的綠色蔬菜及海藻類也相當推薦，梅子、芹菜、肝臟、高麗菜、葡萄、柚子及葡萄柚等也可以多多食用。

4 氣虛型經前症候群

建議精油處方

- 快樂鼠尾草精油 1 滴
- 花梨木精油 1 滴
- 歐白芷精油 2 滴
- 基底油 10ml

建議按摩處方

按壓腿部足三里穴、肚臍周圍的中脘穴、氣海穴及中極穴，對於氣血水循環的正常化，產生元氣，提升呼吸系統與消化系統皆有所助益。可以先將手搓熱再溫柔輕壓按摩位於肚臍下方的「氣海穴」，及膝蓋周圍的「足三里穴」，都有助於提升呼吸系統及腸胃消化系統機能，改善氣虛症狀。

居家保養

氣虛型的人就代表身體營養及能量不夠充足，一般人的疲勞可以透過一整天充足的睡眠休息即可以回復元氣，而氣虛型的人因為慢性且長期的能量不足，即使休息再久也還是覺得疲倦。此外，大多數氣虛型的人腸胃機能不佳，難以從平時飲食中攝取到足夠的營養成分。

請盡量早睡早起，睡前可以使用薰衣草精油噴灑至枕頭周圍幫助睡眠；中午時也可以小睡十分鐘，保持充足的睡眠時間才能養氣。可以多做氣功、深呼吸、瑜伽或簡單的伸展運動，避免激烈、耗氧量高的運動。

在容易食欲不振的夏季時總會想吃點冰冷食物開胃，但寒涼及生冷食物都會妨礙我們腸胃消化，建議少吃。可以吃一些豆類、蘆筍、芋頭、馬鈴薯、舞茸、鰻魚、鮭魚、鮪魚、牛肉、雞肉及豬肉，皆可以有補足元氣、恢復疲勞的功能喔！

十・疲倦 ▶▶

長時間心靈及身體的疲憊、忙碌或不規則的日常生活習慣、周遭環境的緊張壓力等皆會造成疲倦無力感，如果不從根本來解決這些問題，疲倦感只會加重喔！在漢方芳療的觀點中認為，體內是由氣、血、水來控制整個生命活動，而疲勞即是這三種因素不調和所導致，也是身體平衡開始崩壞、疾病生成的前兆，並將此稱為「未病」。因此要改善疲倦必須讓氣維持在平衡狀態，氣虛或氣滯時必須養氣，以及促進氣的流動暢通；補足血讓養分可以運送到全身各處；維持體內水分代謝順暢，不讓多餘的津液堆積在體內。

以下就來介紹壓力型疲倦、血液不足型疲倦、新陳代謝不佳型疲倦及元氣不足型疲倦，並分別解析各種疲倦的形成原因及解決方式。

（一）疲倦的類型檢測

可根據以下各種症狀進行勾選，有相似症狀者可於□打 √，再依據勾選的結果，統計最多 √ 的即為具有該類型的疲倦（也有可能有兩種以上的疲倦類型）。

 壓力型疲倦（氣滯型疲倦）

□身體容易疲倦
□心浮氣躁
□容易負面思考、憂鬱
□早上難起床、精神狀況不佳
□肩頸疼痛
□容易腹部脹痛
□偏頭痛、腦袋昏沉
□難以入眠
□睡眠品質不佳
□手腳容易冰冷
□忘東忘西
□女性月經前緊張症

2 血液不足型疲倦（血虛型疲倦）

☐ 健忘　　☐ 頭暈目眩
☐ 貧血　　☐ 臉色蒼白
☐ 指甲易斷　☐ 肌膚乾燥
☐ 淺眠夢多　☐ 眼睛疲勞
☐ 毛髮粗糙無光澤
☐ 筋肉麻木
☐ 食慾不振

3 新陳代謝不佳型疲倦（水滯型疲倦）

☐ 身體沉重疲憊
☐ 容易水腫
☐ 消化不良
☐ 反胃想吐
☐ 時常腹瀉、頻尿
☐ 頭昏眼花
☐ 常打噴嚏、流鼻水
☐ 雨天時身體狀況不佳
☐ 早上起床時全身僵硬

4 元氣不足型疲倦（氣虛型疲倦）

☐ 全身疲倦不想動
☐ 畏寒　☐ 爬樓梯會氣喘吁吁
☐ 容易感冒
☐ 從早就沒有朝氣
☐ 容易消化不良
☐ 沒有食慾　☐ 頭暈

（二）針對「疲倦」的漢方芳療與生活建議

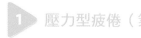 壓力型疲倦（氣滯型疲倦）

建議精油處方

- 薰衣草精油 2 滴
- 香蜂草精油 2 滴
- 基底油 10ml

建議按摩處方

按摩有各式各樣的方法，這裡推薦最近非常流行的耳朵穴道按摩！

耳朵集中了身體全部器官相對的穴道，所以按摩刺激耳朵穴道不管在身體上或是精神上都有一定的安定鎮靜作用。尤其在現今壓力十分大的社會中，如果放任這些壓力疲憊積累，可能造成身體往後產生嚴重的後果。以下介紹幾個藉由刺激耳朵穴道的方式來緩解疲勞、恢復元氣的方法：

(1) 將雙手的手掌互相搓熱，接下來用兩手抓著兩耳，再使用大拇指及食指貼住耳朵全體，由上而下搓捏揉，再配合輕微的拉扯約五下。重點在於使用指腹或手指的第二關節部分按摩

(2) 將手指對上神門、腎、腎上腺等耳穴，按壓後，轉圈揉一揉，每個穴位約五次。

(3) 最後，使用兩手手掌蓋住雙耳，以上下左右再右迴轉、左迴轉的方式按摩全耳，約五次。

按摩耳穴的步驟有助於調整自律神經失調問題，還可以消解疲勞及肩頸腰的不適症狀。但不論是使用揉捏、輕擦或拉扯等按摩方法，都絕對不可以忘記要以不會傷害耳朵為原則。

居家保養

此種類型的疲倦是因為接受太多外部環境的刺激，使得心靈及身體都無法負荷，讓身體也容易覺得疲倦無力。除了身心疲憊外，還有可能導致失眠、胃痛，甚至十二指腸潰瘍。以漢方芳療的角度來看，精神上的壓力過多還會使得體內氣血流動不順，能量也無法傳遞到體內各個臟器，進而引發疲倦等不適感。而長期的緊張與壓力會給肝臟帶來傷害，因此養肝也是改善氣滯的重要步驟。

　　有壓力型疲倦的人常常出現「本人或許沒有意識到自己正在硬撐，但其實身心已經開始發出警訊」的狀況。當你感覺到不知所措時，適時地給自己一點喘息的空間，找一位知心好友或專業人士相助吧！假日時，遠離平時的生活圈，到樹林做森林浴讓身心放鬆，或找時間做二十分鐘的瑜伽或慢跑，藉由運動來促進體內氣流通順，也有助於改善氣滯型疲倦。

　　飲食方面則可以用大蒜、生薑、韭菜、洋蔥、紫蘇葉及芹菜等來調味入菜；喝點菊花茶、薄荷茶及洋甘菊茶也有幫助喔！

 血液不足型疲倦（血虛型疲倦）

建議精油處方

- 伊蘭精油 2 滴
- 薰衣草精油 2 滴
- 基底油 10ml

建議按摩處方

同「壓力型疲倦」的按摩處方，可加強按摩耳朵各個穴道。

居家保養

　　血液量不足使得營養及氧氣無法運送到全身，能量不足就會引發疲勞、肌膚問題，或眼睛疲倦；此外，血液循環惡化時也無法將多餘的老廢物質及廢氣排出體外，長久堆積在體內就會形成倦怠感或疲勞感，此種症狀發生在女性及中老年人身上較多。

　　常提醒一定要在十二點前就寢，因為造血活動是在人體睡眠時間進行，要確保有充分的睡眠時間！脾臟又被稱為「氣血生化的源頭」，所以也要注意胃腸機能是否正常，停止不適當的減肥方式，保持營養均衡。

　　勞累及煩躁的情緒會無形中耗損我們的精血，平時也需避免過度勞累及過度思慮。如果用腦或用眼過度也會耗血，建議少用電腦、手機，並減少看電視的時間。

　　飲食方面以平性、微溫性為主，如果吃太多熱性食物會加速血液耗損速度。可以積極攝取紅色或黑色食物，如番茄、黑木耳、黑芝麻、烏骨雞、肝臟類、紅蘿蔔、菠菜、牡蠣、棗子或豬肉等，都有造血、提高體溫的作用。

3　新陳代謝不佳型疲倦（水滯型疲倦）

建議精油處方

- 馬鬱蘭精油 2 滴
- 廣藿香精油 1 滴
- 茴香 1 滴
- 基底油 10ml

建議按摩處方

同「壓力型疲倦」的按摩處方，可加強按摩耳朵各個穴道。

居家保養

因新陳代謝惡化使得體內多餘的脂肪及水分也都堆積在體內，容易讓身體和頭部覺得沉重無力，四肢也容易浮腫。此外，有新陳代謝不佳型疲倦的朋友可能時常會覺得很想睡覺、提不起勁、頭部昏沉、四肢沉重無力。一遇到陰雨天或梅雨季節，外在的溼氣與堆積在體內的水分結合，此種不適症狀就會更加嚴重。

多多運動吧！運動不足及年齡增長不僅會使足腰部筋肉退化，也會讓腎臟及膀胱的代謝機能低下，因此建議平時也做些柔軟運動或肌力鍛鍊。洗澡時也不要只單純淋浴，可以搭配泡澡來促進排汗及循環，有空時也可以試試岩盤浴或桑拿。

建議可以吃些蘿蔔、生薑、蔥、蒜、牛蒡、蓮藕、味噌、玄米、海藻類、蘋果、紅肉或紅肉魚等促進代謝的食物；而金針菜、玉米、冬瓜、黑豆、海菜及芹菜等食物則具有利尿作用，多吃無妨；但要少吃夏季的涼性蔬菜或水果等陰性食物，以及牛奶、番茄、香蕉、西瓜等。

4　元氣不足型疲倦（氣虛型疲倦）

建議精油處方

- 雪松精油 2 滴
- 花梨木精油 1 滴
- 茉莉精油 1 滴
- 基底油 10ml

建議按摩處方

同「壓力型疲倦」的按摩處方，可加強按摩耳朵各個穴道。

居家保養

「氣」是一種能量，常因為老化、過勞或過度減肥、疾病消耗體力，導致體內之氣難以恢復，產生長期、慢性的元氣不足狀態即為「氣虛」。氣不足的主要症狀就是疲勞倦怠感，有時還會伴隨著沉重感、食欲低落、消化不良，甚至容易有不正常性的出血。此外，氣還有溫暖身體的作用，所以如果氣不足時可能會讓手腳冰冷、體溫偏低。如果直接讓電風扇吹到頭部，或在冷氣太強的室內待太久的話，可能還會有打噴嚏、感冒或過敏等症狀，要盡量避免讓自己受寒。

氣虛型的朋友更要注重早餐的營養，因為早餐是一整天的活力來源，推薦可以吃碗熱呼呼的清粥，或容易消化的食物。想減肥的朋友也不要只單靠節食，因為如果營養攝取不足，不僅會讓筋肉量減少，氣虛症狀還會更加嚴重。盡量吃些對腸胃不會造成負擔、容易消化的植物性蛋白質，並且充分咀嚼，吃到八分飽即可。此外，牛肉、雞肉、豬肉、羊肉、鮭魚、鯖魚、沙丁魚、扇貝、章魚、芋頭、馬鈴薯、豆類、高麗菜及香菇類等食物也都具有補氣的功效。

十一・眼睛疲勞 ▶▶

您時常眼睛乾澀、爬滿血絲、疲倦不堪嗎？現代人大多過度用眼，長時間看電視、使用電腦或滑手機，造成雙眼過度勞累。在漢方芳療中認為，眼睛匯集了五臟六腑的精氣（生命之源），而根據其精氣與力使得人可以明目見物，所以眼部的疲勞感或過乾等不適症狀，亦反應出眼睛與臟器間緊密的連結。其中有血液儲藏庫之稱的「肝臟」與我們雙眼的健康狀況最為相關，因為在肝臟所蓄積的血液也是「眼睛的營養之源」。如果用眼過度不僅會消耗血液，也會讓養分無法傳遞到眼部，使得雙眼容易有疲倦現象產生。

眼睛疲勞或乾眼症等眼睛問題是許多人長期以來的困擾，即使只有輕微程度的眼睛疲倦，也可能會引起頭痛、肩頸痠痛、情緒煩躁或抑鬱等困擾，因而千萬不可忽略眼部所傳達的警訊及健康的重要性！

以下整理出幾個眼睛疲勞的症狀與類型，分別有肝腎陰虛型、肝鬱型，以

及肝血虛型三種；了解自己的類型並針對症狀搭配精油，就可以和眼睛不適揮手說再見！

（一）眼睛疲勞的類型檢測

可根據以下各種症狀進行勾選，有相似症狀者可於□打 √，再依據勾選的結果，統計最多 √ 的即為具有該類型的眼睛疲勞（也有可能有兩種以上的眼睛疲勞類型）。

1 營養不足型眼睛疲勞（肝腎陰虛型眼睛疲勞）

□眼睛容易疲倦、乾澀
□飛蚊症
□視力低下
□眼睛霧濛
□長期眼部不適
□腰痛　□耳鳴
□健忘
□手足發熱潮紅
□口渴
□夜間尿多

2 壓力型眼睛疲勞（肝氣鬱結型眼睛疲勞）

□眼壓高
□眼睛容易疲倦
□頭痛劇烈
□肩頸僵硬痠痛
□時常心浮氣躁
□常有不安感
□失眠
□女性月經痛、月經不順

3 血液不足型眼睛疲勞（肝血虛眼睛疲勞）

☐ 視力減退
☐ 眼睛疲勞
☐ 眼睛乾燥
☐ 頭昏眼花
☐ 手腳易麻或冰冷
☐ 失眠
☐ 臉色無光澤
☐ 女性月經量少
☐ 髮絲乾燥易斷

（二）針對「眼睛疲勞」的漢方芳療與生活建議

1 營養不足型眼睛疲勞（肝腎陰虛型眼睛疲勞）

建議精油處方

‧ 天竺葵精油 2 滴
‧ 花梨木精油 1 滴
‧ 德國洋甘菊精油 1 滴
‧ 基底油 10ml

建議按摩處方

感到眼睛疲憊時，可嘗試按摩眼睛周圍的穴道，我們的眼周集中了許多穴道，如太陽、攢竹、睛明、承泣、魚腰、絲竹空等穴位，並依照這六個穴道的順序按摩。此外，眼睛疲勞的原因之一在於眼部周圍肌肉長期呈現出緊張的狀態所致，建議可以做一些簡單的眼球體操，或蓋上溫熱的毛巾、眼罩來消除眼睛的緊繃感。

除了上述的穴道按摩之外，一些簡單的眼部周圍按摩也對於恢復眼部精神十分有效。

1. 太陽穴：按摩太陽穴可以緩解頭痛或眼睛充血等問題。使用中指指壓按摩，力道不要太大，大約按壓三至五秒後放開，並重複做幾次這個動作。

2. 眼珠體操：以上下、繞圈的方式轉動眼珠，一次約做二至三次的眼球體操，

可有助於改善眼部周圍肌肉的僵硬症狀，還可以促進血液循環。

3. 下眼皮周圍：當瞳孔往正前方直視時，可按摩瞳孔正下方眼袋處的肌肉，將有助於改善眼睛充血與暈眩，但因為這裡可能會直接按壓到眼珠，建議以較輕柔的力道按摩。

4. 眼角周圍：覺得眼睛痠痛時，可以按摩位於眼角的肌肉，一次約按壓二至三秒再放開，並且重複這個按摩步驟。

5. 眼窩骨頭下方：沿著這區的骨頭下緣處慢慢邊移動邊輕柔按壓。

　　在進行眼部周圍按摩時，請留心按摩力道不要太大以免受傷，因為這區位於眼珠周遭，且皮膚較為薄弱。

居家保養

　　漢方芳療所指的「肝腎同源」，就是肝臟與腎臟有相當密切的關係。當處於肝血虛的狀態時，腎精也會受到損傷並消耗；相反地，若因慢性病或老化、性生活不節制等原因過度消耗腎精時，也會讓肝臟的血液及津液不足。因此建議要以補充肝腎的血液及津液為主，並同時養血明目、提升眼部機能。

　　注意排汗過多的問題，因為肝腎陰虛的人體質容易出汗、消耗過多的「陰」，不適合去做桑拿或太激烈的運動，反倒游泳是個不錯的運動選擇。

　　若想藉由食物養生，可以多食用山藥、南瓜、銀杏、紅蘿蔔、菠菜、葡萄、栗子、豬肝、雞肉、牛肉、花枝等食物來補氣養血；芝麻、牛奶、雞蛋、鰻魚、鮑魚及牡蠣則可以滋陰補腎、溼潤雙眼。飲食上還要特別注意減少攝取寒涼食物，喝水時要慢慢喝，不要一口氣全喝完，可以分幾口，然後小口小口慢慢喝。

 壓力型眼睛疲勞（肝氣鬱結眼睛疲勞）

建議精油處方
- 羅馬洋甘菊精油 1 滴
- 薰衣草精油精油 3 滴
- 基底油 10ml

建議按摩處方
　　同「營養不足型眼睛疲勞」，可按摩眼睛周圍的穴道來減輕眼睛疲勞的症狀。

居家保養

長期累積壓力或時常在煩躁、鬱悶的情緒中，都容易導致肝氣鬱結，對於負責運送營養給全身各器官、回收老廢物質的肝臟機能隨之低下，也無法進行造血動作，讓體內生成的熱氣消耗血液，肝鬱血虛的症狀也會惡化。同時「氣」也容易堆滯不通，一旦精氣無法運輸到眼部，眼睛痠及疲倦次數也越來越頻繁，甚至影響視力。壓力型眼睛疲勞的特徵在於隨著精神壓力的增加，眼睛的不適症狀也隨之加重，還有頭痛、肩頸痠痛、容易煩躁等症狀。

肝鬱型的養生重點在於養肝及適度發散壓力、回復肝臟機能。盡量保持生活規律，時常深呼吸，吸取新鮮空氣，讓身心一同感到放鬆；面對壓力時不如找個好友聊聊，發洩憂鬱的情緒。

建議可以吃些水梨、蘋果、西瓜、桃子、蜜柑或香蕉等水果，冷卻造成肝鬱的熱氣；其他還有金針菜、薄荷、醋、鮑魚、牡蠣、竹筍都有助於改善氣滯問題。

 3 血液不足型眼睛疲勞（肝血虛眼睛疲勞）

建議精油處方
· 歐白芷精油 1 滴
· 乳香精油 1 滴
· 薰衣草精油 2 滴
· 基底油 10ml

建議按摩處方

同「營養不足型眼睛疲勞」，可按摩眼睛周圍的穴道來減輕眼睛疲勞的症狀。

居家保養

肝血虛的朋友主要是血液不足導致眼睛疲勞，尤其女性必須格外注意，無論是過度用眼所造成的血液消耗，或是因為月經、生產、疾病等所損失的血液量，都會讓儲存在肝臟的血液量不夠充足而形成「肝血虛」的狀態。此外，也與先天性的虛弱體質、外在環境的壓力或身心疲勞、胃腸障礙、過度減肥等血液不足也有關係。

　　此種類型的養生重點在於補強肝臟機能，讓造血量增加並同時促進其流通，讓養分得以透過充足且流暢的血液輸送所需的營養給雙眼。

　　眼睛疲憊時，可以使用溫毛巾覆蓋眼周促進血液循環，減輕不適感。平時要確保充足睡眠，休息時可短暫的閉目養神，就寢後也盡量不要點燈，讓雙眼周圍的筋肉可以獲得充分的休息。

　　建議可以多吃有養血功能的食物，例如葡萄、葡萄乾、藍莓、棗類，或是食用有助於養肝腎的食材，下午茶則可以用「菊花茶」來代替奶茶，因為菊花茶不僅有冷卻肝臟熱氣的功能，也有明目的養生作用。

十二 · 失眠 ▶▶

　　時常會覺得睡眠時間太短、睡眠品質太差導致白天工作或上學精神不濟，甚至嚴重影響身心狀況嗎？失眠是許多現代人正面臨的難解問題，其原因不僅是從工作上的壓力、不規則的工作型態、職場間的人際關係，到家庭及其他因素，還包含了氣溫、噪音或其他各種周遭環境條件變動，成因十分複雜。失眠除了入眠障礙之外，有時還會有淺眠、多夢、夜裡清醒數次且難以再度入眠等等困擾。

　　人體在正常的情況下應該是維持早上起床、夜裡入睡的睡眠節奏；若受到睡眠障礙的影響，則會有睡不著、淺眠或太早起床等失眠問題。中醫的觀點中認為失眠與心臟、肝臟及脾臟三個器官關係密切。心臟有安定精神的作用，如果心臟機能失調、血液不足時，即會產生熱證，使得精神維持興奮狀態進而影響睡眠品質。脾臟功能不佳則會讓血液生成量減少，甚至讓心臟或肝臟的血液不足，影響心神而有失眠的問題。肝臟功能低下則讓血液變混濁，氣血不流通影響精神狀態。肝臟又與「氣」不可分，「氣之作用」亦可說是相當於西洋醫學中的「自律神經系統」。進一步來說，只要氣血充足就能入睡快、睡得沉穩並一覺到天明；而血瘀、氣虛以及血虛等症狀，則會讓人體自律神經失調，引發睡眠障礙。

（一）失眠的類型檢測

　　可根據以下各種症狀進行勾選，有相似症狀者可於□打 √，再依據勾選的結果，統計最多 √ 的即為具有該類型的失眠（也有可能有兩種以上的失眠類型）。

1 生活壓力型（血瘀型）

☐容易做惡夢
☐心浮氣躁、精神抑鬱
☐夜裡容易驚醒
☐焦躁易怒
☐睡眠品質差
☐想太多、情緒亢奮容易難入眠
☐抗壓性低
☐頭痛、胸悶
☐口唇色暗

2 勞累過度型（血虛型）

☐淺眠　☐多夢
☐疲憊仍難以入眠
☐容易受驚嚇
☐不安感　☐健忘
☐易疲勞
☐睡覺盜汗
☐貧血
☐腰部及足部沉重
☐口乾舌燥

3 體質虛弱型（氣血兩虛型）

☐淺眠、睡眠品質差
☐入眠後夜裡清醒
☐頭暈頭痛、貧血
☐食欲不振　☐面無血色
☐容易疲倦

（二）針對「失眠」的漢方芳療與生活建議

 生活壓力型（血瘀型）

（建議精油處方）

- 玫瑰精油 1 滴
- 橙花精油 2 滴
- 檀香精油 1 滴
- 基底油 10ml

（建議按摩處方）

1. 耳朵中央的「心」：耳朵的中心部分是表示「心臟」的耳穴，亦是自律神經集中的部位，用拇指按摩此處可以改善失眠、神經衰弱、睡覺盜汗等問題。

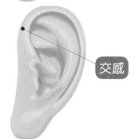

心臟

2. 耳穴上方的「交感」：位於耳穴最上方，用食指用力按壓此處可以調整自律神經平衡、放鬆身心，亦可以讓副交感神經在夜裡正常運行、加速入眠。

交感

3. 交感上方的「神門」：這裡是迷走神經的末端，按壓此處可以平緩大腦皮質的亢奮情形、讓身心放鬆。

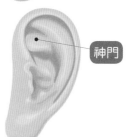

神門

4. 「皮質下」：此穴位特別著重在改善失眠問題，有睡眠問題的朋友都可以常按摩此穴。使用拇指及食指夾住此耳穴位並上下來回拉扯可以平緩緊張情緒，幫助入眠。

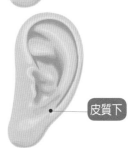

皮質下

居家保養

此類型主要是因長期面臨生活上各種壓力、憤怒情緒等精神緊張所導致的失眠症狀。中醫認為五臟中的「心」負責將血液運送至全身，也與控制、安定精神狀態及思考也有相當大的關係。此外，因為壓力過大、情緒不穩定或生活習慣不佳會讓血液循環不良，甚至有血瘀問題，長期血瘀也會讓人情緒亢奮難以入眠，即使好不容易睡著了還是容易驚醒。

建議這一類型失眠的朋友可以加強溫暖身體，例如晚上洗澡時可以泡個熱水澡，或藉由薰香放鬆緊張的情緒。散步或做些簡單的體操運動來伸展全身筋骨，也可以做穴道、肌肉按摩來促進新陳代謝及血液循環。

飲食上可以多使用沙丁魚、鯖魚或菠菜、牛番茄、紫蘇、唐辛子、生薑、洋蔥等食材，皆有助於改善血液瘀濁的問題。

不妨也好好整頓一下居家空間，調整適當的光源，打造可以讓自己能夠好好休息放鬆的環境，這對於夜晚入眠絕對有幫助喔！

 2　勞累過度型（血虛型）

建議精油處方

- 伊蘭精油 1 滴
- 薰衣草精油 2 滴
- 歐白芷精油 1 滴
- 基底油 10ml

建議按摩處方

同「生活壓力型（血瘀型）」的按摩處方，時常按摩與能幫助睡眠的耳穴就可以讓自己好好入眠、改善睡眠障礙。

居家保養

主要是因課業或工作過度疲憊，不僅勞心又勞身，同時亦消耗掉過多的血液。當我們體內的血液不足時，就會讓各個細胞及臟器皆無法吸收到足夠的養分，不僅會難以入睡、淺眠，還會容易半夜驚醒，睡眠品質大打折扣。

血虛體質的人要注重「補血」，藉由增加血量來提高體溫。除了可以多攝取富含鐵質的食材之外，還可吃紅色及黑色的食物，例黑木耳、枸杞、黑芝

麻、黑豆、黑砂糖、烏骨雞、肝臟類及牡蠣、人參等食材。此外，血虛的人切忌節食減肥、不吃早餐或飲食不均衡；少吃生冷或太油、太刺激的食物。

　　用腦過度也會消耗血液，請盡量避免工作或讀書到三經半夜，早點上床好好休息才能養精蓄銳。因血虛而失眠的朋友也可以適時地在寢室中使用柑橘水果類的薰香來改善睡眠品質。

3　體質虛弱型（氣血兩虛型）

建議精油處方

· 馬鬱蘭精油 2 滴
· 花梨木精油 1 滴
· 茉莉精油 1 滴
· 基底油 10ml

建議按摩處方

　　同「生活壓力型（血瘀型）」的按摩處方，時常按摩與能幫助睡眠的耳穴就可以讓自己好好入眠、改善睡眠障礙。

居家保養

　　氣血兩虛常見於重病後、女性產後、手術等過度消耗體力的人身上，尤其是營養低下且氣血同時不足的狀態，也時常發生在免疫力不佳或體質本身極為虛弱的人身上。氣血兩虛不僅只是脾臟無法健全地造血，也與無法滋養心神有關，因為其體內氣不足而沒有元氣，所以容易感到疲憊而引起入眠困難、多夢等睡眠障礙。

　　針對氣血兩虛的失眠症狀應該要著重在補氣養血，並同時滋養心臟及脾臟。從食補來改善是個不錯的選擇，可以多吃香菇、南瓜、洋蔥、芹菜、雞肉、牛肉與生薑、紅蘿蔔等食材來補氣，或食用菠菜、韭菜、肝臟類、羊肉、豬肉、烏骨雞等亦有助於補血。

　　除了維持飲食的均衡外，平時也可以多做些運動來鍛鍊身體，增加免疫力，亦有改善睡眠障礙的效果。

十三・瘦身 ▶▶

您是否試過各種節食、運動、減肥食品等減肥療法，卻還是復胖呢？或是運動了許久也減少食量，仍然無法順利的瘦身？明明已經很努力了為什麼還是瘦不下來呢？這是因為發胖的原因有許多種，減肥方法也是必須針對各種類型對症才有效果。如果不先釐清自己的體質就無法輕輕鬆鬆瘦身又不復胖喔！

在漢方芳療中認為瘦身必須從身體的根本，亦即體質來開始改善。藉由調整體內氣、血、水的流通，並潤滑各個內臟，促使人體內本身的基礎代謝率提升，則排泄功能也會改善，脂肪不易堆積，達到瘦身的目標就不再遙不可及了。如果用錯方式過度減肥，不僅身體代謝率變差，還非常容易復胖。漢方芳療是以「恢復人體本來就有的機能」為目的，而且不論是何種類型的減肥方式，都要讓所攝取的卡路里及消耗的卡路里間維持平衡；因此，正確的飲食及生活習慣，提升體內的自然治癒力，就是瘦身的中心原則。

以下就各種類型的肥胖介紹相關瘦身方式，讓您輕鬆減肥無負擔！

（一）肥胖的類型檢測

可根據以下各種症狀進行勾選，有相似症狀者可於□打 √，再依據勾選的結果，統計最多 √ 的即為具有該類型的肥胖身材（也有可能有兩種以上的肥胖身材類型）。

 實胖型（血瘀型）

□ 腹部突出

□ 容易便祕

□ 女性經痛或月經不順

□ 肩頸痠痛

□ 頭部疼痛

□ 臉色不佳、黯淡無生氣

□ 手腳冰冷

□ 肌膚暗沉、斑點明顯

□ 常有黑眼圈

2　壓力肥胖型（氣滯型）

☐ 容易感到壓力
☐ 心浮氣躁、憂鬱
☐ 易怒　　　☐ 挑食、暴食
☐ 女性生理不順、月經過長
☐ 消化不良　☐ 常打嗝、放屁
☐ 腹部脹氣　☐ 肩頸及背容易僵硬
☐ 便祕　　　☐ 體重波動大

3　虛寒肥胖型（血虛型）

☐ 體溫較低　☐ 睡眠品質差
☐ 不容易出汗
☐ 頭暈目眩　☐ 臉色蒼白
☐ 皮膚乾燥粗糙
☐ 指甲蒼白易斷
☐ 容易感到疲勞、貧血
☐ 髮絲無光澤
☐ 女性生理期時常延遲、經血量少

4　水腫肥胖型（水液停滯型）

☐ 足部或臉部容易水腫
☐ 多為下半身肥胖
☐ 全身性的筋肉柔軟
☐ 常跑廁所
☐ 腸胃及體力虛弱
☐ 多排軟便或腹瀉
☐ 喜歡喝熱飲　☐ 食欲不佳
☐ 容易出汗

（二）針對「瘦身」的漢方芳療與生活建議

1 實胖型（血瘀型）

建議精油處方

・迷迭香精油 1 滴
・葡萄柚精油 2 滴
・廣藿香精油 1 滴
・基底油 10ml

建議按摩處方

塗抹並按壓太衝、膈俞、血海或三陰交等穴位，有助於促進血液循環、排除血瘀症狀。

居家保養

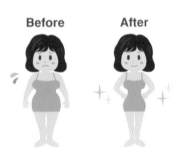

現代人平日飲食的青菜攝取量不足，而脂肪與糖分卻攝取過多，使得血液變得混濁不清。血液混濁會導致身體畏寒、肩頸痠痛、情緒不穩定或臉色暗淡黑青等症狀。此外，血液流動跟體內之氣一樣容易受精神情緒的影響，因此壓力過大也是血瘀的成因之一。

血液的量、質、流動三者相關，只要有一個部分惡化必然會導致血液循環不順暢。血液一旦滯留，也難以發揮血液運送營養分到各個器官及排除老廢角質等各種功能，脂肪也容易在體內堆積，尤其又以腹部周圍最為明顯，這就是血瘀型肥胖的特徵。

血瘀型朋友的共通煩惱是「虛寒症」，是指血液循環惡化，導致血液也無法在體內順利流通，所以在寒涼的天氣應少穿薄衣短袖，可以加雙襪子或雪靴以維持下半身的溫暖。絲襪或褲襪等緊貼腿部，妨礙血行的織品盡量少穿，如果因工作需要也建議一回到家後馬上換掉它！晚上泡足溫浴，水溫維持約四十二度，泡上五分鐘，也有助於改善血瘀問題！

做菜時可以多使用生薑、蒜頭、辣椒、醋等有助於血液循環的辛香料，少吃寒涼、生冷食物。此外，藉由散步或簡單的慢跑等運動也可以促進血液循環，讓血中脂肪及體脂肪不易堆積。

2 壓力肥胖型（氣滯型）

建議精油處方

- 薄荷精油 1 滴
- 佛手柑精油 2 滴
- 檸檬精油 1 滴
- 基底油 10ml

建議按摩處方

　　使用如上調配而成的精油，按摩在手腕的「內關穴」，有助於調整自律神經的平衡、促進全身之「氣」循環。使用拇指指腹施以一定力道按壓五～六次即可。按壓「陽陵泉穴」也有改善因氣滯而生的便祕問題。

居家保養

　　壓力型（氣滯型）肥胖是指體內之氣不流暢、過度蓄積所導致的肥胖；心理壓力、負面情緒或抑鬱狀態都是讓氣停滯的最大因素，也是氣滯型肥胖的天敵。如果持續維持在氣滯的狀態，體內的新陳代謝也會逐漸遲緩，容易堆積多餘的脂肪或老廢物質。

　　最簡單排除壓力的方式就是在睡前泡個溫水澡，搭配輕柔的音樂，優雅地讓自己有獨處放鬆的時光。特別建議一個星期可以至少運動三次以上，藉由喜愛的運動也有助於消除壓力、促進體內循環、排除老廢物質，一舉數得。

　　想要減肥就別讓自己空腹，因為空腹會讓壓力更容易積累，反而會造成後續暴飲暴食的可能性提高，因此建議空腹時可以喝些牛奶、湯類或吃些水果；多攝取一些富含鈣質等礦物質類的食物也有助於平緩精神情緒。此外，一般人只要感受到壓力時，本能反應就想吃甜食，因為甜點有緩和緊張情緒的作用，但請注意不要攝取過量，否則將容易發胖喔！下午茶可飲用沒有糖分的熱花草茶取代珍珠奶茶等高熱量飲品，既可減輕對身體的負擔，也有助於消除疲勞！

3 虛寒肥胖型（血虛型）

建議精油處方

- 歐白芷精油 2 滴
- 薰衣草精油 2 滴
- 基底油 10ml

建議按摩處方

按摩膝蓋上的「血海穴」與「三陰交穴」都有助於促進血液循環及消除腿部浮腫的症狀。

居家保養

因為血液量不足而容易體寒虛冷，代謝也隨之惡化，因此也更難消耗卡路里與脂肪，容易堆積在體內造成肥胖。

血虛型肥胖的朋友若想瘦身，千萬要避免不吃早餐、熬夜加班、睡眠不足、過度疲勞、流太多汗、或過度減肥等容易耗損血液、妨礙造血的不良生活習慣，否則血虛症狀會更加惡化，尤其女性在經期結束及生產過後更需要注重補血養生。

血虛型的朋友因為體質較為虛弱、體力較差，因此不適合太過激烈的運動，過度運動反而會耗損元氣，建議可以從慢跑、瑜珈或皮拉提斯等較為和緩的運動來減重。

多吃些有補血作用的食物，富有蛋白質或維他命的食物都有助於改善血虛的症狀，如牛肉、豬肉、菠菜、紅蘿蔔、李子、山藥、肝臟類、黑豆、扇貝、章魚、鮪魚、蜆類、花枝、葡萄、荔枝等。

4 水腫肥胖型（水液停滯型）

建議精油處方
- 葡萄柚精油 2 滴
- 廣藿香精油 1 滴
- 絲柏精油 1 滴
- 基底油 10ml

建議按摩處方

按壓腳底板的「湧泉穴」可以促進血液循環、消除疲憊，還可以減緩下半身浮腫的問題。

按壓眼下、嘴脣下方、人中及眉頭正中央，剛好是心臟、腎臟、膀胱的反射區也有助於上半身排水循環，減緩臉部浮腫。

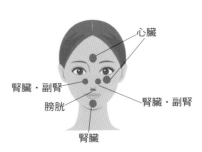

心臟

腎臟・副腎

腎臟・副腎

膀胱

腎臟

居家保養

　　水腫肥胖型的朋友多是因為體內無法有效地將多餘的水分、老舊物質排出，造成這些水分及老舊物質只能堆積在體內形成肥胖的身形。因此，並不是單純地調節所攝取的水分並排出即可改善症狀，而是要讓體內能夠將必要的水分及老舊物質分類、順利地排出，形成「排水性良好的體質」，讓水分能在體內形成平衡的狀態。

　　而體內主司水分的器官為腎、肺、脾，如果水分代謝無法順利進行時，體內的水分也會逐漸地變得不平衡。一旦有過多水分停滯積留在體內，不僅體重會增加，也無法將養分傳輸至身體各個器官內，脂肪也會容易堆積在體內。

　　對於水腫型肥胖的的朋友而言，早睡早起是可以讓基礎代謝率提升的方法之一，這種類型的水腫是因為氣虛而導致水無法順利流通，且氣虛的根本原因就是基礎代謝低弱。而氣多是在早上生成，能早睡早起，有正常的規律生活都有助於提升體內之氣的運行。

　　疲勞會讓氣虛症狀惡化，所以切記不要工作過勞。下半身容易水腫的朋友則可以多按摩刺激腳底板的穴位，將帶來改善水腫的效果喔！

心（Mental Care）

一 · 五行情緒壓力類型檢測 ▶▶

　　每天面對各式各樣的生活問題與工作上的壓力，不免會讓身體也有情緒，當身體的情緒找不到抒發的出口，就會產生疾病。在這一小節中，我們就要根據身體器官的五行——肝、肺、心、脾、腎來找出自己的情緒壓力來源。先依據下列的五行類型測量中，將符合自己狀況的項目於□打 √，再依據勾選的結果，統計出最多 √ 的即為具有該五行的情緒壓力。

1 ▶ 五行：肝

□焦躁、煩躁、易怒
□容易緊張
□容易感受壓力
□情緒不穩且容易焦躁
□急躁、不耐煩
□欲求不滿
□精神抑鬱
□多愁善感
□沉悶欲哭
□心浮氣躁

2 ▶ 五行：肺

□無來由的感到悲傷　　□憂鬱
□極度的孤獨感　　　　□依賴他人
□強忍硬撐
□固執
□悲觀
□優柔寡斷
□很少説真心話
□沒有自信心

3 ▶ 五行：心

□心慌　□情緒不穩且容易心慌型
□忽冷忽熱
□集中力低
□焦慮、神經質
□歇斯底里
□正經八百

4 ▶ 五行：脾

☐憂鬱
☐鬱鬱寡歡
☐沒有動力
☐猶豫不決
☐容易煩惱
☐胡思亂想
☐思維紊亂
☐思慮過度
☐情緒緊張
☐壓力過大

5 ▶ 五行：腎

☐恐懼
☐不安全感
☐沒有信心
☐健忘
☐大驚小怪
☐不會做沒有信心的事情
☐怕生
☐對周圍人事物的不信任感
☐被害妄想
☐太執著在某件事上
☐不夠圓融
☐強迫症傾向
☐疑心病強
☐強烈孤獨感
☐過於正義感
☐一板一眼
☐容易害羞

二·針對「五行情緒壓力」的漢方芳療與生活建議 ▸▸

（一）五行：肝

建議精油處方

· 德國洋甘菊精油 1 滴

· 永久花精油 1 滴

· 佛手柑精油 2 滴

· 基底油 10ml

建議按摩處方

按摩「足厥陰肝經」及「足少陽膽經」兩條經絡，可以強化肝臟機能，減輕煩躁易怒的情緒及壓力。足厥陰肝經絡包含太衝、期門、章門及行間穴位，按摩這條經絡有助於強化體內的氣血。而足少陽膽經絡則包含足臨泣、環跳及陽陵泉穴位，也與肝臟的補氣、補血有相當大的關係。

居家保養

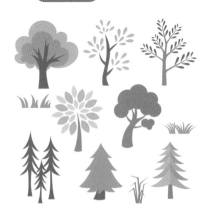

在漢方芳療的五行中，「木」代表「肝」，對應的情緒是「憤怒」。肝臟主要是對應大自然中的樹木慢慢成長、擴張的性質。以植物來比喻的話，成長必須要有能量才能萌發出新芽；而肝臟的機能主要是生出氣力，讓體內氣流順暢，同時還有儲存富含營養的血液，在必要時還會釋放、進行解毒的作用。

如果肝臟機能運作低下，會讓氣的流動隨之停滯，變成「氣滯」的狀態，而有頭痛、便祕或生理痛等各種症狀。此外，氣滯對於精神面的影響也十分深遠，如果放著氣滯不管的話，常會造成緊張易怒、欲求不滿、情緒不安定等負面情緒。相對地，如果長期處於情緒化、憤怒的情緒中，也會容易耗損肝臟功能。

此外，面對家庭生活或工作環境中緊張、壓力的情緒，也會因讓肝臟過度負擔，產生出心浮氣躁或易怒等精神上、情緒反應的問題。建議可以適時地去戶外走走、唱唱歌讓壓力得以排解。

　　如果有上述情緒障礙時，很可能是肝臟出了問題！平時飲食習慣建議減少攝取雞肉、雞蛋、牛奶、起司等乳製品，以及高油、高鹽或高膽固醇的食物，減少身體負擔。盡量少吃宵夜，因為太晚吃飯也會讓肝臟沒辦法在夜裡好好休息喔！

　　不要吃太多藥品及營養補給品、健康食品，需要時請遵循醫生的指示適量服用藥物，如果長時間服用有可能會造成肝臟的負擔。運動不足、長時間坐在位子上不動的話，體內的吸收、消化或血液循環也會不佳，進而影響到肝臟的運作。

　　對於肝臟有益的食物包含椎茸、豆芽菜、海帶、豆腐、綠豆、柑橘類、蘋果或味噌等。

（二）五行：肺

建議精油處方
- 松針精油 2 滴
- 茶樹精油 1 滴
- 羅文莎葉精油 1 滴
- 基底油 10ml

建議按摩處方
　　工作需要長時間寫字、使用電腦作業的人，或是時常需要搬運重物的人，通常會覺得肺經上的肌肉神經較為僵硬。建議可用手指依序按摩「手太陰肺經」，由上而下包含中府、尺澤、孔最、列缺、經渠及太淵穴位，不僅可以緩和手臂手肘及手腕的緊繃不適感，還有助於去除肺部的熱邪、止咳化痰、滋潤肺陰、強化肺部運作的機能喔！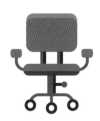

居家保養
　　漢方芳療中將肺臟歸類的對應情感為「悲傷」。屬於有肺臟類型的情緒壓力的人通常是以悲傷作為原動力來進行各種行動。如果能將這種情緒反應取得平衡的話，反而可以冷靜地執行工作。

　　肺臟型的人，個性上很需要他人的贊同感及與他人的共同感，在外面顯露出來的形象多為極具同情心、頑固、不擅與人交際等。如果肺臟健康狀態不佳

時，身體上不僅容易有呼吸系統不適症狀，還容易在秋天感冒，皮膚的問題也會比較多一些。因為身體狀況也與精神情緒狀態有相當大的相互牽制關係，如果肺臟不好的人也容易陷入感傷、孤獨甚至憂鬱的情緒。相反地，如果時常陷入負面憂傷情緒中，也會耗損肺臟精力及機能的運行。建議覺得煩悶憂鬱時，就到大自然中散個步吧！在見到美麗的景色時，心胸也會隨之變得寬大，心情也會較為愉悅，呼吸也更為順暢。

建議肺臟類型的朋友可以做瑜伽，因為做瑜伽時需要使用肺臟全部的機能，從內臟深處緩慢柔和地呼吸，不僅可以淨化細胞中微小且滯留的老廢物質，也能讓新鮮之氣在體內循環流通。在工作休息、睡前時間也可以深呼吸、做做腹式呼吸鍛鍊肺部、提高呼吸機能。

肺臟的特徵是「喜潤惡燥」，因此，想要好好養肺的話，就要從日常的養生來溫潤身體。因為藥食同源，建議可以食用帶有辛味的食材，例如生薑、蔥、蘿蔔、紫蘇等，而梨子、牛蒡、蓮藕、銀杏、百合根、杏仁及柑橘類也有助於滋潤肺部、止咳化痰的作用。

（三）五行：心

建議精油處方

- 橙花精油 1 滴
- 茉莉精油 1 滴
- 香蜂草精油 2 滴
- 基底油 10ml

建議按摩處方

可以按摩「足太陽膀胱經」中，位於背部的「心俞穴」及「厥陰俞穴」，有助於提高心臟運作機能，調整心臟的能量平衡。而按摩位於腹部的「任脈」上的「中脘穴」及「膻中穴」則可以平和心悸及情緒亢進的問題。按摩「手厥陰心包經」的「內關穴」可以鎮靜神經、讓體內之氣流正常化。

居家保養

五行元素中的「火」對應到「心」，如果將其具體化的話，可以比喻成植物中的花朵，代表與精神、能量有相當大的關係。

如同心會因為火而升溫，心臟在體內也是如同幫浦一樣的地位，有助於溫

潤體內的其他臟器，讓血液得以將營養輸送至全身各處。

　　此外，「心」也與精神活動有相當深的關係。心臟又被稱為愛的臟器，不僅會有心跳、也有心痛等的情感連結。心的情志為「喜」，而過度的喜悅情感會讓心臟過度亢進，造成心臟的負擔，甚至會耗損腦神經能量，造成精神無法集中、失眠、心悸等問題。如果心臟機能衰弱的話，也容易產生出「焦慮」的心情。如果最近有氣短、工作失誤多等問題，都有可能是因為心臟機能過度亢進所導致。

　　喜悅與大笑有相當大的差別，喜悅屬於較為中庸的情感表達方式　而大笑的動作不僅會讓橫隔膜移動，更讓腹部的血液循環至全身，所以多笑是非常好的習慣喔！

　　多吃小麥、栗子、苦瓜、牛蒡、紅味噌等食物也有助於減緩心臟負擔。帶有苦味的食物有強心、消炎、解熱、鎮痛的作用，也有和緩心臟亢進的問題。

　　將精油滴入溫水中泡個澡也有助於調和心臟機能。在壓力過大、容易有不安感、緊張感時，也可以拿著精油嗅聞來緩和心理負面情緒喔！

　　適時適量的運動也有助於緩解心慌及焦慮的情緒，但盡量不要從事過於激烈的運動，否則會讓心臟有額外的負擔。

（四）五行：脾

建議精油處方

- 馬鬱蘭精油 1 滴
- 檀香精油 1 滴
- 檸檬精油 2 滴
- 基底油 10ml

建議按摩處方

　　可以多多按摩足陽明胃經，這個經絡包含足三里、內庭及中脘穴位，可以調整胃腸機能及體內之氣。足太陰脾經則包含三陰交穴位，按摩這裡也可以活化肝臟、脾臟及腎臟機能。此外，足太陽膀胱經包含背部兩側的脾俞及胃俞穴，按摩這條經絡也有助於促進胃腸作用、整治內臟機能、鎮定情緒。

在五行當中，脾臟所對應到的是「土」，主掌心智的「思」。「思」所代表的是「思考、思慮」，也包含「願望」。雖然日常中一般的思考並不會有負面影響，但如果思考過度，到了「想太多、胡思亂想」的地步的話，就是不太正常囉！如果長時間受到這些情緒的困擾，會從心理影響到生理。思慮過度會讓體內的氣流堆積滯留，進而讓脾臟的運行機能受到影響，弱化氣的流動作用。也就是說，脾臟功能不好的人常會影響到心理，讓思慮及意識被削減，而時常會覺得心情鬱悶，容易胡思亂想等情緒症狀。

屬於這個類型的朋友請學會適時地放鬆，不要想太多。如果感覺心情不好、打不起精神時，就試著去外面走走晃晃、逛逛街吧！看齣喜劇電影，隨著劇情內容笑一笑，讓自己心中的不安情緒一掃而空；覺得有壓力時就深呼吸來保持心情的愉悅，身心靈都會一起變得越來越健康喔！此外，也可以去健身房做一些重量訓練提升自己的筋力。無論是做完運動、三溫暖，或洗完澡後，體內的血液循環及代謝都會提升，特別有助於排除多餘水分及溼氣，並改善脾臟機能。

平日飲食也盡量不要過量，避免吃太油膩或太甜的食物，以減輕脾臟及腸胃的負擔；吃飯時，也請在嘴中充分咀嚼再吞嚥。可以多吃一些冬瓜、雞肉、生薑、南瓜、羊肉、鰻魚、蝦子或栗子等食物。水果中的蘋果、葡萄、奇異果或櫻桃都對脾臟有益。

（五）五行：腎

- 雪松精油 2 滴
- 天竺葵精油 1 滴
- 花梨木精油 1 滴
- 基底油 10ml

按摩腳部「足少陰腎經」上的「太谿穴」及「復溜穴」可以促進腎臟機能提升，調整腎氣，進而增加全身能量。而後腳「足太陰脾經」上的「三陰交穴」及「陰陵泉穴」則有強化肝、脾、腎臟的機能，有助於排尿及多餘滯留水

分的效果,更重要的是還有能平緩不安定及恐懼的情緒!此外,按摩「督脈」上、位於脊椎上的「命門穴」有溫潤、滋補腎臟的作用。

居家保養

　　漢方芳療將腎臟對照到「恐懼」的情感表現。有腎臟型情緒壓力的人通常會有恐懼感、不安全感的情緒問題。腎臟類型的朋友在平常生活中多是孜孜不倦、腳踏實地實踐各種事情,意志力也相較於一般人堅定強烈,不太容易流露自己的情感表現,也喜歡以資料搜集、分析再行動的方式,來避免危險或失敗。

　　腎臟類型的人多是先求安全、順遂再行動,一旦對其中一個領域有興趣的話,就會付出相當大的氣力來蒐集情報,一不小心就成為該領域的專家!但是因為腎臟虛弱會影響到情緒起伏,容易因一點小事就有恐懼、不安、沒有自信等問題,因此在日常生活中養好腎臟也是必要事項!

　　腎臟是「先天之本」,與生命力的根源息息相關。因此必須要溫潤腎臟,如果睡眠不足、過度疲勞、性行為過度或精神衰弱的話會十分傷腎,應避免讓身體太過勞累!寒涼是腎臟的大敵,要注意身體保暖,特別要避免腰部周圍及腳部受寒。平時可以做腹式呼吸,讓腎臟的納氣機能提升。

　　栗子、桑椹、山藥、銀杏、糯米、牡蠣、海苔、昆布、黑豆、黑木耳及黑芝麻等食材都有助於腎臟恢復健康狀態,提升其運作機能。

肆 進行居家保養的注意事項

一‧舒適的空間營造 ▶▶

(一)營造出「大家都想在這裡相聚」的客廳環境

　　如果想要凝聚一整個家族的群聚意識的話,就將客廳打造成家裡最舒適的空間吧!這樣家人相聚的時間也會自然地拉長,還能營造和樂融融的氣氛。

（二）適時地讓房間維持一定的昏暗感

雖然現今的房子越來越注重採光，但古時候大部分的家庭白天是不太開電燈的。如果將房間整個打得通亮，其實反而會讓我們難以靜下心來。試著隨著日出而落、日落而息，使用間接照明或蠟燭、小夜燈來降低房間的光源亮度，打造出一個療癒、放鬆的舒適空間吧。

（三）調整房間的顏色

就如同燈光一般，房間整體的色系也會影響到我們的心理情緒。不論壁紙、窗簾或所占面積較大的家具，其顏色都會對我們的心理產生影響。建議可在房間使用藍色、淡粉色或綠色系的顏色。藍色具有鎮靜身心的興奮效果，可讓脈搏及呼吸速度和緩；粉紅色是可以帶給人幸福感的顏色，對於女性來說還具有返老還童的作用，但是請盡量避免使用類似桃紅色等較接近紅色、屬於興奮色的顏色；綠色是位於興奮色及沉靜色之間的顏色，對心理的刺激較少，是具有自然及和平印象的顏色，也有助於打造出舒適空間。

（四）選用「香氣」較為柔和的木材、素材

栽種的植物所散發出來的味道，或木材家具所釋放出的天然香氣，都有與芳香精油及香氛等相同的天然療癒效果。但需要注意的是，若是柏木或松樹的木頭製品與芳香精油一樣都具有濃郁的香氛味道，而這個味道對於大人來說是或許香氣，但對部分兒童及較為敏感的朋友可能聞了會有些許不適感。不喜歡柏木或松木的朋友可以選用香味較為柔和的橡木、櫻花木或楓樹等木材製品。

近年來使用精油的人越來越多，如果能有效地使用芳香精油，也有助於讓人放鬆。也可以在陽臺栽種檸檬草、薰衣草等香草，自然而然所散發的香氣，也能讓平時的壓力一掃而空呢！

（五）將房間保持舒適的溼度及溫度

溫度、溼度及室內空氣的流通程度，皆為維持室內環境舒適的重要條件因素。即使是在高級豪華的房間，如果時常有悶熱或過冷的激烈變化，是絕對無法讓人感到放鬆舒適的。現今住宅多備有高密度性的氣密窗及冷氣，導致任何季節都可能會累積過多的溼氣，加上臺灣的寒暖變化差異劇烈，因而更要重視

通風的重要性。

（六）使用鬆軟舒適的寢具幫睡眠品質加分

寢室是以床鋪及棉被為中心的空間，因此想要打造舒適的休息空間，就須著重寢具的挑選。

現在坊間有許多不刺激肌膚、優質素材的寢具可提供選擇，還可以依照季節更迭，替換不同的寢具商品。因為睡眠時間占了一天中三分之一的長度，絕對不可以馬虎，建議可以選用纖維較細密的素材所製成的寢具，不僅不刺激肌膚，還能提升睡眠品質。

此外，在寢室中使用柔軟舒適的靠枕或沙發等家具也是相當不錯的選擇。放在床鋪周圍可以讓心情更加放鬆，如果將蓬鬆柔軟的靠枕放在枕頭邊的話也能讓人更加熟睡。

二・按摩時的注意事項 ▶▶

（一）穿著舒適的衣服

按摩時應該穿著舒服寬鬆的衣服，減少束縛，取下身上的各種首飾，放鬆全身肌肉並配合自然呼吸節奏。

（二）注意按摩時的方向

按摩的目的主要是改善循環，讓老廢物質排出，我們可以根據在書本的內容所提供的按摩法，依據經絡的走向、穴道及耳穴的位置來進行按摩，將有意想不到的效果。

（三）控制適當力道

很多人認為按摩不用力會沒有效果，甚至要越痛才越有效，但其實這個觀念在某些按摩方式中是錯誤的。舉例而言，淋巴管是位於皮膚正下方的細管，只要用輕柔的方式按壓，即可以讓淋巴流動循環。如果按壓太大力反而會阻礙淋巴的流動，而且因為皮膚被拉扯，還會有皺紋的產生。又如經絡、穴位或耳朵按摩，這些都應以自己覺得舒服為前提，實在無須過度用力。

（四）使用按摩油（依正確比例調配後的精油按摩油）

按摩時影響最直接的就是對皮膚的摩擦。當肌膚在沒有足夠滋潤的狀態下強行按摩時，摩擦反而會讓皮膚有額外的負擔。

（五）配合身體狀況進行

雖然按摩可以紓解身體，但是在健康狀況不佳時，如感冒、發燒時，或懷孕中的孕婦、重度糖尿病或心臟疾病患者等也請不要勉強進行按摩。皮膚狀況不好時，也要避免直接施予刺激的按摩。此外，也不要在飯後馬上按摩，以免影響消化器官的運作，建議可以在飯後兩小時後再進行；過度飢餓或暴飲暴食後也都不適合按摩。喝酒時也不可以按摩，因為按摩會讓酒精循環至全身而有不良的影響，請評估自己的身體狀況再施行適當的按摩。

（六）按摩時間控制

按摩時間過長或過短都不好。按摩時間太短則按摩沒辦法達到效果，療效不佳。但是按摩時間若太長也有可能會適得其反，產生其他不適症狀。按摩並不是越久越好，如果長期對肌肉刺激過度可能還會產生痠痛感。

（七）維持按摩環境空氣流通

進行按摩時應該要保持空氣流通，以及維持適合的溫度。

（八）按摩環境的五覺

可以將按摩環境改造成符合五感的療癒空間，例如：在視覺上可將空間打造成柔和的氛圍，透過使用間接照明以避免按摩者直接受到照明而頭暈目眩；觸覺則是指按摩指壓等和身體接觸所使用的方法；聽覺上則可以播放讓身心放鬆的輕音樂；使用具有放鬆效果的芳香精油可透過嗅覺讓按摩效果更為加乘；最後，在按摩結束後喝上一杯溫水或茶可滋潤喉頭、補充水分更能讓血液循環提升，促進老舊物質排出，即是符合味覺的要件。

附錄

精油配方速查表

①氣血水辨證之精油配方（取自 P70—81）

證型	治法	精油配方
氣虛	補氣	・甜橙精油 2 滴 ・茶樹精油 1 滴 ・紅柑精油 1 滴 ・基底油 10ml
氣滯	理氣	・羅馬洋甘菊精油 1 滴 ・佛手柑精油 2 滴 ・葡萄柚精油 1 滴 ・基底油 10ml
血虛	補血	・歐白芷精油 1 滴 ・甜橙精油 2 滴 ・薰衣草精油 1 滴 ・基底油 10ml
血瘀	活血化瘀	・永久花精油 1 滴 ・檀香精油 1 滴 ・橙花精油 2 滴 ・基底油 10ml
津液不足	補陰	・天竺葵精油 1 滴 ・花梨木精油 1 滴 ・佛手柑精油 2 滴 ・基底油 10ml
水液停滯	利溼	・松針精油 1 滴 ・雪松精油 1 滴 ・檸檬精油 2 滴 ・基底油 10ml

②十三種身體症狀證型之精油配方（取自 P246─321）

症狀	證型	精油配方
肩頸痠痛	風寒、氣虛型	・茶樹精油 1 滴 ・薑精油 1 滴 ・甜橙精油 2 滴 ・基底油 10ml
	水滯停滯型	・絲柏精油 1 滴 ・廣藿香精油 1 滴 ・葡萄柚精油 2 滴 ・基底油 10ml
	肝氣鬱結型	・薰衣草精油 1 滴 ・羅馬洋甘菊精油 1 滴 ・佛手柑精油 2 滴 ・基底油 10ml
	瘀血、血虛型	・迷迭香精油 1 滴 ・肉桂精油 1 滴 ・紅桔精油 2 滴 ・基底油精油 10ml

症狀	證型	精油配方
頭痛	瘀血型頭痛	・迷迭香精油 1 滴 ・永久花精油 1 滴 ・佛手柑精油 2 滴 ・基底油 10ml
	氣滯型頭痛	・德國洋甘菊精油 1 滴 ・香蜂草精油 2 滴 ・佛手柑精油 1 滴 ・基底油 10ml
	血虛型頭痛	・歐白芷精油 2 滴 ・薰衣草精油 2 滴 ・基底油 10ml
	氣虛型頭痛	・快樂鼠尾草精油 2 滴 ・薰衣草精油 2 滴 ・基底油 10ml

頭痛	陽虛型頭痛	・馬鬱蘭精油 3 滴 ・杜松精油 1 滴 ・基底油 10ml

虛冷症	氣虛型	・尤加利精油 2 滴 ・雪松精油 2 滴 ・基底油 10ml
	陽虛型	・杜松精油 1 滴 ・茴香精油 1 滴 ・薑精油 2 滴 ・基底油 10ml
	血虛型	・歐白芷精油 1 滴 ・肉桂精油 2 滴 ・薰衣草精油 1 滴 ・基底油 10ml
	瘀血型	・迷迭香精油 2 滴 ・肉桂精油 2 滴 ・基底油 10ml

腰痛	風寒型腰痛	・百里香精油 2 滴 ・肉桂精油 2 滴 ・基底油 10ml
	風寒溼痺型腰痛	・杜松精油 1 滴 ・檀香 1 滴 ・薑精油 2 滴 ・基底油 10ml
	腎虛型腰痛	（1）腎陽虛型 ・百里香精油 1 滴 ・雪松精油 2 滴 ・茉莉精油 1 滴 ・基底油 10ml
		（2）腎陰虛型 ・花梨木精油 1 滴 ・天竺葵精油 2 滴 ・伊蘭精油 1 滴 ・基底油 10ml

腰痛	脾虛痰溼型腰痛	· 檀香精油 1 滴 · 馬鬱蘭精油 1 滴 · 薑精油 2 滴 · 基底油 10ml
	血虛型腰痛	· 歐白芷精油 2 滴 · 肉桂精油 1 滴 · 百里香精油 1 滴 · 基底油 10ml
	肝氣鬱結型腰痛	· 花梨木精油 1 滴 · 天竺葵精油 1 滴 · 佛手柑精油 2 滴 · 基底油 10ml

便祕	熱祕	· 薄荷精油 1 滴 · 檸檬精油 2 滴 · 廣藿香精油 1 滴 · 基底油精油10ml
	寒祕	· 茴香精油 2 滴 · 廣藿香精油 1 滴 · 薑精油 1 滴 · 基底油 10ml
	燥祕	· 檀香精油 1 滴 · 天竺葵精油 2 滴 · 甜橙精油 1 滴 · 基底油 10ml
	氣祕	· 檸檬精油 2 滴 · 快樂鼠尾草精油 1 滴 · 薄荷精油 1 滴 · 基底油 10ml
	虛祕	· 馬鬱蘭精油 1 滴 · 乳香精油 1 滴 · 廣藿香精油 2 滴 · 基底油 10ml

生理痛	血虛型	· 歐白芷精油 1 滴 · 薰衣草精油 3 滴 · 基底油 10ml
	瘀血型	· 玫瑰精油 1 滴 · 迷迭香精油 1 滴 · 檸檬精油 2 滴 · 基底油 10ml
	肝氣鬱結型	· 紅桔精油 2 滴 · 花梨木精油 1 滴 · 羅馬洋甘菊精油 1 滴 · 基底油 10ml
	陽虛型	· 肉桂精油 1 滴 · 甜橙精油 2 滴 · 雪松精油 1 滴 · 基底油 10ml
	熱邪型	· 德國洋甘菊精油 1 滴 · 花梨木精油 2 滴 · 檀香精油 1 滴 · 基底油 10ml
	溼邪型	· 紅桔精油 2 滴 · 馬鬱蘭精油 1 滴 · 松針精油 1 滴 · 基底油 10ml

胃腸不適	氣虛型	· 檀香精油 1 滴 · 乳香精油 1 滴 · 馬鬱蘭精油 2 滴 · 基底油 10ml
	陽虛型	· 肉桂精油 1 滴 · 薑精油 1 滴 · 紅桔精油 2 滴 · 基底油 10 ml

胃腸不適	肝氣鬱結型	‧甜橙精油 2 滴 ‧薄荷精油 1 滴 ‧檸檬精油 1 滴 ‧基底油 10ml
	溼熱	‧檸檬精油 2 滴 ‧廣藿香精油 1 滴 ‧薄荷精油 1 滴 ‧基底油 10ml
	陰虛型	‧檀香精油 1 滴 ‧廣藿香精油 1 滴 ‧甜橙精油 2 滴 ‧基底油 10ml

水腫	氣虛水腫型	‧廣藿香精油 1 滴 ‧松針精油 2 滴 ‧雪松精油 1 滴 ‧基底油 10ml
	氣滯瘀血型	‧葡萄柚精油 1 滴 ‧檀香精油 1 滴 ‧檸檬精油 2 滴 ‧基底油 10ml
	溼熱困脾型	‧檸檬精油 2 滴 ‧絲柏精油 1 滴 ‧薄荷精油 1 滴 ‧基底油 10ml
	寒溼困脾型	‧茴香精油 2 滴 ‧馬鬱蘭精油 2 滴 ‧基底油精油 10ml

經前症候群	瘀血型經前症候群	‧薰衣草精油 1 滴 ‧香蜂草精油 2 滴 ‧迷迭香精油 1 滴 ‧基底油 10ml

經前症候群	水滯型經前症候群	・橙花精油 2 滴 ・紅桔精油 2 滴 ・基底油 10ml
	氣滯型經前症候群	・橙花精油 1 滴 ・玫瑰精油 1 滴 ・佛手柑精油 2 滴 ・基底油 10ml
	氣虛型經前症候群	・快樂鼠尾草精油 1 滴 ・花梨木精油 1 滴 ・歐白芷精油 2 滴 ・基底油 10ml

疲倦	氣滯型疲倦	・薰衣草精油 2 滴 ・香蜂草精油 2 滴 ・基底油 10ml
	血虛型疲倦	・伊蘭精油 2 滴 ・薰衣草精油 2 滴 ・基底油 10ml
	水滯型疲倦	・馬鬱蘭精油 2 滴 ・廣藿香精油 1 滴 ・茴香 1 滴 ・基底油 10ml
	氣虛型疲倦	・雪松精油 2 滴 ・花梨木精油 1 滴 ・茉莉精油 1 滴 ・基底油 10ml

眼睛疲勞	肝腎陰虛型眼睛疲勞	・天竺葵精油 2 滴 ・花梨木精油 1 滴 ・德國洋甘菊精油 1 滴 ・基底油 10ml

眼睛疲勞	肝氣鬱結眼睛疲勞	・羅馬洋甘菊精油 1 滴 ・薰衣草精油精油 3 滴 ・基底油 10ml
	肝血虛眼睛疲勞	・歐白芷精油 1 滴 ・乳香精油 1 滴 ・薰衣草精油 2 滴 ・基底油 10ml

失眠	血瘀型	・玫瑰精油 1 滴 ・橙花精油 2 滴 ・檀香精油 1 滴 ・基底油 10ml
	血虛型	・伊蘭精油 1 滴 ・薰衣草精油 2 滴 ・歐白芷精油 1 滴 ・基底油 10ml
	氣血兩虛型	・馬鬱蘭精油 2 滴 ・花梨木精油 1 滴 ・茉莉精油 1 滴 ・基底油 10ml

瘦身	瘀血型	・迷迭香精油 1 滴 ・葡萄柚精油 2 滴 ・廣藿香精油 1 滴 ・基底油 10ml
	氣滯型	・薄荷精油 1 滴 ・佛手柑精油 2 滴 ・檸檬精油 1 滴 ・基底油 10ml
	血虛型	・歐白芷精油 2 滴 ・薰衣草精油 2 滴 ・基底油 10ml

瘦身	水液停滯型	・葡萄柚精油 2 滴 ・廣藿香精油 1 滴 ・絲柏精油 1 滴 ・基底油 10ml

③五行情緒壓力類型之精油配方（取自 P324—329）

五行	情緒	精油配方
木—肝	憤怒	・德國洋甘菊精油 1 滴 ・永久花精油 1 滴 ・佛手柑精油 2 滴 ・基底油 10ml
金—肺	悲傷	・松針精油 2 滴 ・茶樹精油 1 滴 ・羅文莎葉精油 1 滴 ・基底油 10ml
火—心	喜悅	・橙花精油 1 滴 ・茉莉精油 1 滴 ・香蜂草精油 2 滴 ・基底油 10ml
土—脾	思慮	・馬鬱蘭精油 1 滴 ・檀香精油 1 滴 ・檸檬精油 2 滴 ・基底油 10ml
水—腎	恐懼	・雪松精油 2 滴 ・天竺葵精油 1 滴 ・花梨木精油 1 滴 ・基底油 10ml

國家圖書館出版品預行編目(CIP)資料

零基礎學漢方芳療：一次學會中醫理論、調香原理,融會
貫通35種精油的中西效能 / 唐金梅著. -- 初版. -- 新北市
：大樹林, 2018.07
　面；　公分. --（自然生活；26）
ISBN 978-986-6005-78-7(平裝)
1.芳香療法　2.中醫理論　3.香精油
418.995　　　　　　　　　　　　　　　　107008962

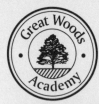

大樹林學院

www.gwclass.com

Natural life 26

零基礎學漢方芳療

一次學會中醫理論、調香原理，融會貫通 35 種精油的中西效能

作　　　者／唐金梅
審　　　訂／中醫理論：周軍（資深中醫師）、李道明（中醫師）；
　　　　　　食材藥膳：唐怡婷（日本中醫藥膳食品調理師）
總 編 輯／彭文富
責任編輯／黃懿慧
her spa 編輯／林芳琦
校　　　對／李麗雯、邱月亭
封面設計／葉馥儀
書籍排版／菩薩蠻數位文化有限公司

出 版 者／大樹林出版社
地　　　址／23586 新北市中和區中正路 872 號 6 樓之 2
電　　　話／(02)2222-7270
傳　　　真／(02)2222-1270
網　　　站／www.guidebook.com.tw
E- mail／notime.chung@msa.hinet.net
Facebook／www.facebook.com/bigtreebook

總 經 銷／知遠文化事業有限公司
地　　　址／新北市深坑區北深路3段155巷25號5樓
電　　　話／(02)2664-8800・傳　　真／(02)2664-8801

本版印刷／2020 年 03 月
定價／新台幣 420 元
ISBN／978-986-6005-78-7

微信 ｜ 服務窗口

相關課程、商品訊息請掃描

台灣　服務窗口

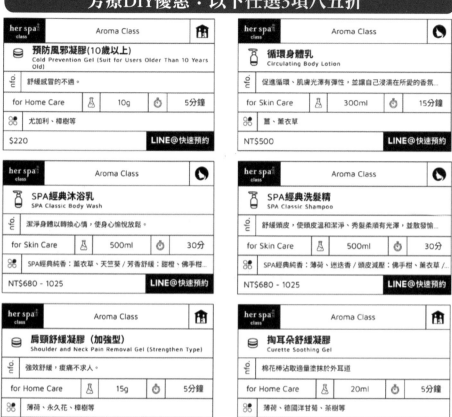

her spa class — Aroma Class

預防風邪凝膠(10歲以上)
Cold Prevention Gel (Suit for Users Older Than 10 Years Old)

nfo. 舒緩感冒的不適。

| for Home Care | 10g | 5分鐘 |

尤加利、樟樹等

$220　LINE@快速預約

---

her spa class — Aroma Class

循環身體乳
Circulating Body Lotion

nfo. 促進循環、肌膚光澤有彈性，並讓自己浸濡在所愛的香氛...

| for Skin Care | 300ml | 15分鐘 |

薑、薰衣草

NT$500　LINE@快速預約

---

her spa class — Aroma Class

SPA經典沐浴乳
SPA Classic Body Wash

nfo. 潔淨身體以轉換心情，使身心愉悅放鬆。

| for Skin Care | 500ml | 30分 |

SPA經典純香：薰衣草、天竺葵 / 芳香舒緩：甜橙、佛手柑...

NT$680 - 1025　LINE@快速預約

---

her spa class — Aroma Class

SPA經典洗髮精
SPA Classic Shampoo

nfo. 舒緩頭皮，使頭皮溫和潔淨、秀髮柔順有光澤，並散發愉...

| for Skin Care | 500ml | 30分 |

SPA經典純香：薄荷、迷迭香 / 頭皮減壓：佛手柑、薰衣草 /...

NT$680 - 1025　LINE@快速預約

---

her spa class — Aroma Class

肩頸舒緩凝膠（加強型）
Shoulder and Neck Pain Removal Gel (Strengthen Type)

nfo. 強效舒緩，疫痛不求人。

| for Home Care | 15g | 5分鐘 |

薄荷、永久花、樟樹等

$480　LINE@快速預約

---

her spa class — Aroma Class

掏耳朵舒緩凝膠
Curette Soothing Gel

nfo. 棉花棒沾取適量塗抹於外耳道

| for Home Care | 20ml | 5分鐘 |

薄荷、德國洋甘菊、茶樹等

NT$490　LINE@快速預約

芳療DIY流程

 > > > > > > >

選品項、 line預約　選容量　領取講義及材料　透過老師的指導了解芳療保養的基本常識　依步驟完成調配製作　恭喜您獲得 her spa class 課程認證　決定自用或送禮的包裝

her spa芳療DIY特色

天天開課 時間選擇彈性　6→80歲 男女皆宜　從「1對1」→「1對100」歡迎各種私人行程、閨蜜同行、團體課程　詳細精美及簡單有趣的圖解 初學者也能安心上手　基材以 1ml 起計費、精油以 1 滴起計價的方式，且已包含於課程費用中，使學員輕鬆學習無負擔

her spa地址

台北店：台北市中山區南京東路一段2號4樓之1 (中山捷運站2號出口步行2分鐘，大倉久和飯店對面)
TEL：02-21001610　課程詢問與快速預約LINE ID：line.me/R/ti/p/%40jop0078c
營業時間：週一～週五，am11:30～pm9:30，週六，am9:30～pm7:30，週日店休

高雄店：高雄市前鎮區民權二路86號 her spa（獅甲捷運2 號出口步行2分鐘)
TEL：07-3312889，AM10:30-PM21:00　課程詢問與快速預約LINE ID：line.me/R/ti/p/%40herspa
營業時間：週一～週五，am11:00～pm9:00，週六am9:30～pm8:00，週日店休

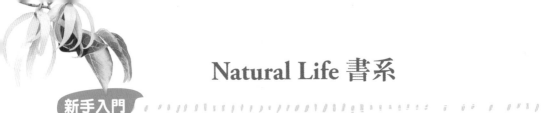

Natural Life 書系

新手入門

史上最簡單！
精油調香聖經

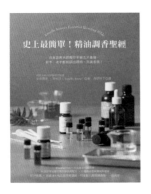

新書簡介

日本銷售第一的
芳香療法聖經

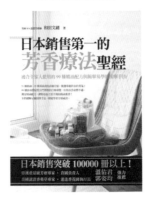

新書簡介

史上最強！
精油配方大全

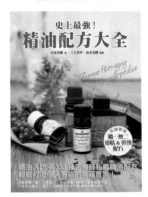

新書簡介

情緒芳療

神聖芳療卡

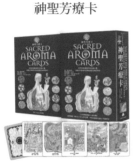

新書簡介

情緒紓壓：
英國巴赫花精療法

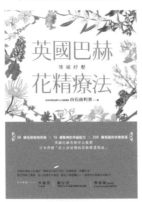

新書簡介

情緒療癒芳香療法聖經

新書簡介